2020年
浙江省国民体质监测报告

REPORT ON NATIONAL PHYSICAL FITNESS SURVEILLANCE
OF ZHEJIANG PROVINCE (2020)

（上册）

浙江省体育局◎编

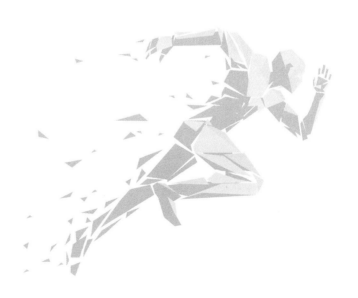

人民邮电出版社
北京

图书在版编目（CIP）数据

2020年浙江省国民体质监测报告 / 浙江省体育局编.
北京 ：人民邮电出版社，2024. -- ISBN 978-7-115
-65701-5

Ⅰ. R195.2

中国国家版本馆CIP数据核字第2024W37J10号

免 责 声 明

作者和出版商都已尽可能确保本书技术上的准确性以及合理性，并特别声明，不会承担由于使用本出版物中的材料而遭受的任何损伤所直接或间接产生的与个人或团体相关的一切责任、损失或风险。

内 容 提 要

本书分为上、下两册，上册对浙江省2020年第五次国民体质监测工作的组织实施进行了介绍，对全省统计数据进行了汇报，并与2014年第四次国民体质监测数据进行了横、纵向的对比分析；下册则分别对浙江省杭州市、宁波市、温州市、嘉兴市、湖州市、绍兴市、金华市、衢州市、舟山市、台州市和丽水市第五次国民体质监测的对象、结果进行了全面介绍，并比较了2020年和2014年的监测结果，在此基础上提出了相应的体质水平改善建议。本书可为相关部门和科研工作者提供宝贵的数据来源，以支撑其科学、高效地开展大众体质监测及改善工作。

◆ 编　　　　浙江省体育局
　　责任编辑　刘　蕊
　　责任印制　彭志环
◆ 人民邮电出版社出版发行　　北京市丰台区成寿寺路11号
　　邮编　100164　　电子邮件　315@ptpress.com.cn
　　网址　https://www.ptpress.com.cn
　　北京九天鸿程印刷有限责任公司印刷
◆ 开本：787×1092　1/16
　　印张：30.5　　　　　　　　　2024年12月第1版
　　字数：948千字　　　　　　　2024年12月北京第1次印刷

定价：248.00元（上、下册）

读者服务热线：(010)81055296　印装质量热线：(010)81055316
反盗版热线：(010)81055315
广告经营许可证：京东市监广登字20170147号

编委会

编写组

2020 年浙江省国民体质监测工作人员名单

一、浙江体育科学研究所（浙江省反兴奋剂中心）工作人员名单

沈艳梅　薛　亮　吕　燕　周　莹　吴依妮　王　琼　阚　洁　杜睿昆　陈帮旺　尹哲宁
陈梦蕾　许瑾瑜　李大立　胡吉昌

二、各地市主要工作人员名单

杭州市
郑国标　华宇飞　陈乐珊　张　立　周　旭　方舒琳　杨雯捷　金国泉　周利平

宁波市
项　新　陈　飚　成立衡　唐　雄　章宏华　周慧慧　李　丰　谭永李　叶建挺　徐　珊

温州市
张文伟　项君伟　木　淙　潘荣波　周智策　吴海静　吴海晓　刘希婵　陈　丹　李仁强

嘉兴市
施希华　陈　政　朱惠明　於成红　王虹霞　陈　霞　毛文龙　璜　觉　严月华　边　坤

湖州市
周　斌　李　娴　王　峰　孙旭婷　娄康冰　虞东杰　王秋琳　王骏枫　费耀华

绍兴市
袁剑才　潘　柳　陈　洁　盛　勃　黄柏芳　蒋建英　厉苗军　张建琴　应利刚　张益东

金华市
成元官　戴国祥　钱宏芳　朱毅杰　郑亚恬　商秋霞　方　磊

衢州市
汪少勇　程秀锋　戴赛国　李　建　邵银建　朱　峻　徐雨军　李春生　张顺全

舟山市
张　辉　方金军　王艳芳　俞跃辉　李基相　朱晓敏　陆　兵　刘　萍

台州市
颜建荣　潘淑丹　齐　勇　蔡　敏　牟必元　宋海兵　江圣标　曹桂丽　朱海珠　王利伟
朱建国

丽水市
吴邦林　余毅平　朱伟波　吴佩华　张　哲　曹　莉　林　涛　王则青　肖　喆　毛昕悦

前 言
PREFACE

根据《全民健身计划（2016—2020年）》和《"健康中国 2030"规划纲要》，按照《体育总局关于开展第五次国民体质监测的通知》（体群字〔2019〕21号）文件要求，为了科学评估《全民健身计划（2016—2020年）》实施效果，为制定新周期的全民健身计划提供依据，浙江省开展了第五次国民体质监测工作。

定期进行国民体质监测能够全面了解、掌握我省国民体质现状和变化规律，完善和充实国民体质监测系统和数据库，开发应用国民体质与健康监测大数据，配合完成《全民健身计划（2016—2020年）》实施效果评估，加快推进健康浙江建设，提高科学健身指导水平和全民健身公共服务能力，提高全省国民的身体素质和健康水平。

2020年浙江省国民体质监测工作，在保证国民体质监测的科学性、可行性、兼顾延续性、可比性的基础上，根据当前国民体质和社会发展的现状和变化，扩大了监测对象的年龄范围，实现了测试数据实时上传和实时监控，可为进一步研究我国国民体质状况、预测疾病风险带来深远影响。

本报告以2014年、2020年浙江省国民体质监测所获得的大量准确、翔实的数据为基础进行研究撰写。全书分为《2020年浙江省国民体质监测报告（上册）》和《2020年浙江省国民体质监测报告（下册）》两部分。

上册全面描述了浙江省幼儿、成年人、老年人的身体形态、机能和素质的现状及变化规律，并与2014年浙江省国民体质状况进行了对比分析。下册从浙江省11个地市角度出发，分别剖析杭州市、宁波市、温州市、嘉兴市、湖州市、绍兴市、金华市、衢州市、舟山市、台州市和丽水市共11个地市的国民体质状况，并将其与2014年浙江省各地市国民体质状况进行了对比分析。

希望本书的研究成果能对浙江省国民体质监测和研究工作起到指导作用，对推动全民健身事业的科学化进程和构建面向大众的体育公共服务体系有所贡献。在此，我们首先向那些持续关注并鼎力支持这项工作的各级领导表达最深挚的谢意；同时，对于精心指导本研究著述成文的各位专家学者，我们也致以由衷的感激之情。此外，还要向全省各市不辞辛劳投身于国民体质监测一线工作的数百名技术人员表达崇高的敬意与诚挚的谢意，是他们的专业奉献为我省国民体质监测工作的进步奠定了坚实的基础。

目 录
CONTENTS

第一部分　组织实施

第二部分　结果概述

第三部分 统计数据

第四部分 附 录

第一部分

组织实施

一、工作背景

根据《全民健身计划（2016—2020年）》和《"健康中国2030"规划纲要》，按照《体育总局关于开展第五次国民体质监测的通知》（体群字〔2019〕21号）要求，浙江省开展了第五次浙江省国民体质监测工作。

二、工作方案

（一）监测对象

监测对象为3~79周岁的浙江省公民（不含7~19周岁人群），按年龄分为幼儿（3~6岁）、成年人（20~59岁）和老年人（60~79岁）3个人群。

监测对象要求身体健康，发育健全，无先天、遗传性疾病（如先天性心脏病、瘫痪、聋哑、痴呆、精神异常、发育迟缓等），无运动禁忌证，具有生活自理能力和基本的运动能力，语言表达能力、思维能力和接受能力正常。

（二）类别与样本量

（1）根据居住地属性，幼儿划分为城乡两类，即城镇幼儿和乡村幼儿。在此基础上，依据年龄（1岁组）、性别（男女）进行划分，共计16个类别。每个市每类别抽取50人，总样本量为800人。

城镇幼儿是指居住和生活在城镇一年及以上的幼儿，农村幼儿是指居住和生活在农村一年及以上的幼儿。

（2）根据居住地属性和工作类型，成年人分为农民、城镇体力劳动者和城镇非体力劳动者三种人群，依据年龄（5岁组）、性别（男女）进行划分，共计48个类别。每个市每类别抽取50人，总样本量为2400人。

农民是指居住和生活在农村一年及以上、在农村从事农业生产或其他工作的人员；城镇体力劳动者是指居住和生活在城镇一年及以上、在城镇从事体力工作的人员；城镇非体力劳动者是指居住和生活在城镇一年及以上、在城镇从事脑力工作的人员。

（3）根据居住地属性，老年人分为城镇老年人、农村老年人两类人群。依据年龄（5岁组）、性别（男女）进行划分，共计16个类别。每个市每类别抽取50人，总样本量为800人。

城镇老年人是指居住和生活在城镇一年及以上的老年人，农村老年人是指居住和生活在农村一年及以上的老年人。

抽取样本时，应按照实足年龄进行。每个设区市幼儿、成年人和老年人总样本量合计为4000人，全省共计44 000人（附件2）。

（三）抽样原则

浙江省第五次国民体质监测采用分层随机整群抽样原则抽取监测对象。本次监测的抽样点应以2014年第四次国民体质监测时的抽样点为基础抽取样本，特殊情况可微调或增补。

（四）监测内容

统一采用全国第五次国民体质监测工作方案确定的监测内容。具体包括体质检测和问卷调查两部分。

1. 体质检测

各类人群检测指标如表1-1所示。

2. 问卷调查

（1）幼儿问卷内容

①出生时体重、身长、胎龄　　　　　　　②出生后四个月内喂养方式

③父、母亲出生日期　　　　　　　　　　④父、母亲身高

⑤父、母亲体重　　　　　　　　　　　　⑥父、母亲受教育程度

⑦父、母亲的职业类型　　　　　　　　　⑧家庭形态

⑨主要抚养人　　　　　　　　　　　　　⑩家长参加体育锻炼的频次

⑪家长与幼儿一起进行体育活动的频次　　⑫家长对幼儿进行运动游戏的看法

⑬是否上幼儿园　　　　　　　　　　　　⑭睡眠时长

⑮活动场地与运动游乐设施情况　　　　　　⑯日常身体活动情况

表1-1　检测指标

检测指标		幼儿 （3~6岁）	成年人 （20~59岁）	老年人 （60~79岁）
身体形态	身高	●	●	
	坐高	●		
	体重	●	●	●
	胸围	●		
	腰围		●	●
	臀围		●	●
	体脂率		●	●
	安静脉搏	●	●	●
身体机能	血压		●	●
	肺活量		●	●
	功率车二级负荷试验		●	
	2分钟原地高抬腿			●
	握力	●	●	●
	背力		●	
	立定跳远	●		
	纵跳		●	
	俯卧撑（男）/跪卧撑（女）		●	
	1分钟仰卧起坐		●	
身体素质	坐位体前屈	●	●	●
	双脚连续跳	●		
	15米绕障碍跑	●		
	30秒坐站			●
	走平衡木	●		
	闭眼单脚站立		●	●
	选择反应时		●	●

注：● 表示该年龄组检测此指标。

（2）成年人、老年人问卷内容

①受教育程度　　　　　　　　　　　　②职业类型

③工作单位的性质　　　　　　　　　　④婚姻与居住情况

⑤工作场所或居住场所是否有公共体育活动场地、设施

⑥交通出行方式和时间　　　　　　　　⑦工作时的状态

⑧家务劳动情况　　　　　　　　　　　⑨闲暇时间的静态活动情况

⑩闲暇时间的体育锻炼情况　　　　　　⑪经常参加体育锻炼的项目

⑫参加体育锻炼的主要原因　　　　　　⑬影响参加体育锻炼的障碍

⑭吸烟情况　　　　　　　　　　　　　⑮饮酒情况

⑯是否患有下述疾病*（经医院确诊）　　⑰与同龄人相比，体质自评状况

⑱睡眠时长及睡眠质量

⑲社会心理健康状况：压力、抑郁、焦虑（成年人）、孤独（老年人）

⑳过去一年，跌倒情况（老年人）

㉑过去30天，身体健康或心理状态欠佳的天数　　㉒生活满意度

*成年人具体疾病种类见第179页问题19，老年人具体疾病种类见第190页问题18。

（五）监测经费

（1）国家体育总局和浙江省体育局划拨专款用于实施本次国民体质监测工作。

（2）各设区市应配套相关工作经费，保证监测工作顺利完成。

（六）监测器材

本次监测器材统一使用国家体育总局体育科学研究所第五次国民体质监测器材采购项目（项目编号：ZB2019/24）中标器材，各设区市体育行政部门应使用下拨的国民体质监测经费购买相同器材。

（七）工作进度

在国家体育总局的统一部署下，结合我省实际情况，开展浙江省第五次国民体质监测工作。

1. 准备阶段（2019年12月—2020年9月）

（1）2019年12月—2020年7月，根据国家体育总局的安排，开展第五次国民体质国家点监测准备工作。

（2）2020年8月下旬，省体育局下发《浙江省第五次国民体质监测工作方案》。

（3）2020年9月上旬，各设区市制定并向省体育局报送本市国民体质监测工作方案（包括组织领导、监测网络、测试队数量及人数、培训时间、监测时间、器材情况、工作流程、经费落实情况等详细内容）。

（4）2020年9月上旬，省体育局将监测问卷、工作手册发放到各设区市。

（5）2020年9月上旬，各设区市落实并安装监测器材。

（6）2020年9月上旬，各设区市完成本市测试队伍人员的组建工作，省体育局开展全省监测工作人员培训工作。

2. 数据采集阶段（2020年9月—12月）

（1）各市可根据本地区的气候等情况，在此期间内自行确定测试时间完成本市所承担的监测任务，浙江体育科学研究所将通过质量控制网络平台全程监控。

（2）各市按照统一要求，进行检测数据实时上传。

（3）省体育局根据各市的测试时间，组织人员到测试现场进行检查、督导。

（4）2020年10月31日前，杭州、温州、嘉兴市完成各市监测任务；12月10日前，宁波、湖州、绍兴、金华、衢州、舟山、台州、丽水市完成各市监测任务；体质检测数据上传至第五次国民体质监测"数据平台"，汇总的监测问卷寄送浙江体育科学研究所。

3. 数据处理阶段（2020年12月—2021年2月）

（1）2021年1月底前，各设区市体育主管部门向省体育局报送第五次国民体质监测工作总结。

（2）2021年2月底，浙江体育科学研究所完成全省监测数据的检查验收、问卷录入、数据清理和统计分析，并将结果报送省体育局。

4. 总结阶段（2021年3月—2022年12月）

（1）2021年3月—8月，浙江体育科学研究所组织撰写《浙江省第五次国民体质监测公报》。

（2）2021年8月，召开浙江省第五次国民体质监测结果发布会。

（3）2021年10月，召开浙江省第五次国民体质监测总结会。

（4）2021年11月—2022年5月，浙江体育科学研究所组织撰写、出版《浙江省第五次国民体质监测报告》。

（5）2022年6月—12月，浙江体育科学研究所组织撰写、出版《浙江省第五次国民体质研究报告》。

（八）有关要求

（1）加强领导，认真制定本级工作方案，周密组织实施，按时保质保量完成监测任务。

（2）加强宣传，扩大监测工作影响，争取社会各界的支持。

（3）按照规定组建测试队伍，提供必备的工作条件。落实工作经费，为监测工作提供保障。

（4）采取切实有效措施，严防意外伤害事故的发生，加强监控，规范操作，确保数据质量。

三、质量控制

质量控制是监测结果科学有效的保障，是实现代表性、科学性、有效性的基础。2020年浙江省国民体质监测工作遵循严格的质量控制规范和程序，特别是将国家国民体质监测质量控制网络系统贯穿监测工作的全过程，有效地保障了监测数据的真实可靠。在整个质量控制的过程中，按照流程分为组织管理质量控制、测试过程质量控制、测试后质量控制和数据上报、汇总阶段质量控制。

（一）组织管理质量控制

2020年浙江省国民体质监测工作是一项精心设计和严密组织的系统工程。积极稳妥地做好监测前的各项准备工作，是搞好监测工作的基础。根据本次监测特征，在组织管理层面（组织网络、测试队组建、抽样点确认、测试流程统一）上做到了以下几点。

1. 组织网络

2020年国民体质监测工作沿用2010年、2014年建立的组织网络体系。

（1）行政组织网络

由浙江省体育局牵头，会同省教育厅、省卫生厅、省科技厅、省民宗委、省民政厅、省财政厅、省农业农村厅、省统计局、省总工会等共同组成了"浙江省国民体质监测工作领导小组"，领导和协调本次国民体质监测工作［教育部门负责组织实施儿童青少年（学生）体质监测工作］。各地市和承担国民体质监测任务县（区）建立相应领导机构，根据浙江省监测工作的总体方案负责组织实施本地区国民体质监测工作。

（2）技术工作网络

由省国民体质监测中心、市国民体质监测中心和县（区）国民体质监测中心构成，实行分级管理，完成相应的任务。

1）省国民体质监测中心的任务

①制定全省国民体质监测工作方案；

②指导和审核全省国民体质监测中心和监测站点的建设和布局；

③培训全省国民体质监测工作人员，并发放监测手册和软件等物品；

④指导、监督、检查全省国民体质监测工作，向各市派驻技术代表，完善质量控制体系；

⑤编印监测工作简报，宣传、指导开展监测工作；

⑥收集、整理、保存监测工作音像资料；

⑦验收、汇总全省国民体质监测数据，并按照规定报送国家国民体质监测中心；

⑧研究分析本省国民体质监测数据，向省体育行政部门报送监测结果，撰写《浙江省国民体质监测报告》；

⑨完善和管理全省国民体质监测数据库及相关资料档案。

2）市国民体质监测中心的任务

①制定本市国民体质监测工作方案；

②培训本市国民体质监测工作人员，按照规定组建本市测试队，开展监测工作；

③宣传监测工作，收集、整理、保存监测工作音像资料；

④配合派驻技术代表，启动质量控制系统，按照规定对本市测试队进行指导和管理；

⑤对承担样本采集的地区布置工作任务；

⑥检查、验收、汇总测试队送交的数据登录书，并将数据登录书报送省国民体质监测中心。

3）县（区）国民体质监测中心的任务

①按照监测要求做好监测点和样本的组织和协调工作，落实测试场地和后勤保障工作；

②协助测试队开展测试工作。

2. 测试队组建

各地市根据监测工作实际需要，组建若干测试队，各测试队基本做到人员稳定、专业结构合理。测试人员均经过培训，考试合格后，获得"2020年浙江省国民体质监测测试人员培训合格证书"。测试队至少由15人组成（女性至少3人），在工作中，按照测试指标、测试仪器、测试人员固定的原则进行分工。具体如下。

队长1名，负责全队的组织、协调、测试和验收等工作。

测试人员10人，分为形态、机能和素质3个组。各组承担相应的测试任务。体重、围度和皮褶厚度指标应由同性别测试人员进行测试。

检验人员1名，负责误差检验和数据登录书验收。

问卷调查填写人员2名，负责填写问卷调查表。

专业医务人员1名，负责测试现场的医务保障工作，同时负责血压和安静脉搏的测试工作。

3. 抽样点确认

抽样点确认由浙江省国民体质监测中心负责完成。依据国民体质监测工作的性质，2020年的各地市抽样点确认，原则上在2014年国民体质监测工作中建立的抽样点中进行。若个别原乡村抽样点现变为城镇，则受试对象依然视为农民，如有变化需上报浙江省体育局批准方可执行。

4. 测试流程统一

测试流程（图1-1）是影响监测质量的主要因素之一，因此各测试队须严格按照流程完成测试。

如执行上述流程确有困难，可在确保检测脉搏（心率）的前提下，询问项目和机能检测可以交叉进行。原则上，在1个工作日内，每个测试队测试总人数不超过150人。

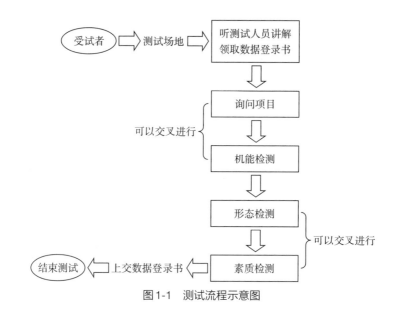

图1-1　测试流程示意图

数据登录书由检验人员负责回收，回收的同时要对其进行检查。

（二）测试过程质量控制

整个测试过程质量控制工作分为测试前准备质量控制和测试中质量控制。

1. 测试前准备质量控制

测试前准备质量控制工作主要是器材准备和校验、场地准备。

（1）器材准备和校验

在测试前，各测试队基本做到器材到位，以及安装、调试和试运转完毕，并且准备充足的消耗品（如口嘴、酒精等）。

各测试队按技术要求对需要校验的仪器进行校验。

①身高计。测试人员使用150厘米长的标准钢尺进行校验。首先，将钢尺的"0"点放在身高计的底板上，并使钢尺紧靠身高计立柱。然后，将身高计水平压板向下滑动至钢尺上端，比较身高计的测试数值与钢尺的额定长度，误差不超过0.1厘米为符合要求。

②体重计。测试人员打开电源开关，待仪器进入正常工作状态后，将备用的10、20、30千克重的标准砝码或等重标定物，分别放置在体重计的量盘上。如果显示屏上显示的数值与砝码重量相同，表示仪器准确。然后，再将备用的100克重的标准砝码加到量盘上，如果显示屏上显示的数值增加了0.1千克，表示仪器灵敏度

符合要求。

③尼龙卷尺。使用标准钢尺与之对比，如果每米误差不超过0.2厘米，表明尼龙卷尺准确，符合要求。

④直角规。使用前应检查直角规两触角相接触时，其刻度是否为0；刻度尺采用标准钢尺校准，误差不得超过0.1厘米。

⑤电子肺活量计。测试人员打开电源开关，待仪器进入正常工作状态后，使用2000毫升容量的气体容积测量器，对肺活量计进行校验。先拉动测量器的活塞到最大刻度，再将测量器的出气口与肺活量计的进气口紧密连接，然后，缓慢地推动活塞将测量器内的气体全部注入肺活量计中。如果肺活量计的刻度值在（2000±40）毫升区间内，表明肺活量计符合要求。

⑥秒表。按照北京时间对秒表进行校验，如果每分钟误差不超过0.2秒，表明秒表准确，符合要求。

⑦血压计。检查橡胶球、橡胶管、气阀旋钮是否能够正常使用。

（2）场地准备

测试前，各测试队都准备了测试场地，室内测试场地基本保证由多个房间组成，总面积均大于150平方米。室内测试场地地面平坦、宽敞、明亮，保证了测试仪器的摆放、人员的组织和分流。

2. 测试中质量控制

测试中质量控制工作主要是对测试人员、受试者、测试方法及测试结果准确性、科学性的控制。

（1）对测试人员的要求

①提前30分钟进入测试现场，做好检查、校正仪器等各项准备工作。

②测试前，向受试者介绍测试要求。

③及时复查数据，以便现场补测。

④严格执行监测的各项要求，不得擅自改变监测内容、测试方法及检验的质量要求。

（2）对受试者的要求

①测试前12小时内，应避免剧烈运动或重体力劳动。

②保持测试现场安静。

③须按各项测试要求尽力认真完成每项测试。

④测试着装要求：应穿运动衣、裤、鞋。其中，身体形态测量时，男性穿短裤，女性穿短裤、背心或短袖衫。

⑤素质测试前要做好准备活动，测试后做好整理活动，以免受伤。

⑥原则上每位受试者的所有指标检测应在一天内完成，若遇特殊情况也必须在一周内完成。

（3）数据登录书的检验

地市级测试队分别指派2名熟悉业务、工作细心的专业人员担任检验员，全权负责对现场测试结果的检验。

1）检验员现场审核

①检验人员在每位受试者测试结束时，逐项检查数据登录书的分类编码、问卷和检验指标的记录和书写方式是否符合规定，字迹是否清楚等。对不符合规定者及时向测试人员提出，并当场改正。

②按"复测参考表"（表1-2、表1-3）要求，逐项检查各指标的检测数据。对测试值超出"复测参考表"范围，而未注明已复测或病残等原因的，视为可疑数据，由原测试人员当场再次复测。

表1-2 幼儿复测参考表

指标	3岁	4岁	5岁	6岁
男				
安静心率（次/分）	70~120	70~120	70~120	70~120
身高（厘米）	85~125	90~135	95~140	108~145
坐高（厘米）	45~70	50~75	53~80	55~85
体重（千克）	10~25	11~27	13~34	15~40

续表

指标	3岁	4岁	5岁	6岁
男				
胸围（厘米）	48~60	49~65	51~75	52~80
上臂部皮褶厚度（毫米）	2~30	2~30	2~30	2~30
肩胛部皮褶厚度（毫米）	2~30	2~30	2~30	2~30
腹部皮褶厚度（毫米）	2~30	2~30	2~30	2~30
坐位体前屈（厘米）	−5~20	−5~20	−5~20	−5~20
15米绕障碍跑（秒）	7.0~20.0	6.0~18.0	6.0~15.0	5.0~12.0
立定跳远（厘米）	20~100	30~130	40~150	50~160
网球掷远（米）	1.0~8.0	1.0~10.0	2.0~13.0	2.5~16.0
双脚连续跳（秒）	5.0~38.0	4.0~20.0	3.0~15.0	3.0~13.0
走平衡木（秒）	5.0~80.0	3.0~70.0	3.0~50.0	2.0~30.0
女				
安静心率（次/分）	72~130	70~130	70~120	70~120
身高（厘米）	85~120	90~130	95~140	108~145
坐高（厘米）	45~70	50~79	53~80	55~85
体重（千克）	10~25	12~28	13~35	15~40
胸围（厘米）	40~65	42~70	45~75	48~80
上臂部皮褶厚度（毫米）	2~30	2~30	2~30	2~30
肩胛部皮褶厚度（毫米）	2~30	2~30	2~30	2~30
腹部皮褶厚度（毫米）	2~30	2~30	2~30	2~30
坐位体前屈（厘米）	−5~20	−5~21	−5~22	−5~22
15米绕障碍跑（秒）	7.0~20.0	6.0~18.0	6.0~15.0	5.0~12.0
立定跳远（厘米）	20~100	30~120	40~130	50~140
网球掷远（米）	1.0~6.0	2.0~10.0	2.0~12.0	2.0~16.0
双脚连续跳（秒）	5.0~35.0	5.0~20.0	4.0~15.0	4.0~13.0
走平衡木（秒）	5.0~100.0	4.0~70.0	3.0~50.0	2.0~30.0

表1-3　成年人、老年人复测参考表

指标	男		女	
	20~39岁	40~69岁	20~39岁	40~69岁
安静脉搏（次/分）	50~120	50~120	50~120	50~120
收缩压（毫米汞柱*）	90~180	90~180	80~180	80~180
舒张压（毫米汞柱）	50~100	60~100	50~100	55~100
身高（厘米）	140~200	140~200	140~190	140~190
体重（千克）	35~110	35~110	35~90	35~95
胸围（厘米）	60~120	60~120	60~120	60~120
腰围（厘米）	60~120	63~120	56~120	59~120
臀围（厘米）	70~120	70~120	70~120	75~120
上臂部皮褶厚度（毫米）	2~60	2~60	2~60	2~60
肩胛部皮褶厚度（毫米）	2~60	2~60	2~60	2~65
腹部皮褶厚度（毫米）	2~60	2~65	2~65	2~70
肺活量（毫升）	1000~7000	1000~6000	800~6000	800~5000
运动时间（秒）	60~180	60~180	60~180	60~180
1分钟后脉搏（次）	30~90	30~90	30~90	30~90

续表

指标	男		女	
	20～39岁	40～69岁	20～39岁	40～69岁
2分钟后脉搏（次）	30～80	30～80	30～80	30～80
3分钟后脉搏（次）	30～70	30～70	30～70	30～70
握力（千克）	20～80	20～80	15～60	15～60
坐位体前屈（厘米）	−15～26	−15～26	−10～30	−11～30
纵跳（厘米）	15～75		10～70	
背力（千克）	30～220		20～150	
俯卧撑（次）	0～50			
1分钟仰卧起坐（次）			0～60	
闭眼单脚站立（秒）	2～150	2～150		
选择反应时（秒）	0.22～0.90	0.30～2.00	0.22～0.90	0.30～2.00

*1毫米汞柱≈0.133千帕。

2）随机复测检验

①复测检验方法

检验员每天随机抽取当日受试者总人数的5%，对形态指标进行复测，检验"测试误差"。具体步骤如下。

• 收回原数据登录书，另发一张复测卡（表1-4），由原测试人员按原测试程序和方法，将全部形态指标复测一遍。

表1-4 复测卡

姓名_____ 单位_____

1.省（区、市）代码 □□ 2.地（市）代码 □□

3.监测点代码 □□ 4.测试序号 □□□

5.性别 □（男=1，女=2）

6.城乡/工作种类 □（乡村=1，城镇=2/农民=1，城镇体力劳动者=2，城镇非体力劳动者=3）

7.出生日期 □□□□年 □□月 □□日

8.测试日期 □□□□年 □□月 □□日

指标	复测值	原测试值
身高（厘米）		
坐高（厘米）（仅幼儿使用）		
体重（千克）		
胸围（厘米）		
腰围（厘米）		
臀围（厘米）		
上臂部皮褶厚度（毫米）		
肩胛部皮褶厚度（毫米）		
腹部皮褶厚度（毫米）		

• 复测完毕后，受试者将复测卡交付检验员，由检验员将原数据登录书中的指标测量值填入复测卡相应的项目中（细心核对）。将原数据登录书交还受试者，受试者继续持原数据登录书完成其余指标的检测。

• 由检验员和测试队长共同计算检验误差，将复测卡中每一测试指标的原测值减去复测值，其差数即是两次检测的误差。统计每一测测对象的测试误差超出允许范围的项目数。

• 检验员应每天计算一次抽样复测卡测试误差超出允许范围的指标发生率，并填写复测误差统计表

（表1-5）。由测试队队长上报省监测中心委派的质量监督员。误差发生率按下列公式计算：

$$P = \sum n / AN$$

其中，$\sum n$ 为复测卡中测试误差超出允许范围的总项目次数；A 为每张复测卡形态指标数的总和；N 为复测卡数（抽测人数）。

表1-5　复测误差统计表
_____测试队

检验日期	检验总人数	复测人数	误差发生率	检验员签名
合计				

②检验评估

· "测试误差"每日评估标准

各测试队在开始工作后，"测试误差"发生率由"质量控制网络系统"在测试的第二日发布。若"测试误差"发生率大于5%，监督员应及时与测试人员研究，找出原因和改进方法，及时改进，直至符合要求。

· "测试误差"累计评估标准

各测试队在开始工作后，"质量控制网络系统"将发布每支测试队3个连续测试日的累计"测试误差"发生率，若累计"测试误差"发生率大于10%，则这3个连续测试日的测试数据，视为"无效数据"，必须重新组织测试。

③形态指标测试误差允许标准

身高：±0.5厘米。坐高：±0.5厘米。体重：±0.1千克。胸围、腰围、臀围：±1.0厘米。皮褶厚度：±2.0厘米。

（4）器材校验维护

每一测试单元开始时，须按器材校验方法对形态和机能的测试器材进行校验。对超出测量误差的器材须及时进行校正、维修或更换，并填写器材校验维护记录表（表1-6）。

表1-6　器材校验维护记录表
_____测试队

校验时间	器材名称	误差值	处理方式	签名

（三）测试后质量控制

测试后质量控制是指监测数据汇总到地市体质监测中心期间的质量控制环节。这一环节的工作主要有数据的验收、审核工作。

1. 数据登录书的验收

在测试队测试结束后，组织专人对数据登录书认真进行整理、归类和检验，具体内容如下。

确认数据登录书是否合格。一本数据登录书如果出现1页分类编码不合格或3个数据项不合格，即为不合格数据登录书。无法确认又无法复测、补测的数据登录书将被剔除。

填写数据登录书验收统计表（表1-7），填写2020年国民体质监测卡片分类记录表（表1-8）。

表1-7 数据登录书验收统计表

_____测试队

组别（岁）	数据登录书总数	不合格数据登录书总数	现存数据登录书总数	合格率
3~6				
20~39				
40~59				
60~69				
70~79				
总计				

注：现存数据登录书总数＝数据登录书总数－不合格数据登录书总数

合格率＝现存数据登录书总数/数据登录书总数×100%

表1-8 2020年国民体质监测卡片分类记录表

测试队：　　　　　　　　　　　　　　　　　　　　　　　　　　　　　检测对象：

组别（岁）	男	女	合计	备注
3				
4				
5				
6				
合计				
20~24				
25~29				
30~34				
35~39				
合计				
40~44				
45~49				
50~54				
55~59				
合计				
60~64				
65~69				
70~74				
75~79				
合计				
总计				

2. 地市级国民体质监测中心审核

上报数据必须准确可靠，按照监测工作方案的要求，地市级监测中心对各县（区）监测中心送交的数据登录书和各类统计表进行严格的审核工作。

（1）对全部数据登录书进行100%的审核，审核内容主要为：受试者个人信息中的联系电话、单位名称；数据登录书分类编码部分的省、市、民族代码、城乡代码是否漏填或填写错误；以及"是否复测"、填写的答案是否大于答案序号等。

（2）根据问题登录书进行分类、现场修正。如果不合格登录书超过5%，则要求对该测试队的全部数据登录书重新进行整理，然后再次验收。对登录书的个别可疑数据，可进行逻辑推理，或由原测试队复测。无法确认的有可疑数据的登录书应剔除。

（3）地市级国民体质监测中心按照省国民体质监测中心关于登录书和各类统计表的上报要求进行汇总、整理、上报工作。

（四）数据上报、汇总阶段质量控制

数据上报、汇总阶段质量控制是指数据汇总上报到浙江省国民体质监测中心后建立原始数据库期间的质量控制环节。

1. 数据登录书接收

11个地市按照浙江省国民体质监测中心的编号方法、数据卡片包装办法，按照规定时间报送到浙江省体育局。

2. 数据登录书、复测卡、各类质控表格验收

（1）各类质控表格

11个地市复测卡、复测卡汇总表、监测地市样本量分类总表上报完整。各类质控表格上交率为100%。

（2）数据登录书数量与实际要求数量比较

11个地市"2020年国民体质监测数据登录书"总数量和幼儿、成甲、成乙、老年四类问卷数量与"省级样本量分类汇总表"的实际配额要求表基本一致；数量误差控制在3%之内。

3. 数据录入

（1）录入前100%审核

录入前对所有数据登录书进行审核，审核率达100%。审核内容主要为：

①检查登录书的分类编码是否填写清楚、完整；

②按照问卷内容先后，检查是否有漏填、逻辑错误等；

③检查监测指标是否空缺。

（2）现场录入

采用双录法，同一份登录书由两个人分别录入。

（3）录入结果验收

对全部登录书录入电子数据与上交原登录书答案一致性进行检查，若检查结果表明此次监测数据录入结果错误率小于万分之五的要求，则说明数据录入质量较高。

数据登录的错误类型主要为：字体不符、"5-8"、"1-7"、"2-3"、"0-6"的现象。

调整措施：针对不一致的数据，进行现场修正，与原始登录书保持一致。

4. 电话复核

对各地市全部登录书的2%进行电话复核工作。

5. 构建数据库

浙江省国民体质监测中心在建立原始数据库之前，对全部登录书的录入数据，进行细致的清查工作，特别针对有明显逻辑矛盾的登录书，进行严格的原始卡片二次检核工作。

四、数据处理

数据处理主要包括数据清理和数据统计等环节。

（一）数据清理

本次体质监测原始数据包括问卷调查数据及检测指标的测量数据两部分，为保证数据质量，减小统计分析的误差，数据处理分为两个步骤进行，即数据清理和统计运算。其中，在统计分析前对已录入数据库的数据进行整理和检验。

数据清理是原始数据筛查的最后一个环节，对数据进行一次全面的逻辑判断，主要判断不同指标的逻辑关系和每个问卷问题的选项逻辑区间。

对通过逻辑检查发现的可疑数据采取以下三种处理方法。

第一，问卷部分，对出生日期、测试日期等不符合逻辑的答案，直接予以修正。

第二，检测指标部分，逻辑软件筛查出的指标问题，在专家的经验判断基础上有选择地进行删除。

第三，专家集体讨论修正，对各监测指标，在参考前几次监测结果3倍标准差数据的基础上，进行最准确的缺失值界定标准；同时对"空项""9.9""99.9""9999""-99"进行统计缺失值定义。

最终，清理后数据库样本量为45 366人。

（二）数据统计

1. 幼儿人群计算提纲

（1）计算指标

身体形态指标5项，分别是身高、坐高、体重、胸围、皮褶厚度（上臂部、肩胛部、腹部）。

身体机能指标1项，为安静心率。

身体素质指标6项，分别是握力、立定跳远、坐位体前屈、双脚连续跳、15米绕障碍跑、走平衡木。

派生指标5项，分别是克托莱指数（体重/身高×1000）、坐高指数（坐高/身高×100）、胸围指数（胸围/身高×100）、BMI［体重（千克）/身高^2（米^2）］、上臂部皮褶厚度+肩胛部皮褶厚度+腹部皮褶厚度。

（2）计算分组

1）按性别分组，分为男性组、女性组。

2）按城乡分组，分为城镇组、乡村组。

3）按年龄分组，分为3岁组、4岁组、5岁组、6岁组。

（3）计算内容

1）各年龄分组的样本量。

2）按分组对5项身体形态指标、1项身体机能指标、6项身体素质指标、5项派生指标进行正态分布检验。

3）分性别、年龄组计算5项身体形态指标、1项身体机能指标、6项身体素质指标、5项派生指标的样本量（有效值）、平均数和标准差，以及第3、10、25、50、75、90、97百分位数。

4）分性别、城乡、年龄组计算5项身体形态指标、1项身体机能指标、6项身体素质指标、5项派生指标的样本量（有效值）、平均数和标准差，以及第3、10、25、50、75、90、97百分位数。

5）对5项身体形态指标、1项身体机能指标、6项身体素质指标、5项派生指标，分性别、年龄组计算平均数，并对各组间的差异进行单因素方差分析或独立样本t检验。

2. 成年人计算提纲

（1）计算指标

身体形态指标6项，分别是身高、体重、胸围、腰围、臀围、皮褶厚度（上臂部、肩胛部、腹部）。

身体机能指标4项，分别是安静脉搏、血压（收缩压、舒张压）、肺活量、台阶指数。

身体素质指标8项，分别是坐位体前屈、握力、背力、纵跳、闭眼单脚站立、选择反应时、俯卧撑（男）、1分钟仰卧起坐（女）。

派生指标7项，分别是克托莱指数（体重/身高×1000）、腰臀比（腰围/臀围）、胸围指数（胸围/身高×100）、肺活量/身高、BMI［体重（千克）/身高^2（米^2）］、腰围指数（腰围/身高×100）、上臂部皮褶厚度+肩胛部皮褶厚度+腹部皮褶厚度。

（2）计算分组

1）按性别分组，分为男性组、女性组。

2）按工作种类分组，分为城镇体力劳动组、城镇非体力劳动组、农民组。

3）按年龄分组，分为20~24岁组、25~29岁组、30~34岁组、35~39岁组、40~44岁组、45~49岁组、

50~54岁组、55~59岁组。

（3）计算内容

1）计算各年龄分组的样本量。

2）按分组对6项身体形态指标、4项身体机能指标、8项身体素质指标和7项派生指标进行正态分布检验。

3）分性别、年龄组计算6项身体形态指标、4项身体机能指标、8项身体素质指标和7项派生指标的样本量（有效值）、平均数和标准差，以及第3、10、25、50、75、90、97百分位数。

4）分性别、不同工作种类、年龄组计算6项身体形态指标、4项身体机能指标、8项身体素质指标、7项派生指标的样本量（有效值）、平均数和标准差，以及第3、10、25、50、75、90、97百分位数。

5）对6项身体形态指标、4项身体机能指标、8项身体素质指标、7项派生指标，分性别、年龄组计算平均数，并对各组间的差异进行单因素方差分析或独立样本t检验。

6）对6项身体形态指标、4项身体机能指标、8项身体素质指标、7项派生指标，分性别、工作种类、年龄组计算平均数，并对各组间的差异进行单因素方差分析或独立样本t检验。

3. 老年人计算提纲

（1）计算指标

身体形态指标6项，分别是身高、体重、胸围、腰围、臀围、皮褶厚度（上臂部、肩胛部、腹部）。

身体机能指标3项，分别是安静脉搏、血压（收缩压、舒张压）、肺活量。

身体素质指标4项，分别是坐位体前屈、握力、闭眼单脚站立、选择反应时。

派生指标7项，分别是BMI［体重（千克）/身高^2（米^2）］、克托莱指数（体重/身高×1000）、腰臀比（腰围/臀围）、胸围指数（胸围/身高×100）、肺活量/身高、腰围指数（腰围/身高×100）、上臂部皮褶厚度+肩胛部皮褶厚度+腹部皮褶厚度。

（2）计算分组

1）按性别分组，分为男性组、女性组。

2）按城乡分组，分为城镇组、乡村组。

3）按年龄分组，分为60~64岁组、65~69岁组、70~74岁组、75~79岁组。

（3）计算内容

1）计算各年龄分组的样本量。

2）按分组对6项身体形态指标、3项身体机能指标、4项身体素质指标、7项派生指标进行正态分布检验。

3）分性别、年龄组计算6项身体形态指标、3项身体机能指标、4项身体素质指标、7项派生指标的样本量（有效值）、平均数和标准差，以及第3、10、25、50、75、90、97百分位数。

4）分性别、城乡、年龄组计算6项身体形态指标、3项身体机能指标、4项身体素质指标、7项派生指标的样本量（有效值）、平均数和标准差，以及第3、10、25、50、75、90、97百分位数。

5）对6项身体形态指标、3项身体机能指标、4项身体素质指标、7项派生指标，分性别、年龄组计算平均数，并对各组间的差异进行单因素方差分析或独立样本t检验。

6）对6项身体形态指标、3项身体机能指标、4项身体素质指标、7项派生指标，分性别、城乡、年龄组计算平均数，并对各组间的差异进行单因素方差分析或独立样本t检验。

（三）统计工具

SPSS 25统计软件。

第二部分

结果概述

一、幼儿（3~6岁）

（一）2020年体质基本情况

1. 监测对象

2020年国民体质监测幼儿人群，分别按年龄、性别、城乡划分，3~6岁样本人群每1岁为一组。城镇样本从城市幼儿园抽取，农村样本从行政村幼儿园或行政村中抽取。按此原则，本次共抽取9017个幼儿监测对象；男幼儿4497人，女幼儿4520人；乡村幼儿4496人，城镇幼儿4521人。各年龄、城乡监测对象人数接近（表2-1-1、表2-1-2）。

表2-1-1　2020年幼儿年龄/性别分组情况　　　　　　　　　　　　　　　　单位：人

年龄组（岁）	男	女	合计
3	1098	1097	2195
4	1127	1142	2269
5	1157	1167	2324
6	1115	1114	2229
合计	4497	4520	9017

表2-1-2　2020年幼儿年龄/城乡性别分组情况　　　　　　　　　　　　　　单位：人

年龄组（岁）	乡男	城男	乡女	城女	合计
3	534	564	545	552	2195
4	561	566	569	573	2269
5	589	568	581	586	2324
6	558	557	559	555	2229
合计	2242	2255	2254	2266	9017

2. 生活方式

本次监测主要对幼儿的出生、喂养方式及一些日常身体活动的情况进行调查，基本结果如下。

（1）出生情况

调查结果显示，89.3%的幼儿胎龄满37周但未满42周（足月），5.4%的幼儿胎龄未满37周（早产），5.3%的幼儿胎龄满42周及以上（过期产）（表2-1-3）。

表2-1-3　幼儿各年龄组不同胎龄的人数百分比　　　　　　　　　　　　　　单位：%

性别	胎龄	3岁	4岁	5岁	6岁	总体
男	早产	7.2	5.1	5.1	5.8	5.8
	足月	88.0	90.8	89.0	89.4	89.3
	过期产	4.8	4.1	5.9	4.8	4.9
女	早产	4.6	4.4	6.0	4.8	5.0
	足月	91.6	90.3	87.1	88.5	89.3
	过期产	3.8	5.2	6.9	6.6	5.7

各年龄组男女幼儿出生时体重平均值为3.4千克，男幼儿出生体重平均值为3.4千克，女幼儿出生体重平均值为3.3千克；男女幼儿之间出生时体重差异有统计学意义（$p<0.01$），同性别各年龄组幼儿间出生时体重差异无统计学意义。

各年龄组男女幼儿出生时身长平均值为50.5厘米，男女幼儿出生时身长平均值均为50.5厘米；男女幼儿之间出生时身长差异无统计学意义，同性别各年龄组幼儿间出生时身长差异无统计学意义。

（2）喂养方式

调查结果显示，出生后四个月内母乳喂养的比例为65.4%，人工喂养的比例为10.9%，混合喂养的比例为

23.7%。男幼儿母乳喂养比例为64.5%，略低于女幼儿母乳喂养比例66.3%（表2-1-4）。

表2-1-4 幼儿各年龄组不同喂养方式人数百分比 单位：%

性别	喂养方式	3岁	4岁	5岁	6岁	总体
男	母乳喂养	66.6	67.1	61.9	62.5	64.5
	人工喂养	10.5	8.6	11.7	11.8	10.6
	混合喂养	22.9	24.2	26.4	25.7	24.8
女	母乳喂养	68.8	66.8	67.2	62.6	66.3
	人工喂养	10.1	10.5	10.0	14.2	11.2
	混合喂养	21.0	22.7	22.8	23.2	22.5

（3）身体活动

在幼儿园中，幼儿平均每天屏幕静态活动19.2分钟，中等到大强度身体活动43.5分钟，室内有身体活动的玩耍58.7分钟，户外玩耍87.8分钟。不同年龄组男女幼儿每周各项身体活动时间不具有统计学意义。

在休息日，幼儿平均每天屏幕静态活动46.0分钟，中等到大强度身体活动40.1分钟，室内有身体活动的玩耍68.8分钟，户外玩耍73.7分钟，参加运动类兴趣班45.9分钟，参加文化艺术类兴趣班55.6分钟。4岁组和5岁组男性幼儿每周中等到大强度身体活动时间平均数大于女性幼儿，且具有统计学意义（$p<0.05$），各年龄组男性幼儿每周参加运动类兴趣班时间平均数小于女性幼儿，且具有统计学意义（$p<0.01$），3岁组男幼儿每周参加文化艺术类兴趣班时间平均数小于女幼儿，且具有统计学意义（$p<0.01$）（表2-1-5、表2-1-6）。

表2-1-5 幼儿各年龄组每天在幼儿园中的身体活动时间 单位：分钟

性别	年龄组	屏幕静态活动	中等到大强度身体活动	室内有身体活动的玩耍	户外玩耍
男	3岁	16.1	39.4	57.1	87.7
	4岁	18.1	43.9	64.2	92.0
	5岁	19.2	44.7	61.0	94.1
	6岁	24.2	44.3	49.6	73.6
女	3岁	15.8	40.4	57.2	87.2
	4岁	18.3	45.1	65.4	93.4
	5岁	18.3	44.8	62.3	96.5
	6岁	24.3	45.3	50.6	74.3

表2-1-6 幼儿各年龄组休息日每天的身体活动时间 单位：分钟

性别	年龄组	屏幕静态活动	中等到大强度身体活动	室内有身体活动的玩耍	户外玩耍	参加运动类兴趣班	参加文化艺术类兴趣班
男	3岁	44.5	38.7	77.5	72.1	19.7	27.3
	4岁	45.2	42.0	71.1	73.5	34.6	52.9
	5岁	49.0	44.0	66.3	73.5	46.2	63.2
	6岁	46.5	43.0	58.6	72.1	49.1	65.5
女	3岁	43.2	37.1	75.3	75.3	28.2	33.4
	4岁	44.4	37.4	72.9	75.2	53.6	57.6
	5岁	46.8	38.5	66.4	71.9	65.4	70.2
	6岁	47.9	39.8	60.8	76.2	64.6	69.0

3. 身体形态

（1）身高及坐高指数

男女幼儿身高平均数随年龄增长而增大，变化范围男幼儿为101.7～119.0厘米，女幼儿为100.6～117.7厘米。男幼儿各年龄组身高平均数均大于同龄女幼儿，差异具有统计学意义（$p<0.01$）。男女各年龄组城镇幼

儿身高平均数均大于乡村幼儿,除6岁组男幼儿、3岁和4岁组女幼儿外,其他组别差异均具有统计学意义($p<0.01$)(图2-1-1、图2-1-2)。

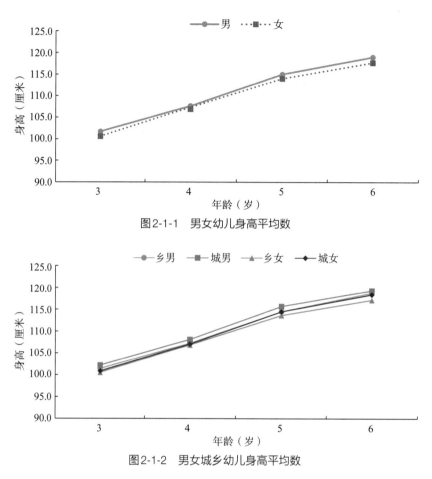

图2-1-1 男女幼儿身高平均数

图2-1-2 男女城乡幼儿身高平均数

男女幼儿坐高指数[坐高(厘米)/身高(厘米)×100]平均数随年龄增长而减小,变化范围男幼儿为57.4~55.8,女幼儿为57.4~55.9。除3岁组外,男幼儿各年龄组坐高指数平均数均小于同龄女幼儿,其中4岁组和5岁组性别差异均具有统计学意义($p<0.05$)。除3岁组外,男女幼儿坐高指数平均数表现为乡村大于城镇,3岁组男幼儿和6岁组女幼儿城乡差异具有统计学意义($p<0.01$)(图2-1-3、图2-1-4)。

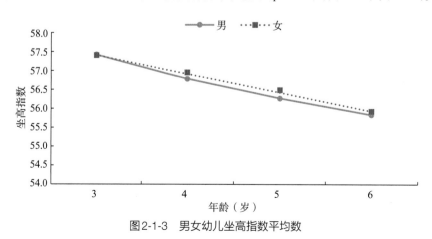

图2-1-3 男女幼儿坐高指数平均数

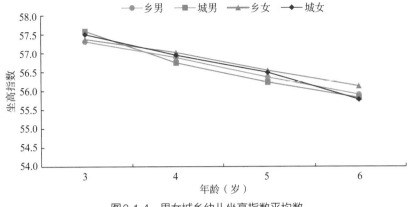

图2-1-4　男女城乡幼儿坐高指数平均数

（2）体重和BMI

　　男女幼儿体重平均数随年龄增长而增大，变化范围男幼儿为16.5~23.0千克，女幼儿为15.9~21.7千克。各年龄组男幼儿体重平均数均大于女幼儿，差异具有统计学意义（$p<0.01$）。除4岁组女幼儿外，男女各年龄组城镇幼儿体重平均数均大于或等于乡村幼儿，仅3岁组女幼儿城乡差异具有统计学意义（$p<0.05$）（图2-1-5、图2-1-6）。

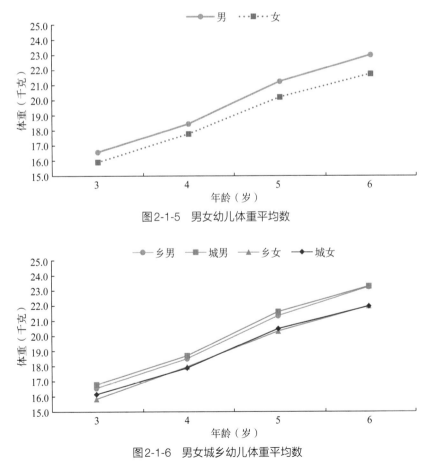

图2-1-5　男女幼儿体重平均数

图2-1-6　男女城乡幼儿体重平均数

　　男女幼儿BMI平均数随年龄增长先下降后上升，变化范围男幼儿为15.9~16.2，女幼儿为15.5~15.7，各年龄组男幼儿BMI平均数均大于女幼儿，差异具有统计学意义（$p<0.01$）。除3岁组外，男女BMI平均数表

现为乡村幼儿大于城镇幼儿，仅6岁组女幼儿城乡差异具有统计学意义（*p*<0.01）（图2-1-7、图2-1-8）。

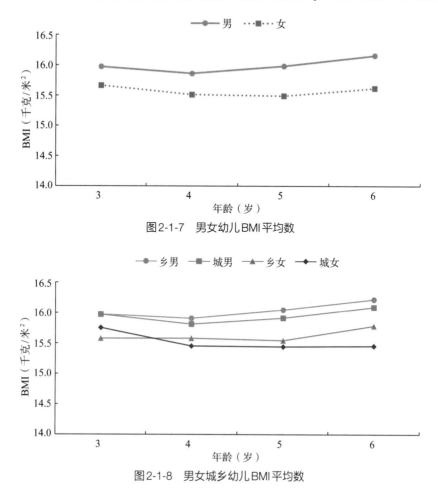

图2-1-7　男女幼儿BMI平均数

图2-1-8　男女城乡幼儿BMI平均数

（3）胸围和胸围指数

　　男女幼儿胸围平均数随年龄增长而增大，变化范围男幼儿为52.7～56.7厘米，女幼儿为51.4～55.0厘米。各年龄组男幼儿胸围平均数大于女幼儿，差异具有统计学意义（*p*<0.01）。男女幼儿各年龄组胸围平均数城乡差异不明显，差异不具有统计学意义（*p*>0.05）（图2-1-9、图2-1-10）。

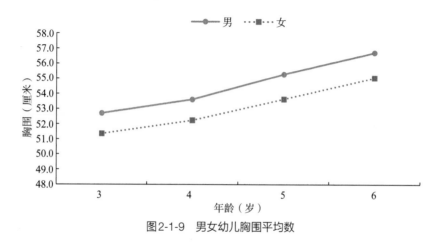

图2-1-9　男女幼儿胸围平均数

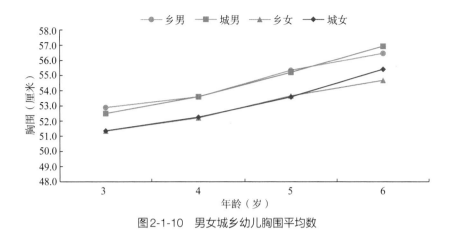

图2-1-10 男女城乡幼儿胸围平均数

男女幼儿胸围指数［胸围（厘米）/身高（厘米）×100］平均数随年龄增大而减小，变化范围男幼儿为47.7~51.8，女幼儿为46.8~51.1。各年龄组男幼儿胸围指数平均数均大于同龄女幼儿，且差值有统计学意义（$p<0.01$）。除6岁组外，男女各年龄组乡村幼儿胸围指数平均数均大于或等于城镇幼儿，3、4、5岁组男幼儿城乡差异具有统计学意义（$p<0.05$）（图2-1-11、图2-1-12）。

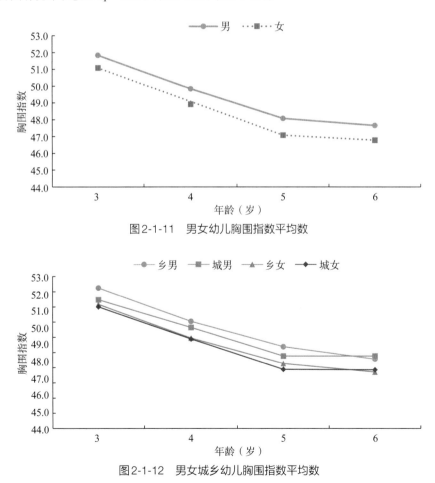

图2-1-11 男女幼儿胸围指数平均数

图2-1-12 男女城乡幼儿胸围指数平均数

（4）体脂率

男幼儿的体脂率平均数随年龄增长呈波动变化，女幼儿的体脂率平均数随年龄增长而减小，变化范围男幼儿为18.9%～19.6%，女幼儿为21.1%～23.4%。各年龄组男幼儿体脂率平均数均小于女幼儿，差异具有统计学意义（$p<0.01$）。男女幼儿体脂率平均数城乡差异不具有统计学意义（$p>0.05$）（图2-1-13、图2-1-14）。

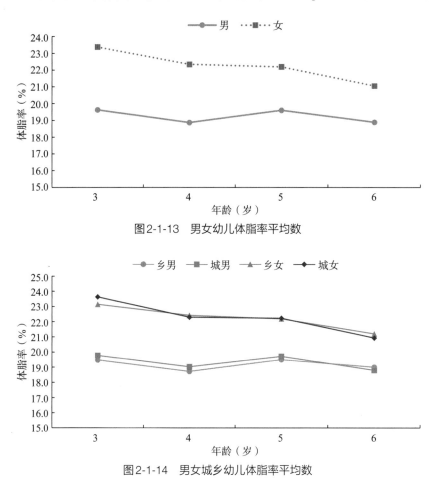

图2-1-13　男女幼儿体脂率平均数

图2-1-14　男女城乡幼儿体脂率平均数

4. 身体机能

男女幼儿安静心率平均数随年龄增长而减小，变化范围男幼儿为95.8～100.5次/分，女幼儿为96.0～101.6次/分，各年龄组男幼儿安静心率平均数均小于女幼儿，3岁组和4岁组男女差异具有统计学意义（$p<0.05$）。各年龄组男女幼儿安静心率平均数的城乡差异不具有统计学意义（$p>0.05$）（图2-1-15、图2-1-16）。

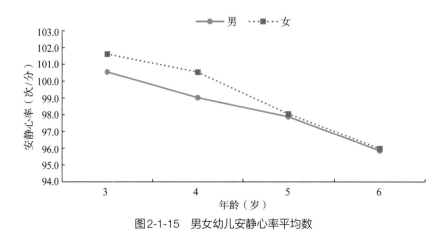

图2-1-15　男女幼儿安静心率平均数

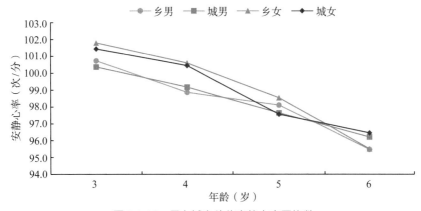

图2-1-16 男女城乡幼儿安静心率平均数

5. 身体素质

（1）速度、灵敏素质

15米绕障碍跑和双脚连续跳反映幼儿的速度和灵敏素质。

男女幼儿15米绕障碍跑和双脚连续跳平均数随年龄增长而减小，表明幼儿的速度和灵敏素质随年龄增长而提高。变化范围15米绕障碍跑平均数男幼儿为7.0~9.0秒，女幼儿为7.2~9.3秒；双脚连续跳平均数男幼儿为5.4~9.1秒，女幼儿为5.5~9.1秒；各年龄组差异均有显著性（$p<0.01$）。

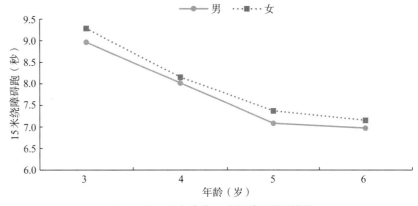

图2-1-17 男女幼儿15米绕障碍跑平均数

各年龄组男幼儿15米绕障碍跑平均数均小于女幼儿，男女差异具有统计学意义（$p<0.05$）；除3岁组和4岁组外，各年龄组男幼儿双脚连续跳平均数均小于女幼儿，6岁组的性别差异具有统计学意义（$p<0.05$）。以上结论表明男幼儿的速度和灵敏素质基本好于女幼儿。除5岁组和6岁组男幼儿外，男女幼儿各年龄组15米绕障碍跑平均数表现为城镇大于乡村，3、4、5岁组男幼儿和3、4岁组女幼儿的15米绕障碍跑平均数城乡幼儿差异具有统计学意义（$p<0.05$）；各年龄组男幼儿双脚连续跳平均数城乡差异不具有统计学意义（$p>0.05$）（图2-1-17~图2-1-20）。

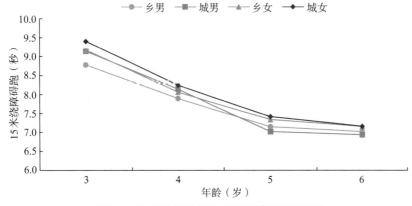

图2-1-18 男女城乡幼儿15米绕障碍跑平均数

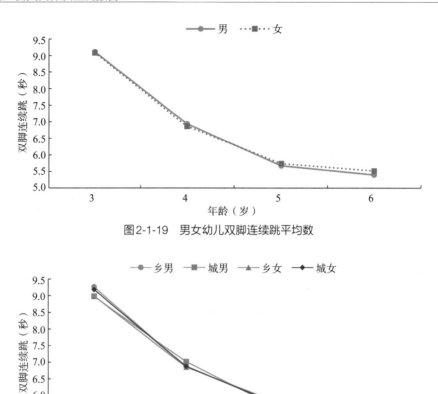

图2-1-19 男女幼儿双脚连续跳平均数

图2-1-20 男女城乡幼儿双脚连续跳平均数

（2）力量素质

握力和立定跳远反映幼儿的力量素质。

男女幼儿握力和立定跳远平均数均随年龄增长而增大，表明幼儿力量素质随年龄增长而提高。变化范围握力男幼儿为4.5~7.9千克，女幼儿为4.1~6.8千克；立定跳远男幼儿为64.2~104.0厘米，女幼儿为63.0~97.8厘米；各年龄组差异具有显著性（$p<0.01$）。男幼儿各年龄组两项指标平均数均大于同龄女幼儿，除3岁组的立定跳远外，差异具有显著性（$p<0.01$）。

3岁组和4岁组男幼儿握力平均数表现为城镇小于乡村，且差异具有统计学意义（$p<0.05$）；各年龄组男幼儿立定跳远平均数表现为城镇大于乡村，5岁组和6岁组男幼儿立定跳远平均数城乡差异具有统计学意义（$p<0.01$）。除6岁组外，其他年龄组女幼儿握力平均数表现为乡村大于城镇，3岁组和4岁组女幼儿握力平均数城乡差异具有统计学意义（$p<0.01$）；除3岁组外，其他年龄组女幼儿立定跳远平均数表现为城镇大于或等于乡村，5岁组和6岁组女幼儿立定跳远平均数城乡差异具有统计学意义（$p<0.01$）（图2-1-21~图2-1-24）。

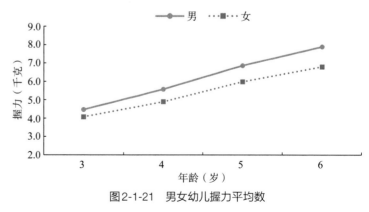

图2-1-21 男女幼儿握力平均数

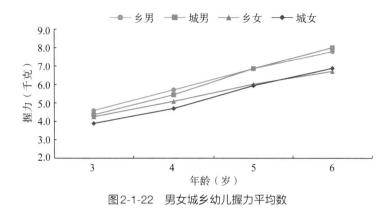

图2-1-22　男女城乡幼儿握力平均数

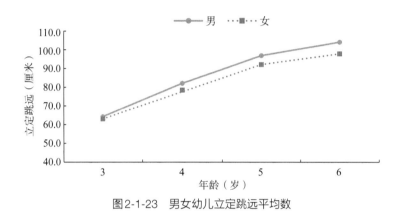

图2-1-23　男女幼儿立定跳远平均数

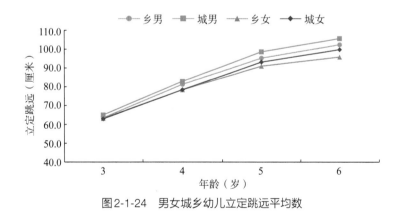

图2-1-24　男女城乡幼儿立定跳远平均数

（3）柔韧素质

坐位体前屈反映幼儿的柔韧素质。

男幼儿坐位体前屈平均数随年龄增长而减小，女幼儿基本保持稳定，变化范围男幼儿为8.5~10.7厘米，女幼儿为11.3~12.3厘米。女幼儿各年龄组坐位体前屈平均数均高于男幼儿，差异具有统计学意义（$p < 0.01$）。除6岁组外，男幼儿各年龄组均表现为乡村大于城镇，女幼儿3、4岁组坐位体前屈平均数表现为乡村大于城镇，男女幼儿各年龄组坐位体前屈平均数城乡差异不具有显著性（$p > 0.05$）（图2-1-25、图2-1-26）。

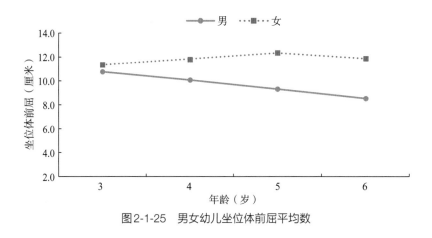

图2-1-25 男女幼儿坐位体前屈平均数

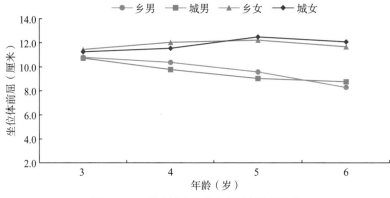

图2-1-26 男女城乡幼儿坐位体前屈平均数

（4）平衡能力

走平衡木反映幼儿的平衡能力。

男女幼儿走平衡木平均数随年龄增长而减少，表明平衡能力随年龄增长而提高，变化范围男幼儿为6.5~11.2秒，女幼儿为6.6~10.7秒，各年龄组差异具有统计学意义（$p<0.05$）。男女幼儿各年龄组性别差异不具有统计学意义（$p>0.05$）。各年龄组男女幼儿走平衡木平均数的城乡差异不具有统计学意义（$p>0.05$）（图2-1-27、图2-1-28）。

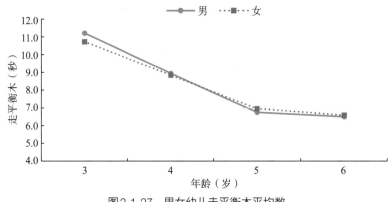

图2-1-27 男女幼儿走平衡木平均数

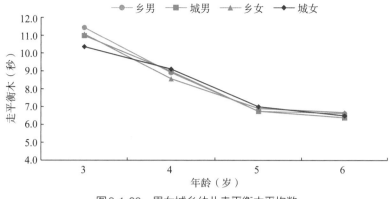

图2-1-28 男女城乡幼儿走平衡木平均数

（二）2020年与2014年体质监测结果比较

1.身体形态比较

（1）身高和坐高指数

两次监测结果表明，男女幼儿的身高、坐高平均数整体上随年龄的增长而增长。2014年男女幼儿身高平均数与2020年比较，除6岁组外，其他年龄组均表现为2020年大于2014年，除3岁组男幼儿外，其他年龄组两年度间差异有统计学意义（$p<0.05$）。除3、6岁组男幼儿和6岁组女幼儿外，其他年龄组的幼儿坐高平均数均表现为2020年大于2014年，其中5岁组男幼儿和3、4、5岁组女幼儿坐高平均数两年度间差异有统计学意义（$p<0.05$）。除3、4岁组男幼儿外，其他年龄组的幼儿坐高指数平均数均表现为2020年大于或等于2014年，除5岁组男幼儿和3岁组女幼儿外，其他年龄组两年度间差异有统计学意义（$p<0.05$）（表2-1-7～表2-1-9）

表2-1-7 2014年与2020年幼儿各年龄组身高平均数比较 单位：厘米

年龄组（岁）	男			女		
	2014年	2020年	差值	2014年	2020年	差值
3	101.7	101.7	0.0	100.2	100.6	0.4*
4	107.0	107.6	0.6**	105.9	106.9	1.0**
5	113.7	115.0	1.3**	112.7	114.0	1.3**
6	120.2	119.0	-1.2**	119.2	117.7	-1.5**

注：差值=2020年值-2014年值；* 为$p<0.05$；** 为$p<0.01$，下同。

表2-1-8 2014年与2020年幼儿各年龄组坐高平均数比较 单位：厘米

年龄组（岁）	男			女		
	2014年	2020年	差值	2014年	2020年	差值
3	58.5	58.4	-0.1	57.5	57.8	0.3*
4	61.0	61.1	0.1	60.1	60.9	0.8**
5	63.9	64.7	0.8**	63.2	64.4	1.2**
6	66.7	66.4	-0.3	65.9	65.8	-0.1

表2-1-9 2014年与2020年幼儿各年龄组坐高指数平均数比较

年龄组（岁）	男			女		
	2014年	2020年	差值	2014年	2020年	差值
3	57.6	57.4	-0.2*	57.4	57.4	0.0
4	57.0	56.8	-0.2**	56.8	56.9	0.1**
5	56.2	56.3	0.1	56.1	56.5	0.4**
6	55.5	55.8	0.3**	55.3	55.9	0.6**

（2）体重和BMI

男女幼儿体重平均数在两次体质监测结果中整体上均随着年龄的增长而增长。除6岁组外，其他年龄组体重平均数2020年大于2014年，4、5岁组男幼儿和4、5、6岁组女幼儿的体重平均数在两年度间差异有统计学意义（p<0.05）。男女各年龄组BMI平均数均表现为2020年大于或等于2014年，且4、5、6岁组男幼儿在两年度间差异有显著性（p<0.05）（表2-1-10、表2-1-11）。

表2-1-10　2014年与2020年幼儿各年龄组体重平均数比较　　　　　　　　　　单位：千克

年龄组（岁）	男			女		
	2014年	2020年	差值	2014年	2020年	差值
3	16.4	16.5	0.1	15.7	15.9	0.2
4	18.0	18.4	0.4**	17.3	17.8	0.5**
5	20.5	21.2	0.7**	19.6	20.2	0.6**
6	23.1	23.0	-0.1	22.1	21.7	-0.4*

表2-1-11　2014年与2020年幼儿各年龄组BMI平均数比较

年龄组（岁）	男			女		
	2014年	2020年	差值	2014年	2020年	差值
3	15.9	16.0	0.1	15.7	15.7	0.0
4	15.7	15.9	0.2**	15.4	15.5	0.1
5	15.8	16.0	0.2*	15.4	15.5	0.1
6	15.9	16.2	0.3**	15.5	15.6	0.1

（3）胸围和胸围指数

两次体质监测结果所反映男女幼儿胸围平均数均随着年龄的增长而增大，胸围指数平均数随着年龄增长而降低。与2014年相比，2020年男女幼儿各年龄组的胸围平均数均有所下降，除3岁组外，男女幼儿各年龄组胸围平均数在两年度间的差异有统计学意义（p<0.01）；2020年男女幼儿各年龄组的胸围指数平均数均有所下降，除3岁组男幼儿外，男女幼儿各年龄组的胸围指数平均数在两年度间的差异有统计学意义（p<0.01）（表2-1-12、表2-1-13）。

表2-1-12　2014年与2020年幼儿各年龄组胸围平均数比较　　　　　　　　　　单位：厘米

年龄组（岁）	男			女		
	2014年	2020年	差值	2014年	2020年	差值
3	52.8	52.7	-0.1	51.6	51.4	-0.2
4	54.2	53.6	-0.6**	52.9	52.2	-0.7**
5	56.3	55.3	-1.0**	54.6	53.6	-1.0**
6	58.3	56.7	-1.6**	56.4	55.0	-1.4**

表2-1-13　2014年与2020年幼儿各年龄组胸围指数平均数比较

年龄组（岁）	男			女		
	2014年	2020年	差值	2014年	2020年	差值
3	52.0	51.8	-0.2	51.6	51.1	-0.5**
4	50.7	49.8	-0.9**	50.1	48.9	-1.2**
5	49.6	48.1	-1.5**	48.5	47.1	-1.4**
6	48.5	47.7	-0.8**	47.3	46.8	-0.5**

2. 身体机能比较

2020年男女幼儿安静心率与2014年比较，均为2020年显著高于2014年，差值范围为3.7～5.4次/分（p<0.01）（表2-1-14）。

表2-1-14 2014年与2020年幼儿各年龄组安静心率平均数比较 单位：次/分

年龄组（岁）	男			女		
	2014年	2020年	差值	2014年	2020年	差值
3	96.6	100.5	3.9**	97.1	101.6	4.5**
4	94.8	99.0	4.2**	95.1	100.5	5.4**
5	93.9	97.9	4.0**	94.3	98.1	3.8**
6	91.4	95.8	4.4**	92.3	96.0	3.7**

3.身体素质比较

（1）速度、灵敏素质

通过比较两次监测结果发现，双脚连续跳平均数除6岁组外，其他各年龄组均表现为2020年较2014年有所减小，且差异具有统计学意义（$p<0.01$）（表2-1-15）。

表2-1-15 2014年与2020年幼儿各年龄组双脚连续跳平均数比较 单位：秒

年龄组（岁）	男			女		
	2014年	2020年	差值	2014年	2020年	差值
3	10.6	9.1	−1.5**	10.9	9.1	−1.8**
4	7.8	6.9	−0.9**	7.9	6.9	−1.0**
5	6.3	5.7	−0.6**	6.4	5.7	−0.7**
6	5.4	5.4	0.0	5.4	5.5	0.1

（2）力量素质

2020年男女幼儿立定跳远与2014年比较，3、4岁组有所上升，5、6岁组有所下降，其中5、6岁组男幼儿和各年龄组女幼儿的立定跳远平均数两年度间的差异有统计学意义（$p<0.05$）（表2-1-16）。

表2-1-16 2014年与2020年幼儿各年龄组立定跳远平均数比较 单位：厘米

年龄组（岁）	男			女		
	2014年	2020年	差值	2014年	2020年	差值
3	62.7	64.2	1.5	58.9	63.0	4.1**
4	81.2	82.0	0.8	76.9	78.4	1.5*
5	100.1	96.8	−3.3**	93.5	92.0	−1.5*
6	114.7	104.0	−10.7**	105.8	97.8	−8.0**

（3）柔韧素质

与2014年监测结果比较，2020年3、4岁组男幼儿和4、5、6岁组女幼儿的坐位体前屈平均数有所上升，5、6岁组男幼儿和3岁组女幼儿的坐位体前屈平均数有所下降，其中4岁组男幼儿和5岁组女幼儿的坐位体前屈平均数两年度间的差异有统计学意义（$p<0.05$）（表2-1-17）。

表2-1-17 2014年与2020年幼儿各年龄组坐位体前屈平均数比较 单位：厘米

年龄组（岁）	男			女		
	2014年	2020年	差值	2014年	2020年	差值
3	10.4	10.7	0.3	11.7	11.3	−0.4
4	9.5	10.1	0.6*	11.6	11.8	0.2
5	9.5	9.3	−0.2	11.9	12.3	0.4*
6	8.6	8.5	−0.1	11.5	11.9	0.4

（4）平衡能力

与2014年监测结果比较，2020年3、4、5岁组男女幼儿走平衡木平均数均有所降低，6岁组男女幼儿走平衡木平均数有所升高，各年龄组男女幼儿走平衡木平均数两年度间的差异有统计学意义（$p<0.01$）（表2-1-18）。

表2-1-18　2014年与2020年幼儿各年龄组走平衡木平均数比较　　　　单位：秒

年龄组（岁）	男			女		
	2014年	2020年	差值	2014年	2020年	差值
3	21.4	11.2	−10.2**	22.8	10.7	−12.1**
4	12.8	8.9	−3.9**	12.9	8.8	−4.1**
5	7.6	6.7	−0.9**	8.0	6.9	−1.1**
6	5.1	6.5	1.4**	5.4	6.6	1.2**

（三）小结

1. 2020年体质监测结果

幼儿出生时体重、身长平均值分别为3.4千克、50.5厘米。绝大多数的幼儿胎龄为满37周但未满42周（足月），过半数幼儿接受母乳喂养，1/10左右的幼儿接受人工喂养。幼儿在幼儿园中每天的身体活动以户外玩耍和室内有身体活动的玩耍居多；与在幼儿园中相比，幼儿在休息日每天的屏幕静态活动时间有较大增加。

幼儿大部分身体形态指标表现为随年龄增长而变化的趋势，年龄特征明显。坐高指数平均数随年龄增长而减小，表明躯干增长速度小于下肢增长速度；胸围指数平均数随年龄增长而减小，表明围度增长速度小于身高增长速度，胸围指数平均数性别差异显著；男幼儿的身高、胸围和体重指标平均数均大于女幼儿，但体脂率平均数小于女幼儿；城镇幼儿的身高和体重指标平均数均大于乡村幼儿。

幼儿安静心率平均数随年龄增长而减小，女幼儿各年龄组大于男幼儿。

幼儿速度、灵敏、力量素质和平衡能力随年龄增长而提高，男幼儿的柔韧素质随年龄增长而降低，男幼儿速度、灵敏、力量素质好于女幼儿，女幼儿柔韧素质好于男幼儿。

2. 2020年与2014年体质监测结果对比

2020年和2014年的监测结果显示，幼儿的大部分身体形态特征表现为随年龄增长而增长的生长发育特点。2020年与2014年相比，绝大部分年龄组的幼儿身高、坐高有所增长，所有年龄组幼儿的胸围指数平均数有所下降；幼儿的坐高增长幅度大于身高，胸围增长幅度小于身高，表现为坐高指数平均数有所上升、胸围指数平均数有所下降；幼儿体重、BMI平均数均有所增加。

与2014年相比，2020年幼儿的身体机能趋于正常水平。

与2014年相比，2020年幼儿的各项身体素质变化趋势不一致，受年龄组和性别因素影响，总体表现为幼儿的力量素质和柔韧素质在个别年龄组略有下降，平衡能力整体提高，速度和灵敏素质有所提升。

二、成年人（20~59岁）

（一）2020年体质基本情况

1. 监测对象

2020年国民体质监测成年人，分别按性别、年龄、工作种类划分。每5岁为一个年龄组，工作种类分为农民、城镇体力劳动者和城镇非体力劳动者，共计48个组别，最终共计抽取27 284人（表2-2-1）。

表2-2-1　成年人组人数分布

类别分组	年龄分组							
	20~24	25~29	30~34	35~39	40~44	45~49	50~54	55~59
人数（个）	3404	3379	3430	3411	3393	3432	3414	3421
百分比（%）	12.5	12.4	12.6	12.5	12.4	12.6	12.5	12.5

类别分组	性别		工作种类		
	男	女	农民	城镇体力劳动者	城镇非体力劳动者
人数（个）	13 534	13 750	9112	9084	9088
百分比（%）	49.6	50.4	33.4	33.3	33.3

（1）受教育程度情况

调查对象中，各年龄组学历主要在初中至大学本科范围内，除20~29岁年龄组外，未上过学、参加扫盲班和参加九年义务教育（小学和初中）的人数百分比女性基本上高于男性；高中/中专/技校及大专的人数百分比，表现为男性高于女性；性别间差异具有统计学意义（$p<0.05$）。此外，大学本科和研究生及以上的人数百分比（20~29岁年龄组除外）随着年龄的增长逐渐降低，且同性别各年龄组间差异有统计学意义（$p<0.05$）（表2-2-2）。

表2-2-2 各年龄组受不同教育人数百分比　　　　单位：%

性别	年龄组（岁）	未上过学	扫盲班	小学	初中	高中/中专/技校	大专	大学本科	研究生及以上
男	20~24	0.1	0.1	0.3	4.4	16.1	52.8	26.0	0.2
	25~29	0.3	0.0	0.4	5.9	17.2	31.2	41.6	3.4
	30~34	0.2	0.1	0.5	6.5	19.1	30.3	40.4	2.8
	35~39	0.0	0.1	1.1	11.3	21.2	27.9	37.1	1.3
	40~44	0.2	0.1	2.3	20.1	25.7	25.6	24.6	1.3
	45~49	0.4	0.2	4.2	26.0	25.5	21.1	21.8	0.7
	50~54	0.5	0.3	8.5	35.2	22.9	14.6	17.4	0.5
	55~59	1.6	0.1	9.6	32.7	28.6	14.4	12.6	0.4
女	20~24	0.1	0.1	0.2	2.8	9.7	49.5	36.7	0.8
	25~29	0.2	0.2	0.5	4.6	10.4	25.5	55.1	3.5
	30~34	0.2	0.0	0.8	8.7	13.6	26.8	47.5	2.4
	35~39	0.2	0.3	1.8	16.3	17.5	24.4	37.1	2.2
	40~44	0.8	0.1	5.8	25.5	21.9	22.3	23.2	0.6
	45~49	2.3	0.2	10.3	32.7	19.7	17.3	17.4	0.2
	50~54	4.1	0.4	17.3	35.3	19.2	12.1	11.4	0.1
	55~59	5.8	0.9	16.9	38.2	28.4	6.6	3.2	0.1

（2）从事职业类型

调查对象中，国家机关、党群组织、企业（含私营企业）、事业单位负责人，专业技术人员，办事人员和有关人员，商业、服务业人员（含个体工商户、自由职业者），其他从业人员等人员较多。当年龄为50~59岁时，女性退休人员百分比急剧增加，男性变化不明显，这说明男性参加工作时间长于女性；随年龄增长，男性为农、林、牧、渔、水利生产人员的比例上升，女性为国家机关、党群组织、企业（含私营企业）、事业单位负责人和专业技术人员的比例呈下降趋势。从事职业在不同性别、年龄间差异有统计学意义（$p<0.05$）（表2-2-3）。

表2-2-3 各年龄组从事职业类型的人数百分比　　　　单位：%

性别	年龄组（岁）	国家机关、党群组织、企业（含私营企业）、事业单位负责人	专业技术人员	办事人员和有关人员	商业、服务业人员（含个体工商户、自由职业者）	农、林、牧、渔、水利生产人员	生产、运输设备操作人员及有关人员	军人	其他从业人员	无职业	已退休
男	20~24	13.8	13.8	17.7	8.5	0.8	4.8	0.2	13.4	26.8	0.0
	25~29	23.7	18.0	25.6	10.1	0.8	6.5	0.2	12.9	2.1	0.0
	30~34	23.8	17.8	24.8	9.4	1.2	7.7	0.1	14.0	1.1	0.0
	35~39	21.7	19.2	24.4	11.8	1.5	6.9	0.1	13.0	1.4	0.0
	40~44	19.8	15.5	22.0	14.2	3.5	8.8	0.2	13.0	2.9	0.1
	45~49	19.3	16.5	20.4	12.7	4.0	8.8	0.1	15.2	2.8	0.0
	50~54	19.8	13.7	15.7	13.7	5.6	8.6	0.1	16.8	5.7	0.1
	55~59	19.8	12.2	15.5	11.1	6.7	6.3	0.1	16.6	7.9	3.9

续表

性别	年龄组（岁）	国家机关、党群组织、企业（含私营企业）、事业单位负责人	专业技术人员	办事人员和有关人员	商业、服务业人员（含个体工商户、自由职业者）	农、林、牧、渔、水利生产人员	生产、运输设备操作人员及有关人员	军人	其他从业人员	无职业	已退休
女	20~24	13.5	9.7	23.0	7.9	0.7	2.9	0.1	15.4	26.6	0.1
	25~29	23.4	14.1	30.5	7.1	0.5	4.4	0.1	15.9	3.9	0.0
	30~34	18.9	12.0	30.9	10.4	1.6	5.0	0.0	17.0	4.1	0.0
	35~39	16.5	13.2	25.8	11.0	1.4	6.2	0.0	18.7	7.0	0.1
	40~44	14.5	11.8	21.8	14.8	3.0	8.0	0.1	15.3	10.6	0.1
	45~49	12.4	11.0	19.7	14.0	3.8	6.5	0.1	17.8	14.1	0.5
	50~54	10.4	6.7	10.4	12.4	3.6	3.7	0.0	13.0	16.5	23.1
	55~59	5.1	3.6	4.2	8.6	6.1	3.0	0.1	12.3	17.9	38.9

（3）工作单位性质

调查对象的工作单位性质主要是私营企业（含私立学校、医院），其次是事业单位（含学校、医院）、国家机关，外企（含合资）的人数百分比最低。性别在不同性质工作单位的差异具有统计学意义（$p<0.05$），同性别各年龄组间差异有统计学意义（$p<0.05$）（表2-2-4）。

表2-2-4 各年龄组在不同性质工作单位的人数百分比 单位：%

性别	年龄组（岁）	国家机关	国营企业	私营企业（含私立学校、医院）	外企（含合资）	事业单位（含学校、医院）	社会组织和自治组织	行政村	其他
男	20~24	12.5	6.0	25.9	0.9	11.6	4.4	2.3	35.8
	25~29	18.6	10.5	28.0	0.8	19.0	6.1	3.8	13.0
	30~34	18.3	9.6	30.2	1.1	17.2	6.3	4.1	13.1
	35~39	16.9	10.4	25.5	1.2	20.1	6.6	4.3	14.9
	40~44	14.8	10.0	27.2	1.2	17.0	5.7	5.3	18.7
	45~49	14.9	9.9	25.7	0.6	16.4	6.0	5.3	20.9
	50~54	12.8	9.7	25.2	0.5	14.7	5.7	5.2	25.6
	55~59	10.3	11.8	20.1	1.1	14.0	7.7	5.2	29.4
女	20~24	8.8	6.1	22.2	0.7	16.3	4.2	2.8	37.7
	25~29	12.9	8.8	23.8	0.7	24.6	8.5	4.3	15.8
	30~34	11.9	8.6	24.3	0.6	19.5	11.4	5.0	18.6
	35~39	9.8	6.5	23.8	0.6	20.1	9.0	5.0	24.7
	40~44	7.6	7.0	25.3	0.6	16.1	9.1	5.0	28.6
	45~49	6.3	7.2	22.2	0.8	15.7	8.0	4.5	34.0
	50~54	5.2	9.6	20.7	1.0	11.3	6.9	3.7	40.1
	55~59	2.9	14.4	18.0	0.8	5.2	3.7	3.2	49.6

（4）居住场所或工作场所的公共体育活动场地、设施情况

调查对象中有75.3%以上的人的居住场所或工作场所有公共体育活动场地、设施，且男性居住场所或工作场所的公共体育活动场地、设施比例基本上比女性高，性别间差异无统计学意义（表2-2-5）。

表2-2-5 各年龄组所在居住场所或工作场所是否有公共体育场地　　　　　单位：%

性别	年龄组（岁）	是	否	性别	年龄组（岁）	是	否
男	20~24	71.0	17.6	女	20~24	65.3	21.2
	25~29	77.7	21.8		25~29	76.9	21.6
	30~34	77.9	21.6		30~34	76.0	22.3
	35~39	78.5	21.2		35~39	76.2	22.3
	40~44	77.2	21.6		40~44	74.5	22.9
	45~49	78.5	20.6		45~49	72.5	23.4
	50~54	77.9	20.6		50~54	62.2	21.7
	55~59	72.6	23.2		55~59	57.1	19.7

2. 身体活动

（1）出行中身体活动

调查对象中，男性成年人每周出行方式以乘车（船）人数最多，其次是自驾车，摩托车、电动车；女性成年人每周出行方式以摩托车、电动车最多，其次是自驾车、乘车（船）（表2-2-6）。

表2-2-6 各男女每周出行方式百分比　　　　　单位：%

出行方式	性别	频率	百分比	出行方式	性别	频率	百分比
乘车（船）	男	5239	61.4	骑自行车	男	570	50.0
	女	3290	38.6		女	570	50.0
自驾车	男	5188	58.67	步行	男	2110	43.0
	女	3656	41.33		女	2802	57.0
摩托车、电动车	男	3573	43.1	其他	男	26	27.7
	女	4722	56.9		女	68	72.3

调查对象中，各年龄组男女性以乘车（船）作为主要的交通方式，其中以每周有7天乘车（船）的人数百分比最高，男女间差异无统计学意义。每周乘车（船）的天数在3天及以内的，男女性在20~24岁年龄组人数百分比最高，同性别各年龄组间差异具有统计学意义（$p<0.05$）（表2-2-7）。

表2-2-7 各年龄组每周乘车（船）不同天数的人数百分比　　　　　单位：%

性别	年龄组（岁）	0天	1天	2天	3天	4天	5天	6天	7天
男	20~24	14.8	5.9	10.8	7.4	6.4	5.9	8.4	37.9
	25~29	9.2	1.5	3.1	3.1	3.8	5.3	13.0	60.3
	30~34	10.1	1.7	1.7	3.4	0.0	8.4	6.7	65.5
	35~39	3.8	0.9	5.7	1.9	2.8	6.6	7.5	69.8
	40~44	5.7	0.0	1.1	2.3	3.4	12.6	6.9	63.2
	45~49	6.2	0.0	2.5	1.2	0.0	7.4	9.9	65.4
	50~54	8.5	0.0	2.8	2.8	1.4	8.5	8.5	63.4
	55~59	2.4	0.0	2.4	2.4	4.8	11.9	9.5	60.7
女	20~24	12.4	2.5	6.5	4.5	5.5	7.5	5.5	55.7
	25~29	10.2	0.7	1.5	0.0	1.5	10.9	13.9	59.9
	30~34	9.3	1.4	2.1	2.1	0.7	6.4	15.0	62.9
	35~39	17.9	1.9	0.9	1.9	3.8	7.5	10.4	53.8
	40~44	7.6	1.1	1.1	4.3	1.1	9.8	4.3	70.7
	45~49	6.4	1.1	1.1	2.1	4.3	11.7	6.4	63.8
	50~54	1.9	1.1	0.0	1.9	1.0	10.5	6.7	77.1
	55~59	4.2	0.8	0.8	0.8	2.5	20.3	5.1	64.4

调查对象中，成年人群中平均每天的乘车（船）时间随着年龄的增长呈现波动变化，除20~24岁、40~44岁年龄组外，男性各年龄组平均每天的乘车（船）时间多于同龄女性（表2-2-8）。

调查对象中，每周只有部分20~24岁的年轻人不以自驾车作为主要交通工具，随着年龄的增长，自驾车比例和频率整体上不断提高。其中以每周有7天自驾车的人数百分比最高，男性的人数百分比与女性基本一致；其次是每周5天和6天。每周自驾车天数少于3天的人数百分比女性与男性基本一致，性别间差异具有统计学意义（$p<0.05$）。每周有7天选择自驾车的人数百分比，男女性以35~39岁年龄组最高，同性别各年龄组间差异具有统计学意义（$p<0.05$）（表2-2-9）。

表2-2-8 各年龄组每天乘车（船）时间的平均数 　　　　　单位：分钟

性别	20~24岁	25~29岁	30~34岁	35~39岁	40~44岁	45~49岁	50~54岁	55~59岁
男	59	86	93	89	104	124	90	95
女	71	75	86	59	110	69	81	85

表2-2-9 各年龄组每周自驾车不同天数的人数百分比 　　　　　单位：%

性别	年龄组（岁）	0天	1天	2天	3天	4天	5天	6天	7天
男	20~24	15.7	0.7	0.9	1.3	1.1	11.1	9.6	58.9
	25~29	1.1	0.0	0.6	1.0	2.0	6.9	12.6	74.6
	30~34	0.2	0.1	1.2	0.8	1.0	5.7	9.8	79.7
	35~39	0.2	0.1	0.5	0.5	1.1	6.7	9.5	80.1
	40~44	0.2	0.0	0.6	1.4	2.2	6.4	8.3	77.5
	45~49	0.6	0.0	0.6	0.7	1.3	6.2	9.1	79.7
	50~54	0.8	0.0	0.4	1.4	0.8	7.6	7.6	79.4
	55~59	0.5	0.5	0.5	0.9	0.7	9.2	7.8	77.7
女	20~24	13.2	0.3	0.6	0.8	1.1	9.4	8.8	64.7
	25~29	1.2	0.3	0.9	0.9	1.5	7.5	11.4	75.3
	30~34	0.9	0.2	0.0	1.2	2.6	8.3	10.4	74.9
	35~39	1.1	0.2	0.0	1.2	2.1	7.5	6.8	79.6
	40~44	1.6	0.0	0.5	1.2	0.5	8.4	8.4	75.6
	45~49	1.1	0.0	0.6	0.9	0.8	8.1	7.8	78.7
	50~54	0.9	0.0	1.3	1.7	0.4	14.3	6.5	71.3
	55~59	4.3	0.0	0.7	0.7	4.3	20.6	5.7	62.4

调查对象中，成年人群中平均每天的自驾车时间随着年龄的增长呈现波动变化。除30~34岁年龄组外，男性各年龄组平均每天自驾车时间多于女性，性别间差异具有统计学意义（$p<0.05$）（表2-2-10）。

表2-2-10 各年龄组每天自驾时间的平均数 　　　　　单位：分钟

性别	20~24岁	25~29岁	30~34岁	35~39岁	40~44岁	45~49岁	50~54岁	55~59岁
男	67	77	79	78	84	85	78	79
女	54	71	82	75	82	82	72	64

调查对象中，以每周有7天骑摩托车、电动车的人数百分比最高，男女性均在60%以上；其次是每周5天和6天。每周有7天选择骑摩托车、电动车的人数百分比，男性以55~59岁年龄组最高，女性以50~54岁年龄组最高，同性别各年龄组间差异具有统计学意义（$p<0.05$）（表2-2-11）。

表2-2-11 各年龄组每周骑摩托车、电动车不同天数的人数百分比 　　　　　单位：%

性别	年龄组（岁）	0天	1天	2天	3天	4天	5天	6天	7天
男	20~24	11.5	1.2	2.7	1.5	4.2	6.6	8.1	62.9
	25~29	3.7	0.3	0.8	0.8	1.9	8.2	6.4	76.7

续表

性别	年龄组（岁）	0天	1天	2天	3天	4天	5天	6天	7天
男	30~34	1.7	0.0	0.8	0.8	1.1	7.6	10.9	75.4
	35~39	1.0	0.0	0.3	0.0	0.3	8.1	10.2	76.9
	40~44	0.7	0.2	0.2	1.1	0.5	6.3	8.1	81.2
	45~49	0.9	0.0	0.4	0.9	0.7	5.8	5.2	83.9
	50~54	0.0	0.0	0.0	0.5	0.5	7.4	6.2	82.6
	55~59	0.2	0.0	0.0	0.6	1.0	5.8	5.0	85.7
女	20~24	9.7	0.8	0.6	0.8	1.1	5.6	10.0	70.5
	25~29	2.0	0.2	0.9	1.1	0.9	7.1	8.0	78.3
	30~34	1.7	0.0	0.6	0.8	1.1	6.6	7.2	80.2
	35~39	1.7	0.0	0.2	0.7	1.3	6.7	9.8	77.3
	40~44	0.6	0.3	0.3	0.3	0.8	5.1	7.5	82.5
	45~49	0.3	0.0	0.5	0.3	0.9	5.3	6.9	82.8
	50~54	0.1	0.0	0.0	0.1	0.7	6.4	6.0	84.9
	55~59	0.6	0.0	0.1	1.2	1.6	5.9	4.9	83.5

调查对象中，成年人群中平均每天骑摩托车、电动车的时间随着年龄的增长呈现波动变化。34岁以下年龄组男性平均每天骑摩托车、电动车的时间多于女性，性别间差异具有统计学意义（$p<0.05$）（表2-2-12）。

表2-2-12　各年龄组每天骑摩托车、电动车时间的平均数　　　　单位：分钟

性别	20~24岁	25~29岁	30~34岁	35~39岁	40~44岁	45~49岁	50~54岁	55~59岁
男	57	63	70	72	73	71	75	74
女	55	58	63	76	76	72	72	77

调查对象中，在以骑自行车为交通方式的人数百分比中，每周骑自行车7天的人数百分比最高，男性中50~54岁年龄组每周7天骑自行车的人数百分比最高，占82.2%；女性中，55~59岁年龄组中每周7天骑自行车的人数百分比最高，占83.3%。同性别各年龄组间差异具有统计学意义（$p<0.05$）（表2-2-13）。

表2-2-13　各年龄组每周骑自行车不同天数的人数百分比　　　　单位：%

性别	年龄组（岁）	0天	1天	2天	3天	4天	5天	6天	7天
男	20~24	21.3	4.4	10.4	4.9	8.2	4.9	9.3	34.4
	25~29	27.2	0.0	7.4	1.2	8.6	3.7	7.4	44.4
	30~34	15.5	1.7	5.2	1.7	1.7	6.9	5.2	56.9
	35~39	6.5	2.2	4.3	8.7	2.2	2.2	8.7	58.7
	40~44	7.8	2.0	2.0	5.9	3.9	3.9	2.0	68.6
	45~49	10.4	0.0	1.3	2.6	2.6	3.9	7.8	68.8
	50~54	6.8	0.0	2.7	2.7	1.4	1.4	0.0	82.2
	55~59	1.3	0.0	0.0	0.0	2.5	7.6	7.6	81.0
女	20~24	26.5	8.0	6.2	8.0	9.7	2.7	3.5	35.4
	25~29	21.7	1.4	2.9	4.3	2.9	7.2	7.2	52.2
	30~34	29.0	1.6	0.0	1.6	4.8	1.6	8.1	51.6
	35~39	25.0	0.0	3.1	1.6	3.1	4.7	1.6	59.4
	40~44	7.0	3.5	1.8	0.0	1.8	5.3	7.0	71.9
	45~49	4.1	1.4	1.4	1.4	2.7	6.8	5.4	74.3
	50~54	3.2	0.0	2.1	2.1	0.0	7.4	5.3	78.7
	55~59	4.0	0.0	0.0	1.6	2.4	4.0	2.4	83.3

调查对象中，成年人群中平均每天骑自行车的时间随着年龄的增长呈现波动变化。除25~29岁年龄组、45~59岁年龄组外，男性各年龄组平均每天骑自行车的时间多于女性，性别间差异具有统计学意义（$p<0.05$）（表2-2-14）。

表2-2-14　各年龄组每天骑自行车时间的百分数

单位：分钟

性别	20~24岁	25~29岁	30~34岁	35~39岁	40~44岁	45~49岁	50~54岁	55~59岁
男	44	41	55	64	64	67	70	81
女	43	46	45	41	50	68	64	77

　　调查对象中，在以步行为交通方式的人数百分比中，每周步行7天的人数百分比最高，其次是每周5天和6天。每周步行7天的人数百分比中，男性20~24岁年龄组占比最高，女性也是20~24岁年龄组占比最高，同性别各年龄组间差异具有统计学意义（$p<0.05$）（表2-2-15）。

表2-2-15　各年龄组每周步行不同天数的人数百分比

单位：%

性别	年龄组（岁）	0天	1天	2天	3天	4天	5天	6天	7天
男	20~24	0.0	0.2	0.3	1.2	1.7	3.9	5.2	84.2
	25~29	0.8	0.8	2.8	1.6	1.6	6.9	6.5	77.4
	30~34	1.5	0.0	0.0	1.5	1.0	5.4	10.3	77.3
	35~39	0.0	0.6	1.8	0.6	2.4	7.1	5.9	76.9
	40~44	0.0	0.0	2.6	0.5	2.1	8.4	7.3	75.4
	45~49	0.9	0.0	0.9	3.3	6.6	2.8	4.7	76.3
	50~54	0.9	0.5	1.9	0.5	2.3	6.5	1.9	83.8
	55~59	0.0	0.0	1.2	1.2	1.2	6.5	3.5	82.3
女	20~24	0.8	0.2	0.5	0.3	1.1	4.5	4.3	86.0
	25~29	2.5	0.0	1.3	1.3	1.3	6.8	4.6	78.9
	30~34	4.1	0.5	1.8	0.0	1.8	3.2	5.9	79.7
	35~39	2.5	0.0	3.0	1.3	2.1	9.3	5.1	74.2
	40~44	0.0	0.0	1.9	0.8	3.1	5.8	4.2	79.6
	45~49	0.3	0.0	0.6	2.5	2.2	6.6	4.1	80.2
	50~54	0.0	0.2	0.2	1.0	2.6	4.8	2.9	84.9
	55~59	0.2	0.0	0.2	1.4	1.8	3.7	3.7	85.9

　　调查对象中，成年人群中平均每天骑自行车的时间随着年龄的增长呈现波动变化；除20~24岁、45~49岁年龄组外，男性平均每天步行时间多于女性（表2-2-16）。

表2-2-16　各年龄组每天步行时间的平均数

单位：分钟

性别	20~24岁	25~29岁	30~34岁	35~39岁	40~44岁	45~49岁	50~54岁	55~59岁
男	96	66	79	83	84	75	78	79
女	99	64	61	74	71	119	74	76

（2）职业性身体活动

　　调查对象中，每周以静坐伏案为主（用电脑、书写等）的人数最多，工作中静坐并伴有上肢活动，或者以站为主（如司机、售货员、流水线组装工等）的人数次之，从事其他工作的人数最少；从事静坐伏案男女比例基本一致，伴有些许活动的职业中男性多于女性，特别是体力付出大（如健身教练、搬运工人、农民等）的职业，从事其他工作的女性多于男性（表2-2-17）。

表2-2-17　职业性身体活动方式百分比

单位：%

职业性活动	性别	频率	百分比
静坐伏案为主（用电脑、书写等）	男	6603	48.9
	女	6893	51.1
工作中静坐并伴有上肢活动，或者以站为主（如司机、售货员、流水线组装工等）	男	3340	55.0
	女	2729	45.0

续表

职业性活动	性别	频率	百分比
以走为主	男	2297	59.6
	女	1554	40.4
体力付出大（如健身教练、搬运工人、农民等）	男	1102	68.6
	女	504	31.4
其他工作	男	24	22.4
	女	83	77.6

调查对象中，在以静坐伏案为主（用电脑、书写）工作不同天数的人数百分比中，每周工作5天的人数百分比最高，男性成年人中25~29岁年龄组每周工作5天的人数百分比最高（41.2%），女性成年人中25~29岁年龄组每周工作5天的人数百分比最高（53.9%）（表2-2-18）。

表2-2-18　各年龄组以静坐伏案为主（用电脑、书写）工作不同天数的人数百分比　　　单位：%

性别	年龄组（岁）	0天	1天	2天	3天	4天	5天	6天	7天
男	20~24	0.1	0.2	0.5	1.0	0.8	26.0	6.1	5.1
	25~29	0.3	0.3	1.0	1.2	0.5	41.2	6.5	7.1
	30~34	0.1	0.3	1.3	1.5	1.0	39.3	8.1	4.5
	35~39	0.1	0.5	1.2	2.0	2.0	39.8	4.5	4.5
	40~44	0.0	0.2	0.7	1.4	0.6	38.0	4.4	4.4
	45~49	0.0	0.1	0.5	1.2	1.3	36.7	3.3	3.4
	50~54	0.1	0.2	0.5	0.6	0.7	31.0	3.0	4.3
	55~59	0.9	0.5	0.4	0.9	0.6	29.3	2.5	3.3
女	20~24	0.1	0.2	0.2	0.6	0.4	38.9	7.7	5.6
	25~29	0.1	0.1	0.6	0.8	0.3	53.9	6.8	6.5
	30~34	0.1	0.2	0.6	1.3	0.9	50.1	8.5	5.2
	35~39	0.2	0.1	0.6	0.6	1.1	47.7	6.5	4.2
	40~44	0.0	0.4	0.5	0.7	0.9	40.1	4.6	5.3
	45~49	0.1	0.2	0.6	1.0	0.8	35.1	3.7	3.8
	50~54	0.1	0.2	0.2	0.5	0.2	22.3	2.1	2.8
	55~59	0.2	0.2	0.3	0.4	0.1	9.3	0.7	1.8

调查对象中，以静坐伏案为主（用电脑、书写）的人，每天静坐伏案工作时间的平均数随年龄增长呈波动变化，除50~59岁年龄组外，女性静坐伏案时间多于男性，性别间差异具有统计学意义（$p<0.05$）（表2-2-19）。

表2-2-19　各年龄组每天静坐伏案工作时间的平均数　　　单位：分钟

性别	20~24岁	25~29岁	30~34岁	35~39岁	40~44岁	45~49岁	50~54岁	55~59岁
男	350	359	362	339	346	344	348	366
女	363	372	366	363	358	358	348	280

调查对象中，以静坐并伴有上肢活动，或者以站立为主（如司机、售货员、流水线组装工等）工作不同天数的人数百分比中每周工作5天的人数百分比最高，男性成年人中35~39岁年龄组每周工作5天的人数百分比最高（17.0%），女性成年人中30~34岁年龄组每周工作5天的人数百分比最高（14.7%）（表2-2-20）。

表2-2-20　各年龄组每周工作中静坐并伴有上肢活动，或者以站为主
（如司机、售货员、流水线组装工等）工作不同天数的人数百分比　　　单位：%

性别	年龄组（岁）	0天	1天	2天	3天	4天	5天	6天	7天
男	20~24	1.2	0.1	0.4	0.1	0.3	11.0	4.6	2.3
	25~29	0.8	0.3	0.7	0.2	0.2	14.0	4.6	2.9

性别	年龄组（岁）	0天	1天	2天	3天	4天	5天	6天	7天
男	30~34	0.3	0.1	0.5	0.6	0.6	14.9	5.5	2.6
	35~39	0.4	0.5	0.4	0.5	0.2	17.0	4.0	2.5
	40~44	0.1	0.1	0.4	0.7	0.2	15.3	4.9	3.8
	45~49	0.3	0.2	0.4	0.2	0.4	16.4	5.3	4.0
	50~54	0.1	0.1	0.3	0.2	0.1	15.6	5.0	4.8
	55~59	0.2	0.1	0.2	0.4	0.3	15.0	2.8	4.0
女	20~24	0.8	0.1	0.4	0.1	0.2	10.1	2.9	1.6
	25~29	0.3	0.1	0.2	0.2	0.1	12.6	3.0	1.6
	30~34	0.8	0.2	0.2	0.3	0.2	14.7	3.3	2.1
	35~39	0.7	0.2	0.3	0.4	0.6	14.0	2.9	3.0
	40~44	0.3	0.1	0.4	0.4	0.3	14.2	4.1	4.0
	45~49	0.3	0.0	0.1	0.4	0.3	13.4	3.5	4.6
	50~54	0.2	0.1	0.2	0.0	0.2	10.3	2.4	3.4
	55~59	0.2	0.1	0.2	0.0	0.2	8.8	2.2	2.9

调查对象中，以静坐并伴有上肢活动或以站立为主的人中，每天工作时间的平均数随年龄增长呈波动变化，除20~29岁、35~39岁和45~49岁年龄组外，男性每天工作时间多于女性，性别间差异具有统计学意义（$p < 0.05$）（表2-2-21）。

表2-2-21 各年龄组每天工作中静坐并伴有上肢活动，或者以站为主（如司机、售货员、流水线组装工等）工作时间的平均数　　　　　　　　　　　　　　　单位：分钟

性别	20~24岁	25~29岁	30~34岁	35~39岁	40~44岁	45~49岁	50~54岁	55~59岁
男	378	377	368	360	400	382	392	389
女	378	377	359	363	392	395	382	344

调查对象中，以走为主工作不同天数的人数百分比中，男性成年人中55~59岁年龄组每周5天的人数百分比比最高（67.3%），女性成年人中25~29岁年龄组每周5天的人数百分比最高（68.6%）（表2-2-22）。

表2-2-22 各年龄组以走为主工作不同天数的人数百分比　　　　　　　　　单位：%

性别	年龄组（岁）	0天	1天	2天	3天	4天	5天	6天	7天
男	20~24	5.5	1.5	2.2	2.9	0.7	59.3	17.6	9.5
	25~29	3.0	0.7	1.7	3.0	1.3	61.1	17.6	11.3
	30~34	1.9	2.2	4.3	4.6	2.5	51.9	19.1	13.6
	35~39	1.7	2.4	2.7	4.4	1.7	59.9	17.5	9.8
	40~44	0.4	1.5	3.1	2.7	3.1	60.2	15.7	13.4
	45~49	1.8	0.7	1.8	1.8	1.8	60.1	18.3	13.7
	50~54	0.0	1.7	1.4	1.4	2.7	61.2	17.9	13.7
	55~59	1.1	0.7	1.1	2.2	2.6	67.3	11.8	13.2
女	20~24	6.2	3.4	3.9	1.7	1.7	55.1	18.5	9.6
	25~29	5.4	1.1	3.2	2.2	1.6	68.6	8.1	9.7
	30~34	7.4	2.6	5.3	2.6	2.1	58.7	11.6	9.0
	35~39	4.1	2.3	2.8	4.1	1.4	56.9	15.1	12.8
	40~44	1.3	0.4	3.0	1.3	3.4	58.4	12.9	18.5
	45~49	1.4	0.7	3.2	1.4	1.8	60.7	18.2	12.1
	50~54	1.6	0.0	1.6	1.6	0.5	55.2	19.8	19.8
	55~59	3.7	0.0	0.0	1.5	1.5	53.3	11.9	28.1

调查对象中，工作方式以走为主的人，每天工作时间的平均数随年龄增长呈波动变化。除35~44岁和

45~49岁年龄组外，各年龄组均呈现出男性高于女性的特征（表2-2-23）。

表2-2-23　各年龄组每天以走为主工作时间的平均数　　　　　　　　单位：分钟

性别	20~24岁	25~29岁	30~34岁	35~39岁	40~44岁	45~49岁	50~54岁	55~59岁
男	294	290	284	287	302	311	353	331
女	285	289	252	288	316	311	309	285

调查对象中，以体力付出大（如健身教练、搬运工人、农民等）工作不同天数的人数百分比中，男性成年人中50~54岁年龄组每周工作5天的人数百分比最高（44.0%），女性成年人中25~29岁年龄组每周工作5天的人数百分比最高（40.7%）（表2-2-24）。

表2-2-24　各年龄组以体力付出大（如健身教练、搬运工人、农民等）工作不同天数的人数百分比　单位：%

性别	年龄组（岁）	0天	1天	2天	3天	4天	5天	6天	7天
男	20~24	13.7	2.2	3.6	1.4	2.9	33.1	22.3	14.4
	25~29	13.4	3.4	2.5	0.8	1.7	38.7	13.4	23.5
	30~34	8.1	4.0	3.0	3.0	4.0	43.4	13.1	18.2
	35~39	5.6	2.8	1.9	5.6	0.0	43.9	12.1	28.0
	40~44	2.7	0.0	2.7	2.0	4.0	43.3	18.0	26.0
	45~49	3.6	2.4	0.6	1.8	2.4	41.2	12.1	34.5
	50~54	1.6	2.1	1.0	2.6	1.6	44.0	7.9	37.7
	55~59	1.0	2.1	3.1	1.6	2.6	41.4	12.6	33.5
女	20~24	30.4	3.6	1.8	1.8	1.8	37.5	14.3	8.9
	25~29	24.1	0.0	3.7	1.8	1.8	40.7	18.5	13.0
	30~34	41.7	2.1	2.1	2.1	2.1	37.5	6.3	8.3
	35~39	23.6	0.0	7.3	5.5	3.6	32.7	5.5	21.8
	40~44	5.9	2.9	1.5	5.9	0.0	33.8	11.8	36.8
	45~49	5.4	0.0	3.2	7.5	2.2	39.8	8.6	32.3
	50~54	1.0	1.0	0.0	3.0	3.0	37.0	16.0	39.0
	55~59	3.9	0.0	3.9	3.9	3.9	36.3	7.8	40.2

调查对象中，工作方式以体力付出大（如健身教练、搬运工人、农民等）为主的人，男性随年龄增长每天工作时间的平均数呈波动变化，除25~29岁年龄组外，男性的工作时长高于女性。男女各年龄组之间比较，无显著差异（表2-2-25）。

表2-2-25　各年龄组以体力付出大（如健身教练、搬运工人、农民等）工作时间的平均数　　单位：分钟

性别	20~24岁	25~29岁	30~34岁	35~39岁	40~44岁	45~49岁	50~54岁	55~59岁
男	269	240	253	306	380	349	372	357
女	227	245	209	239	308	286	317	271

（3）闲暇时间身体活动

在闲暇时间身体活动中，看电视、听广播成为人们最主要的消遣方式，读书、看报、用电脑次之，下棋、打牌、打麻将、练习书法占比最小；相对于男性，女性更喜欢安静的娱乐方式，看电视、听广播及读书、看报、用电脑的占比高于男性（表2-2-26）。

表2-2-26　闲暇时间身体活动方式百分比　　　　　　　　　　　　　　单位：%

闲暇时间活动	性别	频率	百分比	闲暇时间活动	性别	频率	百分比
看电视、听广播	男	12 200	49.1	读书、看报、用电脑	男	777	44.5
	女	12 649	50.9		女	968	55.5

续表

闲暇时间活动	性别	频率	百分比	闲暇时间活动	性别	频率	百分比
下棋、打牌、打麻将、	男	464	55.0	其他活动	男	77	43.5
练习书法等	女	380	45.0		女	100	56.5

调查对象中，闲暇时间看电视、听广播等的人数，男性成年人中50~54岁年龄组每周7天的人数百分比最高（92.9%），女性成年人中25~29岁年龄组每周7天的人数百分比最高（94.6%）（表2-2-27）。

表2-2-27　各年龄组每周看电视、听广播等不同天数的人数百分比　　　　　　单位：%

性别	年龄组（岁）	0天	1天	2天	3天	4天	5天	6天	7天
男	20~24	0.0	0.1	0.5	0.4	1.7	1.5	2.5	90.9
	25~29	0.0	0.0	0.4	0.6	1.8	1.9	2.9	90.9
	30~34	0.1	0.0	0.3	1.3	1.4	1.9	2.8	91.3
	35~39	0.0	0.1	1.0	1.3	1.8	1.5	2.3	91.1
	40~44	0.1	0.1	0.6	0.7	2.0	1.3	2.5	90.8
	45~49	0.1	0.0	0.5	1.0	1.7	1.0	2.5	91.8
	50~54	0.0	0.0	0.5	0.4	1.5	1.5	1.9	92.9
	55~59	0.1	0.0	0.5	0.6	1.3	1.5	2.5	92.2
女	20~24	0.1	0.0	0.1	0.6	1.0	1.5	1.8	93.6
	25~29	0.0	0.0	0.1	0.5	1.0	1.3	1.6	94.6
	30~34	0.0	0.0	0.6	0.9	1.3	1.8	2.1	92.0
	35~39	0.1	0.0	0.6	0.9	1.5	2.2	2.0	91.3
	40~44	0.0	0.1	0.1	0.5	0.7	1.4	1.2	1.9	93.1
	45~49	0.1	0.0	0.7	0.7	1.0	1.3	2.3	91.7
	50~54	0.1	0.0	0.2	0.7	1.1	1.2	2.1	93.4
	55~59	0.1	0.0	0.2	0.9	1.1	0.7	2.0	93.4

调查对象中，闲暇时间看电视、听广播等的时间，基本呈现随着年龄的增长而递减的趋势。男女各年龄组每天看电视、听广播等的时间平均数基本相同（表2-2-28）。

表2-2-28　各年龄组每周看电视、听广播等时间的平均数　　　　　　单位：分钟

性别	20~24岁	25~29岁	30~34岁	35~39岁	40~44岁	45~49岁	50~54岁	55~59岁
男	299	289	269	256	230	221	213	212
女	306	288	253	245	236	224	207	199

调查对象中，闲暇时间下棋、打牌、打麻将、练习书法等不同天数中，男性成年人中55~59岁年龄组每周7天百分比最高（45.8%）。女性成年人中50~54岁年龄组每周7天的人数百分比最高（56.7%）（表2-2-29）。

表2-2-29　各年龄组每周下棋、打牌、打麻将、练习书法等不同天数的人数百分比　　　　　　单位：%

性别	年龄组（岁）	0天	1天	2天	3天	4天	5天	6天	7天
男	20~24	25.8	3.3	17.5	11.7	10.8	7.5	2.5	20.0
	25~29	19.7	6.1	22.7	13.6	9.1	1.5	0.0	25.8
	30~34	13.7	2.0	21.6	25.5	7.8	3.9	3.9	19.6
	35~39	12.5	0.0	18.8	12.5	12.5	4.2	6.3	33.3
	40~44	13.0	0.0	13.0	9.3	22.2	1.9	5.6	33.3
	45~49	11.1	1.6	12.7	7.9	19.0	7.9	1.6	38.1
	50~54	9.2	0.0	13.8	16.9	7.7	7.7	3.1	40.0
	55~59	4.2	0.0	13.9	9.7	13.9	11.1	1.4	45.8

续表

性别	年龄组（岁）	0天	1天	2天	3天	4天	5天	6天	7天
女	20~24	21.6	5.2	18.6	12.4	4.1	4.1	5.2	27.8
	25~29	21.2	3.0	6.1	33.3	9.1	3.0	0.0	21.2
	30~34	35.3	2.0	11.8	9.8	2.0	11.8	3.9	19.6
	35~39	37.2	7.0	11.6	7.0	7.0	4.7	4.7	20.9
	40~44	13.0	4.3	19.6	13.0	8.7	6.5	6.5	28.3
	45~49	14.3	0.0	8.2	12.2	10.2	10.2	2.0	42.9
	50~54	5.0	0.0	6.7	8.3	13.3	3.3	5.0	56.7
	55~59	7.7	0.0	6.4	14.1	9.0	7.7	6.4	48.7

调查对象中，闲暇时间下棋、打牌、打麻将、练习书法等的时间，男性则呈波浪式增长，除30~34岁年龄组，女性呈稳定增长。男性在50~54岁时长最长，为254分钟；女性在55~59岁时长最长，为255分钟（表2-2-30）。

表2-2-30 各年龄组每周下棋、打牌、打麻将、练习书法等时间平均数　　　　　　单位：分钟

性别	20~24岁	25~29岁	30~34岁	35~39岁	40~44岁	45~49岁	50~54岁	55~59岁
男	87	156	176	161	154	190	254	233
女	103	138	125	174	197	197	242	255

调查对象中，每周读书、看报、用电脑等不同天数的人数百分比中，男性成年人中55~59岁年龄组每周7天的人数百分比最高（71.4%），女性成年人中50~54岁年龄组每周7天的人数百分比最高（81.5%）（表2-2-31）。

表2-2-31 各年龄组每周读书、看报、用电脑等不同天数的人数百分比　　　　　　单位：%

性别	年龄组（岁）	0天	1天	2天	3天	4天	5天	6天	7天
男	20~24	10.2	1.2	11.4	8.4	10.2	8.4	10.8	37.1
	25~29	10.5	0.0	10.5	8.4	4.2	8.4	5.3	52.6
	30~34	4.0	0.0	9.1	10.1	9.1	8.1	3.0	55.6
	35~39	1.8	1.8	7.1	10.6	7.1	8.0	3.5	59.3
	40~44	5.3	1.1	9.6	8.5	5.3	3.2	4.3	59.6
	45~49	5.4	1.1	3.3	6.5	6.5	4.3	9.8	62.0
	50~54	3.0	1.5	7.6	7.6	4.5	6.1	3.0	65.2
	55~59	3.3	0.0	4.4	3.3	4.4	6.6	2.2	71.4
女	20~24	3.7	1.1	6.4	6.4	10.2	8.0	9.6	53.5
	25~29	4.5	0.0	5.4	7.2	9.9	4.5	5.4	63.1
	30~34	5.0	0.0	7.5	8.7	10.6	5.0	4.3	58.4
	35~39	4.8	0.7	6.8	8.9	10.3	3.4	3.4	59.6
	40~44	2.6	0.0	3.4	8.6	3.4	6.9	5.2	69.8
	45~49	3.4	0.0	4.3	6.8	7.7	2.6	5.1	66.7
	50~54	0.0	0.0	0.0	2.5	4.9	4.9	3.7	81.5
	55~59	6.0	1.2	1.2	4.8	4.8	3.6	0.0	75.9

调查对象中，闲暇时间读书、看报、用电脑等的时间平均数随着年龄的增长而呈波动变化，同性别各年龄组间差异具有统计学意义（$p < 0.05$）。男性时长最长出现在55~59岁年龄组，为134分钟；女性时长最长出现在20~24岁年龄组，为170分钟（表2-2-32）。

表2-2-32　各年龄组每周读书、看报、用电脑等时间的平均数　　　　单位：分钟

性别	20~24岁	25~29岁	30~34岁	35~39岁	40~44岁	45~49岁	50~54岁	55~59岁
男	126	119	106	111	129	105	113	134
女	170	143	100	114	120	107	118	123

（4）家务劳动

家务劳动分为轻家务劳动（包含小强度家务劳动和中等强度家务劳动）和重家务劳动（大强度家务劳动）。轻家务劳动，是指劳动时与平时相比，吃力和疲惫感觉不明显，如擦桌、扫地、做饭等；重家务劳动，是指劳动时，明显感觉到比平时吃力和疲惫，如喂养家禽、打理园林等。

调查对象中，各年龄组每周做轻家务劳动不同天数的人数百分比，男性成年人每周7天人数相较于其他天数占比最高，男性成年人中55~59岁年龄组每周7天轻家务劳动占比最高（71.7%）；女性成年人每周7天人数相较于其他天数占比最高，女性成年人中55~59岁年龄组每周7天轻家务劳动占比最高（90.9%）（表2-2-33）。

表2-2-33　各年龄组每周做轻家务劳动不同天数的人数百分比　　　　单位：%

性别	年龄组（岁）	0天	1天	2天	3天	4天	5天	6天	7天
男	20~24	6.3	1.2	6.3	9.5	12.1	5.4	3.4	55.0
	25~29	6.5	1.3	7.0	9.2	10.3	5.5	2.3	56.9
	30~34	4.4	0.8	6.4	9.8	10.1	5.2	3.3	58.9
	35~39	5.9	0.4	5.5	8.4	9.6	5.0	3.8	60.9
	40~44	6.0	0.4	4.4	7.5	8.1	6.1	2.9	63.5
	45~49	3.3	0.3	3.9	6.2	6.9	6.9	3.4	68.3
	50~54	5.7	0.1	3.0	4.4	9.4	5.4	3.7	66.4
	55~59	4.2	0.2	3.8	5.0	5.9	4.2	3.1	71.7
女	20~24	5.1	0.3	4.9	10.3	12.6	6.0	3.1	57.2
	25~29	5.4	1.2	4.9	7.6	9.1	5.8	3.3	62.3
	30~34	3.1	0.8	4.3	5.1	7.9	4.5	3.9	69.3
	35~39	2.6	0.5	3.1	4.3	5.1	3.7	3.7	76.1
	40~44	2.3	0.2	2.3	2.9	3.9	2.9	2.4	81.6
	45~49	1.4	0.1	1.4	1.9	3.5	3.5	1.9	84.4
	50~54	1.3	0.1	0.4	1.2	2.0	2.3	1.7	89.6
	55~59	1.7	0.0	0.4	0.8	0.9	1.3	2.4	90.9

调查对象中，女性做轻家务劳动的时间大于男性，且性别差异具有统计学意义（p<0.05）；另外，男女成年人随年龄增长，从事轻家务劳动的时间呈逐渐增加趋势，同性别各年龄组间差异具有统计学意义（p<0.05），女性表现更为明显（表2-2-34）。

表2-2-34　各年龄组每周做轻家务劳动时间的平均数　　　　单位：分钟

性别	20~24岁	25~29岁	30~34岁	35~39岁	40~44岁	45~49岁	50~54岁	55~59岁
男	62	63	75	75	84	85	85	91
女	65	78	93	114	126	140	138	147

调查对象，各年龄组每周做重家务劳动不同天数的人数百分比中，男性成年人每周0天人数相较于其他天数占比最高，25~29岁年龄组占比最高（53.1%）；女性成年人每周0天相较于其他天数占比最高，30~34岁年龄组占比最高（72.7%）（表2-2-35）。

表2-2-35　各年龄组每周做重家务劳动不同天数的人数百分比　　　　单位：%

性别	年龄组（岁）	0天	1天	2天	3天	4天	5天	6天	7天
男	20~24	41.2	16.5	23.5	5.9	2.4	0.0	2.4	8.2

续表

性别	年龄组（岁）	0天	1天	2天	3天	4天	5天	6天	7天
男	25~29	53.1	3.1	31.3	3.1	6.3	0.0	0.0	3.1
	30~34	33.3	5.6	33.3	5.6	0.0	5.6	0.0	11.1
	35~39	33.3	22.2	22.2	11.1	5.6	0.0	5.6	0.0
	40~44	30.8	7.7	19.2	11.5	15.4	0.0	3.8	7.7
	45~49	40.0	0.0	25.0	10.0	0.0	5.0	0.0	20.0
	50~54	6.3	0.0	25.0	6.3	12.5	12.5	0.0	31.3
	55~59	21.1	0.0	15.8	10.5	5.3	0.0	5.3	42.1
女	20~24	53.3	10.0	23.3	1.7	5.0	1.7	1.7	3.3
	25~29	60.0	0.0	15.0	0.0	5.0	0.0	0.0	15.0
	30~34	72.7	0.0	18.2	0.0	4.5	0.0	0.0	4.5
	35~39	50.0	3.8	19.2	3.8	3.8	0.0	0.0	15.4
	40~44	62.5	0.0	12.5	0.0	0.0	0.0	0.0	12.5
	45~49	35.0	10.0	15.0	10.0	0.0	10.0	0.0	20.0
	50~54	30.8	0.0	15.4	0.0	7.7	7.7	7.7	30.8
	55~59	26.3	0.0	15.8	0.0	5.3	5.3	0.0	47.4

调查对象中，平均每天做重家务劳动时间随年龄增长呈波动变化。男女性在50岁以上时，进行重家务劳动时长明显增加；除50岁以上年龄组外，女性做重家务劳动时间多于同年龄组男性，且性别差异具有统计学意义（$p<0.05$）（表2-2-36）。

表2-2-36　各年龄组每周做重家务劳动等时间平均数　　　　　　　　　　　　　单位：分钟

性别	20~24岁	25~29岁	30~34岁	35~39岁	40~44岁	45~49岁	50~54岁	55~59岁
男	25	22	36	53	49	54	126	104
女	33	39	50	80	77	62	115	86

（5）体育锻炼

调查对象中，55.9%以上的人在过去的一年中参加过体育锻炼。除50~54岁年龄组外，男性在过去一年中，参加过体育锻炼的人数百分比高于女性，性别间差异具有统计学意义（$p<0.05$）。另外，男性在过去一年中参加过体育锻炼的人数百分比随着年龄的增长呈波动变化，且各年龄组间差异具有统计学意义（$p<0.05$）；女性除25~39岁年龄组外，参加体育锻炼的人数百分比随年龄的增加而有所提高（表2-2-37）。

表2-2-37　各年龄组过去一年是否参加体育锻炼的人数百分比　　　　　　　　单位：%

性别	年龄组（岁）	是	否	性别	年龄组（岁）	是	否
男	20~24	64.4	35.6	女	20~24	51.3	48.7
	25~29	56.2	43.8		25~29	43.0	57.0
	30~34	56.7	43.3		30~34	43.3	56.7
	35~39	55.9	44.1		35~39	47.2	52.8
	40~44	59.9	40.1		40~44	55.3	44.7
	45~49	61.4	38.6		45~49	58.6	41.4
	50~54	58.8	41.2		50~54	59.1	40.9
	55~59	62.0	38.0		55~59	60.5	39.5

调查对象中，平均每周参加体育锻炼0次的人数百分比最高，其次是每周1次。平均每周3次及以上的，除个别年龄组外，随着年龄的增长呈下降趋势，且男性的人数百分比高于女性。性别间差异和同性别各年龄组间差异具有统计学意义（$p<0.05$）（表2-2-38）。

表2-2-38　各年龄组每周参加体育锻炼频次的人数百分比　　　　　　　　　　　　单位：%

性别	年龄组（岁）	0次	1次	2次	3次	4次	5次及以上
男	20~24	37.9	15.3	15.1	13.8	6.3	11.6
	25~29	47.5	13.2	14.6	10.5	4.5	9.6
	30~34	52.7	15.2	13.7	7.8	3.6	7.0
	35~39	54.4	13.5	15.2	8.4	3.0	5.5
	40~44	57.1	12.7	13.2	7.4	2.6	6.9
	45~49	60.1	12.1	10.9	6.9	3.1	6.9
	50~54	65.5	9.7	11.1	4.4	2.8	6.5
	55~59	73.4	9.9	7.0	2.8	2.5	4.3
女	20~24	57.1	19.2	13.6	5.5	2.4	2.2
	25~29	64.9	12.9	11.9	6.1	1.6	2.5
	30~34	71.2	12.2	8.9	4.2	1.7	1.7
	35~39	74.7	11.2	6.9	3.4	0.8	2.9
	40~44	77.7	8.6	7.0	3.4	1.0	2.3
	45~49	80.1	9.7	4.4	2.7	1.3	1.8
	50~54	87.4	6.1	2.8	1.4	0.6	1.7
	55~59	88.3	6.0	2.8	0.7	0.5	1.8

调查中，体育锻炼项目共有18大类，各类均有分布。其中最高占比项目是走，男性成年人中55~59岁年龄组占比最高（46.4%），女性成年人中45~49岁年龄组占比最高（43.2%）。冰雪活动仅20~29岁年龄组女性有参加，女性其他年龄组和男性均没有参加（表2-2-39）。

表2-2-39　各年龄组经常参加体育锻炼项目人数的百分比　　　　　　　　　　　　单位：%

性别	年龄组（岁）	走	跑步	游泳	骑车	乒乓球、羽毛球、网球等	足球、篮球等	保龄球、地掷球等	健身	体操
男	20~24	25.4	16.3	0.9	1.1	2.0	10.9	0.1	2.3	0.1
	25~29	24.3	12.2	1.5	1.2	2.3	8.4	0.1	2.0	0.3
	30~34	29.1	11.3	1.0	1.3	1.9	8.1	0.0	1.3	0.1
	35~39	31.7	11.4	1.1	1.4	2.4	4.7	0.0	1.5	0.2
	40~44	35.7	12.5	1.7	1.1	2.3	3.5	0.0	0.7	0.2
	45~49	40.3	9.8	1.7	1.3	3.1	2.2	0.1	0.7	0.1
	50~54	40.0	9.2	1.9	0.8	2.3	1.9	0.0	0.2	0.5
	55~59	46.4	6.2	1.6	1.1	1.9	1.7	0.2	0.3	0.4
女	20~24	35.1	8.7	0.5	1.2	0.7	0.9	0.1	1.1	0.6
	25~29	29.1	5.8	0.6	0.6	0.4	1.0	0.1	1.4	1.0
	30~34	30.6	6.0	0.6	0.6	1.1	0.4	0.0	0.7	0.9
	35~39	36.1	5.4	0.3	0.6	1.0	0.3	0.1	0.7	1.1
	40~44	40.8	4.7	0.6	0.6	0.8	0.5	0.0	0.3	2.3
	45~49	43.2	3.9	0.6	0.5	1.2	0.3	0.0	0.4	2.6
	50~54	40.2	2.3	1.4	0.4	1.6	0.5	0.1	0.2	3.0
	55~59	38.1	1.6	1.2	0.6	1.6	1.1	0.4	0.1	3.6

性别	年龄组（岁）	舞蹈	武术	格斗类	气功、瑜伽	力量练习	登山、攀岩等	跳绳、踢毽子	冰雪活动	其他
男	20~24	0.1	0.3	0.5	0.0	4.1	0.3	0.4	0.0	0.2
	25~29	0.0	0.4	0.7	0.0	3.2	0.2	0.6	0.0	0.2

续表

性别	年龄组（岁）	舞蹈	武术	格斗类	气功、瑜伽	力量练习	登山、攀岩等	跳绳、踢毽子	冰雪活动	其他
男	30~34	0.2	0.2	0.1	0.1	1.7	0.5	0.3	0.0	0.0
	35~39	0.0	0.1	0.2	0.1	1.4	0.4	0.3	0.0	0.2
	40~44	0.2	0.7	0.0	0.1	1.9	0.7	0.2	0.0	0.1
	45~49	0.3	0.3	0.0	0.2	1.1	0.6	0.1	0.0	0.3
	50~54	0.4	1.5	0.0	0.2	0.8	0.3	0.1	0.0	0.2
	55~59	0.6	1.8	0.1	0.0	0.2	0.4	0.0	0.0	0.1
女	20~24	1.0	0.1	0.2	0.6	0.7	0.1	0.6	0.1	0.0
	25~29	1.1	0.2	0.1	0.7	0.9	0.1	0.9	0.1	0.0
	30~34	1.1	0.0	0.1	0.8	0.6	0.1	1.2	0.0	0.2
	35~39	1.4	0.1	0.1	0.9	0.3	0.3	0.5	0.0	0.1
	40~44	2.7	0.1	0.0	0.3	0.2	0.3	0.1	0.0	0.1
	45~49	4.1	1.0	0.0	0.8	0.1	0.3	0.2	0.0	0.5
	50~54	7.3	2.5	0.0	0.7	0.1	0.2	0.1	0.0	0.2
	55~59	7.3	4.6	0.1	0.7	0.1	0.2	0.1	0.0	0.2

调查结果显示，参加体育锻炼的主要原因排前五位的依次为增加活动量、消遣娱乐、减肥、减轻压力、健美。男女相比较，组间无显著性差异。按年龄比较，20~39岁年龄组参加体育锻炼的主要原因是增加活动量、消遣娱乐、减肥、减轻压力、健美；40~59岁年龄组参加体育锻炼的主要原因是增加活动量、消遣娱乐、减轻压力、减肥、防病治病（表2-2-40）。

表2-2-40　各年龄组参加体育锻炼主要原因的百分比　　　　　　　　　　　　单位：%

性别	年龄组（岁）	消遣娱乐	增加活动量	减轻压力	减肥	健美	社交	提高技能	防病治病	说不清楚	其他
男	20~24	19.9	32.1	9.8	12.9	10.2	1.3	9.2	3.3	0.6	0.5
	25~29	18.3	35.4	12.1	14.5	6.6	1.2	6.7	3.4	1.3	0.6
	30~34	25	38.6	10.5	11.5	6.8	0.4	3.6	2.8	0.6	0.2
	35~39	18.7	40.2	12.6	13.5	5.6	0.7	3.3	4.3	0.6	0.4
	40~44	19.7	48.2	9.7	9.3	3.8	0.7	2.3	5.6	0.4	0.2
	45~49	19.4	48.9	9.7	7.8	4.0	0.2	2.4	6.6	0.8	0.4
	50~54	15.4	51.3	10	7.4	4.1	0.2	2.7	8.4	0.4	0.2
	55~59	20.4	52.1	7.5	5.4	2.3	1.2	1.6	8.2	1.0	0.3
女	20~24	16.4	35.6	11.8	19.3	8.8	1	2.3	2.4	1.4	1.0
	25~29	17.4	36.3	10.8	17.1	11.7	0.7	1.9	2.7	1.3	0.1
	30~34	16.2	40.4	11.8	16.6	10.4	0.4	1.1	2.4	0.7	0.0
	35~39	14.6	38.8	12.7	15.7	11.1	0.9	0.8	4.1	0.5	0.8
	40~44	18.3	44.6	11.2	9.5	9.6	0.5	1.3	4	0.8	0.2
	45~49	15.2	48.7	10.9	7.9	8.4	0.0	0.8	7.1	0.7	0.2
	50~54	16.8	48.3	7.6	8.7	7.7	0.5	1.6	7.9	0.4	0.4
	55~59	20.3	51.8	4.2	3.7	7.5	0.6	1.5	9.7	0.5	0.2

调查结果显示，影响参加体育锻炼的主要原因排前五位的依次为工作忙、惰性、没有障碍、没兴趣、身体很好。按年龄比较，20~39岁年龄组和40~59岁年龄组排前五位的原因一致，但所占比例有所不同。20~29岁年龄组主要集中在惰性方面；30~54岁年龄组主要集中在工作忙方面（表2-2-41）。

表2-2-41　各年龄组影响参加体育锻炼主要原因的百分比　　　　　　　　单位：%

性别	年龄组（岁）	没兴趣	惰性	身体弱	身体很好	体力工作多	家务忙	工作忙	缺乏设施	缺乏指导
男	20～24	12.7	30.2	1.2	7.4	2.5	1.3	20.9	0.7	1.2
	25～29	13.9	23.7	1.2	8.8	2.8	1.7	25.2	0.6	0.9
	30～34	12.1	23.6	1.1	6.1	2.9	2.0	33.8	1.2	0.4
	35～39	10.5	22.8	0.8	5.9	2.9	2.7	33.5	0.4	0.6
	40～44	11.4	20.1	0.8	6.0	5.0	2.5	30.7	0.5	0.4
	45～49	13.0	19.0	1.1	6.1	4.0	2.1	27.1	0.5	0.6
	50～54	13.0	13.2	1.6	6.9	5.9	1.9	27.6	0.5	0.5
	55～59	14.4	12.8	1.5	6.7	5.2	2.4	20.4	0.6	0.7
女	20～24	18.0	35.7	2.1	5.8	1.5	0.7	19.9	0.6	1.6
	25～29	14.7	30.2	1.2	5.8	2.0	3.7	26.9	0.5	0.4
	30～34	13.2	28.8	1.0	4.6	1.7	6.7	30.2	0.5	0.3
	35～39	11.2	25.1	1.4	4.6	2.5	6.5	31.4	0.4	0.6
	40～44	13.3	20.3	1.4	6.2	2.9	6.4	26.0	0.3	0.5
	45～49	12.3	18.6	1.9	6.0	2.3	6.4	25.0	0.4	0.7
	50～54	12.6	12.7	2.1	7.3	3.2	10.5	16.8	0.5	0.5
	55～59	12.6	10.1	2.2	6.1	3.5	14.0	10.1	0.4	0.9

性别	年龄组（岁）	缺乏组织	经济限制	怕被嘲笑	没必要	怕受伤	雨雪影响	没有障碍	其他
男	20～24	0.8	0.2	0.1	0.3	0.1	4.2	16.0	0.1
	25～29	1.2	0.1	0.0	0.4	0.2	3.0	16.1	0.4
	30～34	0.5	0.0	0.0	0.1	0.2	3.2	12.6	0.3
	35～39	0.7	0.0	0.0	0.2	0.2	3.8	14.8	0.3
	40～44	0.4	0.0	0.0	0.1	0.3	4.4	17.3	0.1
	45～49	0.5	0.2	0.0	0.1	0.2	7.2	18.1	0.1
	50～54	0.9	0.1	0.0	0.1	0.2	8.7	18.5	0.3
	55～59	1.3	0.1	0.0	0.1	0.3	11.0	22.1	0.3
女	20～24	0.4	0.3	0.0	0.2	0.1	3.5	9.6	0.0
	25～29	0.6	0.1	0.0	0.1	0.1	2.2	11.1	0.5
	30～34	0.3	0.0	0.0	0.1	0.1	2.0	10.1	0.5
	35～39	0.6	0.0	0.0	0.0	0.1	2.9	12.1	0.4
	40～44	0.5	0.2	0.0	0.1	0.1	4.9	16.8	0.3
	45～49	0.9	0.1	0.0	0.1	0.2	5.5	19.6	0.3
	50～54	1.3	0.1	0.0	0.4	0.2	8.9	22.4	0.5
	55～59	1.7	0.1	0.0	0.2	0.1	11.3	26.1	0.9

3. 身体形态

（1）身高

男女成年人身高随年龄增长而减小，变化范围男性为167.8～172.5厘米，女性为157.1～160.4厘米。男性各年龄组身高平均数均大于女性，差异具有统计学意义（$p < 0.01$）。除20～24岁年龄组外，男女成年人身高平均数均为城镇非体力劳动者大于城镇体力劳动者和农民，各年龄组间差异具有统计学意义（$p < 0.01$）（图2-2-1、图2-2-2、图2-2-3）。

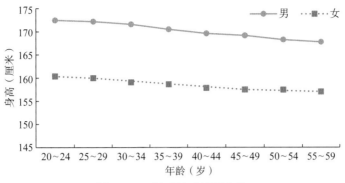

图 2-2-1 成年男女身高平均数

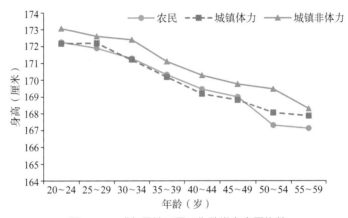

图 2-2-2 成年男性不同工作种类身高平均数

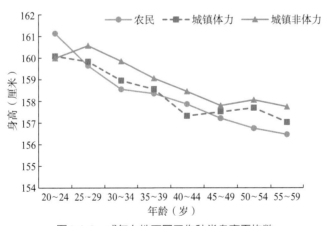

图 2-2-3 成年女性不同工作种类身高平均数

（2）体重与 BMI

男性成年人体重平均数在 35 岁之前随年龄增长而增长，在 30~34 岁达到最大值后呈下降趋势；女性成年人体重平均数基本随年龄增长而呈增加趋势。变化范围男性为 69.9~72.4 千克，女性为 54.7~58.9 千克。男性各年龄组体重平均数均大于女性，差异具有统计学意义（$p < 0.01$）（图 2-2-4）。

男性成年人各年龄组体重平均数表现为除 25~29 岁年龄组外，城镇非体力劳动者大于城镇体力劳动者和农民；在 45~59 岁年龄组差异具有统计学意义（$p < 0.01$）。女性成年人在 40 岁之前，三类体重平均数基本一致；在 40 岁之后，除 50~54 岁年龄组，体重平均数为农民最大（图 2-2-5、图 2-2-6）。

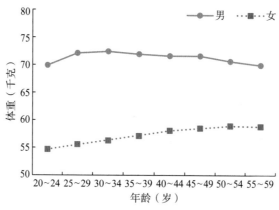

图2-2-4 成年男女体重平均数

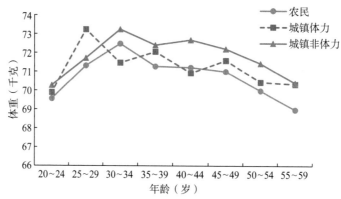

图2-2-5 成年男性不同工作种类体重平均数

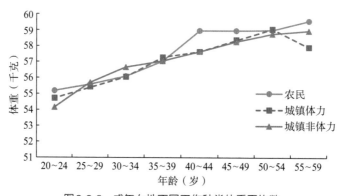

图2-2-6 成年女性不同工作种类体重平均数

按BMI［体重（千克）/身高^2（米^2）］分类标准对成年人体重评估，发现：男女性BMI平均数处于适中水平；男性BMI平均数随年龄增加而缓慢增加，并在45~49岁达到最大值；女性BMI平均数随年龄的增加而增大；男性的BMI平均数在所有年龄组都高于女性（图2-2-7）。

不同工作种类成年男性BMI平均数表现为：在20~24岁和25~29岁，城镇体力劳动者BMI平均数最高；在30~34岁年龄组，农民BMI平均数最高，城镇非体力者在40~44岁BMI平均数最高；在45~59岁年龄段组间差异具有统计学意义（$p<0.05$）。成年女性BMI平均数表现为农民最大，城镇体力劳动者次之，城镇非体力劳动者最小，不同工作种类女性BMI平均数表现为随年龄增长而逐渐增长的趋势（图2-2-8、图2-2-9）。

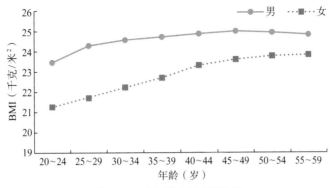

图2-2-7 成年男女BMI平均数

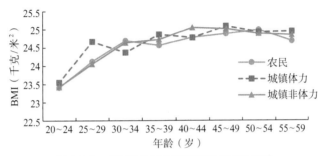

图2-2-8 成年男性不同工作种类BMI平均数

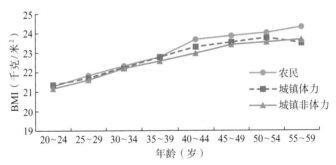

图2-2-9 成年女性不同工作种类BMI平均数

（3）腰围

男性成年人腰围平均数随年龄增长而逐渐增加，变化范围为81.1~88.1厘米；女性成年人腰围平均数随年龄增长而增长，在55~59岁达到最大值，变化范围为71.5~81.3厘米。男性各年龄组腰围平均数均大于女性，差异具有统计学意义（$p<0.05$）（图2-2-10）。

不同工作种类男性成年人腰围平均数变化趋势不同。除40~44岁外，男性农民腰围最大；女性各年龄组腰围平均数表现为农民最大，城镇体力劳动者次之，城镇非体力劳动者最小，差异具有统计学意义（$p<0.05$）（图2-2-11、图2-2-12）。

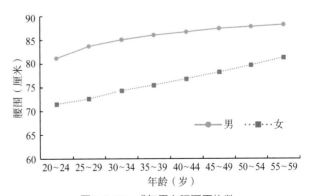

图2-2-10 成年男女腰围平均数

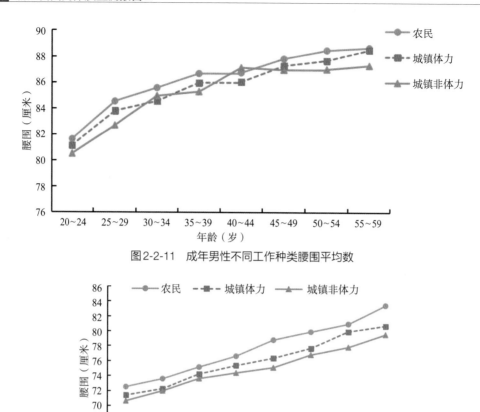

图2-2-11 成年男性不同工作种类腰围平均数

图2-2-12 成年女性不同工作种类腰围平均数

（4）臀围

男性成年人臀围平均数在34岁以前，随年龄增长而增长，在30~34岁达到最大值96.0厘米，此后呈下降趋势，在55~59岁达到最小值94.9厘米；女性成年人臀围平均数随年龄增长而增长，在45岁以后趋于稳定。变化范围男性为94.9~96.0厘米，女性为90.6~92.6厘米。男性各年龄组臀围平均数大于女性，差异具有统计学意义（$p<0.05$）（图2-2-13）。

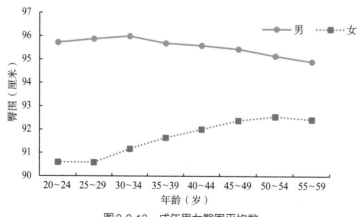

图2-2-13 成年男女臀围平均数

　　男性成年人臀围平均数表现为农民大于城镇体力劳动者和城镇非体力劳动者，后两者随年龄增长呈波动变化，50岁以上城镇非体力劳动者臀围平均数下降明显。在25~29岁、35~39岁、45~49岁差异具有统计学意义（$p<0.05$）。除50~54岁年龄组，女性成年人臀围平均数表现为农民最大，34岁后城镇体力劳动者次之，城镇非体力劳动者最小，在25~29岁、40~44岁差异有统计学意义（$p<0.05$）（图2-2-14、图2-2-15）。

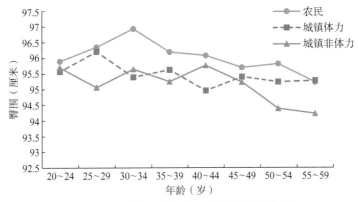

图2-2-14　成年男性不同工作种类臀围平均数

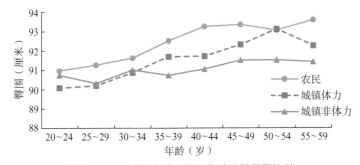

图2-2-15　成年女性不同工作种类臀围平均数

（5）腰臀比

　　男女成年人腰臀比［腰围（厘米）/臀围（厘米）］平均数随年龄增长而增长，在55~59岁达到最大，变化范围为男性0.85~0.93，女性为0.79~0.88。男性各年龄组腰臀比平均数均大于女性，差异具有统计学意义（$p<0.01$）（图2-2-16）。

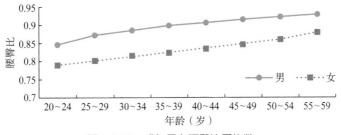

图2-2-16　成年男女腰臀比平均数

　　总体而言，不同工作种类男性成年人腰臀比平均数表现为三者在各年龄组基本一致，在35~39岁、45~49岁差异具有统计学意义（$p<0.05$）。各年龄组女性成年人腰臀比平均数均表现为农民最大，城镇体力劳动者次之，城镇非体力劳动者最小；除25~29岁外，其他年龄组差异具有统计学意义（$p<0.01$）（图2-2-17、图2-2-18）。

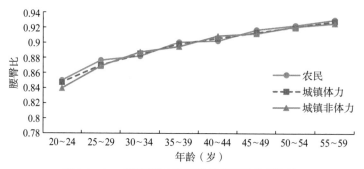

图2-2-17　成年男性不同工作种类腰臀比平均数

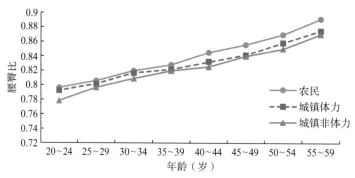

图2-2-18　成年女性不同工作种类腰臀比平均数

4. 身体机能

（1）安静脉搏

男女成年人安静脉搏平均数均随年龄增长呈下降趋势，变化范围男性为79.5~83.6次/分，女性为78.3~85.5次/分。男性安静脉搏平均数在20~39岁年龄组小于女性，在40~59岁年龄组大于女性。男女成年人安静脉搏平均数在20~29岁、35~39岁、50~54岁差异具有统计学意义（$p<0.05$）（图2-2-19）。

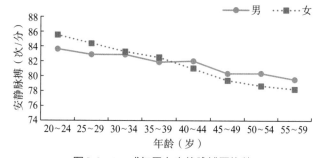

图2-2-19　成年男女安静脉搏平均数

不同工作种类男性成年人安静脉搏平均数随年龄增长呈缓慢下降趋势，在20~29岁、35~39岁差异具有统计学意义（$p<0.05$）。40岁以后，女性安静脉搏平均数随年龄增长呈缓慢下降趋势，各年龄组城镇体力劳动者和城镇非体力劳动者的安静脉搏平均数基本一致。女性成年人在20~34岁年龄组差异具有统计学意义（$p<0.05$）（图2-2-20、图2-2-21）。

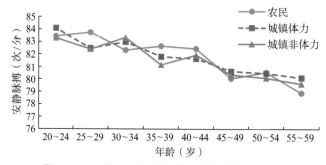

图2-2-20　成年男性不同工作种类安静脉搏平均数

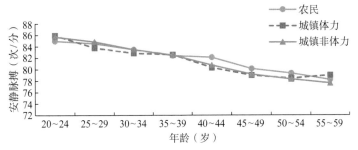

图2-2-21 成年女性不同工作种类安静脉搏平均数

（2）血压

男女成年人血压平均数基本上随年龄增长而增大。变化范围男性收缩压平均数为128.1~137.1毫米汞柱，女性为118.3~134.2毫米汞柱；男性舒张压平均数为76.2~85.8毫米汞柱，女性为72.6~80.3毫米汞柱。男性各年龄组血压平均数均大于女性，差异具有统计学意义（$p<0.01$）（图2-2-22、图2-2-23）。

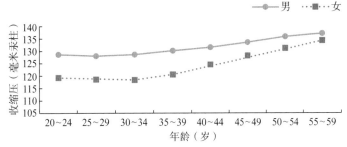

图2-2-22 成年男女收缩压平均数

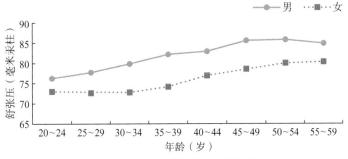

图2-2-23 成年男女舒张压平均数

男性收缩压平均数在40岁以后城镇体力劳动者大于农民和城镇非体力劳动者，35岁之前变化较小，35岁以后变化较大。城镇体力劳动者、城镇非体力劳动者、农民的男性舒张压平均数基本一致，增长率逐渐减小。不同工作种类女性成年人在35岁以后，收缩压均呈上升趋势。女性成年人舒张压平均数增长率在35~49岁年龄组较高，40岁以后差异有统计学意义（$p<0.05$）（图2-2-24~图2-2-27）。

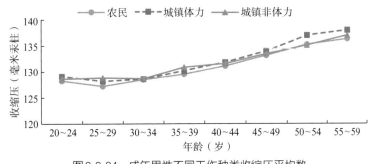

图2-2-24 成年男性不同工作种类收缩压平均数

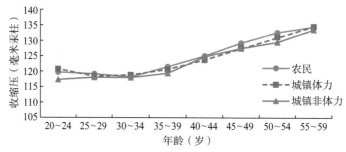

图2-2-25　成年女性不同工作种类收缩压平均数

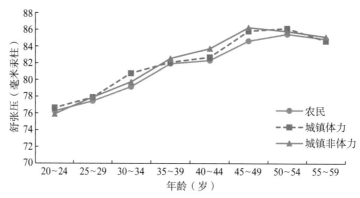

图2-2-26　成年男性不同工作种类舒张压平均数

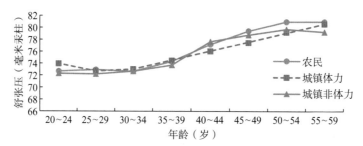

图2-2-27　成年女性不同工作种类舒张压平均数

（3）肺活量

总体来看，男女成年人肺活量平均数随年龄增长而下降，男性在20~24岁达到最大值，女性在25~29岁达到最大值。变化范围男性为3109.0~4056.6毫升，女性为2175.5~2754.7毫升。男性各年龄组肺活量平均数均大于女性，差异具有统计学意义（$p<0.05$）。随年龄增长男性肺活量下降幅度大于女性，男女间差值随年龄增长而减小（图2-2-28）。

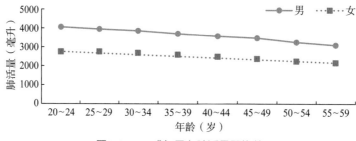

图2-2-28　成年男女肺活量平均数

男性成年人不同工作种类肺活量平均数呈缓慢下降趋势；女性成年人肺活量平均数总体表现为农民、城镇
体力劳动者和城镇非体力劳动者随年龄增长呈下降趋势（图2-2-29、图2-2-30）。

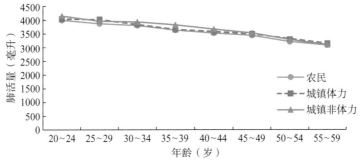

图2-2-29　成年男性不同工作种类肺活量平均数

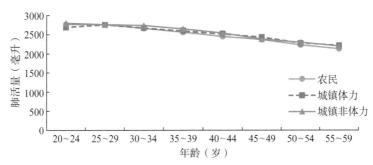

图2-2-30　成年女性不同工作种类肺活量平均数

5. 身体素质

（1）力量素质

握力主要反映受试者前臂及手部肌肉的最大力量，侧面反映受试者的最大肌力。

男女成年人握力平均数总体变化小，男性在35～39岁达到最大值，女性在40～44岁达到最大值。变化范围
男性为41.8～44.3千克，女性为26.0～27.8千克。男性各年龄组握力平均数明显大于同龄女性，差异具有统计
学意义（$p<0.01$）（图2-2-31）。

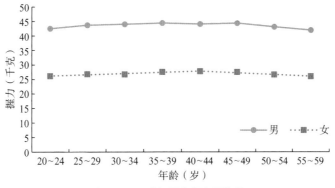

图2-2-31　成年男女握力平均数

成年男性不同工作种类握力平均数表现为35～39岁年龄组的城镇体力劳动者最大，在40岁之前，城镇体力
劳动者握力平均数高于城镇非体力劳动者和农民。成年女性不同工作种类握力平均数表现为40～44岁年龄组的
农民最大，44岁后，三种不同工作种类人群握力平均数呈下降趋势（图2-2-32、图2-2-33）。

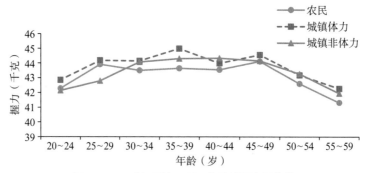

图2-2-32 成年男性不同工作种类握力平均数

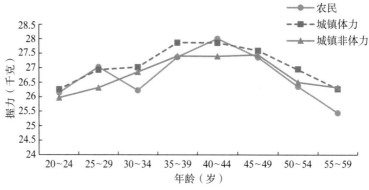

图2-2-33 成年女性不同工作种类握力平均数

背力反映的是受试者腰背部伸展动作的最大肌力，侧面反映人体的最大肌力。男女成年人背力平均数随年龄增长而基本处于稳定状态，均在45~49岁达到最大值。变化范围男性为113.0~117.4千克，女性为63.9~68.9千克。男性各年龄组背力平均数明显高于同龄女性，差异具有统计学意义（$p<0.05$）（图2-2-34）。

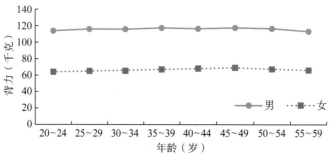

图2-2-34 成年男女背力平均数

男性成年人背力平均数除20~24岁以及50~54岁外，表现为城镇体力劳动者最大，城镇非体力劳动者次之，农民最小。不同工作种类女性成年人背力平均数在45~49岁年龄组最高，在45~49岁年龄组，城镇体力劳动者和城镇非体力劳动者握力平均数整体高于农民（图2-2-35、图2-2-36）。

纵跳主要反映受试者的下肢爆发力和全身协调用力的能力，侧面反映受试者的力量素质。

男女成年人纵跳平均数均随年龄增长而减小，变化范围男性为26.7~39.6厘米，女性为18.9~26.1厘米。男性各年龄组纵跳平均数大于同龄女性，差异具有统计学意义（$p<0.01$）（图2-2-37）。

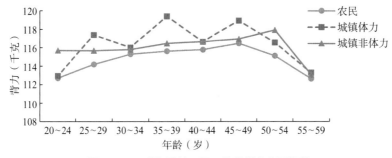

图2-2-35 成年男性不同工作种类背力平均数

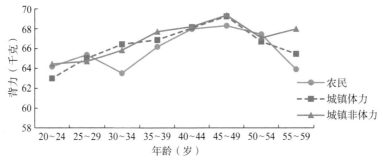

图2-2-36 成年女性不同工作种类背力平均数

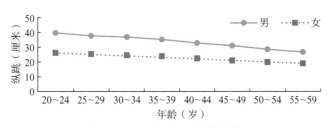

图2-2-37 成年男女纵跳平均数

男女成年人各年龄组纵跳平均数表现为39岁以后，农民小于城镇非体力劳动者和城镇体力劳动者，差异具有统计学意义（$p<0.05$）；女性成年人纵跳平均数表现为农民略低于城镇体力劳动者，差异不具有统计学意义（图2-2-38、图2-2-39）。

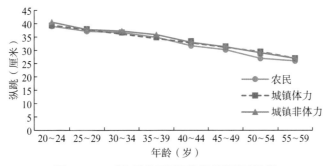

图2-2-38 成年男性不同工作种类纵跳平均数

俯卧撑和跪卧撑反映的是受试者的肌肉耐力，侧面反映人体的力量素质。

男性俯卧撑平均数随年龄增长而呈减小趋势，变化范围男性俯卧撑为18.3~26.9次；女性跪卧撑平均数呈先增加后减小趋势，在35~39岁达到最大值22.6次，变化范围为18.7~22.6次（图2-2-40）。

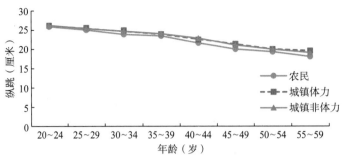

图2-2-39　成年女性不同工作种类纵跳平均数

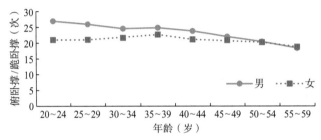

图2-2-40　成年男性俯卧撑/成年女性跪卧撑平均数

不同工作种类男女成年人俯卧撑/跪卧撑平均数均表现为城镇非体力劳动者、城镇体力劳动和农民变化趋势以及平均值基本一致；女性跪卧撑平均数在39岁以后表现为农民最小，差异具有统计学意义（$p<0.05$）（图2-2-41、图2-2-42）。

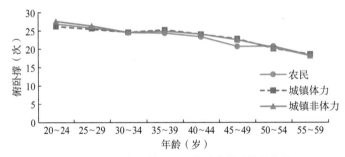

图2-2-41　成年男性不同工作种类俯卧撑平均数

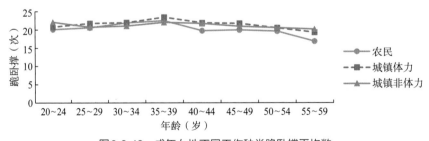

图2-2-42　成年女性不同工作种类跪卧撑平均数

（2）柔韧素质

坐位体前屈反映的是人体的柔韧素质。

男性成年人坐位体前屈平均数随年龄增长先减小后增大再减小，变化范围为4.9~7.6厘米；女性成年人坐位体前屈平均数随年龄增长呈缓慢下降趋势，变化范围为9.3~11.6厘米；女性成年人坐位体前屈平均数在各年龄组均大于男性成年人，差异具有统计学意义（$p<0.01$）（图2-2-43）。

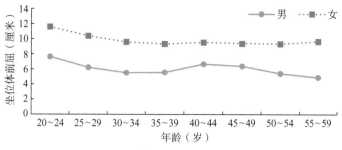

图2-2-43　成年男女坐位体前屈平均数

不同工作种类男性成年人坐位体前屈平均数变化趋势不同，农民坐位体前屈平均数高于城镇体力劳动者和城镇非体力劳动者；女性成年人城镇非体力劳动者坐位体前屈平均数在40岁以后稍高于农民和城镇体力劳动者，20~24年龄组的城镇非体力劳动者的坐位体前屈平均数最大（图2-2-44、图2-2-45）。

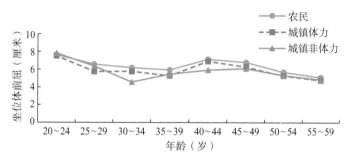

图2-2-44　成年男性不同工作种类坐位体前屈平均数

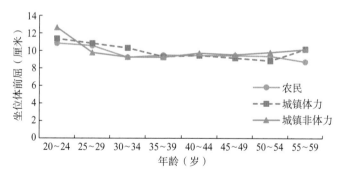

图2-2-45　成年女性不同工作种类坐位体前屈平均数

（3）平衡能力

闭眼单脚站立反映的是人体的平衡能力。

成年人闭眼单脚站立平均数随年龄增长而减小，变化范围男性为22.7~40.2秒，女性为23.7~42.2秒。成年人闭眼单脚站立平均数女性高于男性，差异具有统计学意义（$p<0.05$）（图2-2-46）。

成年人闭眼单脚站立平均数均为城镇体力劳动者最大，城镇非体力劳动者次之，农民最小，差异具有统计学意义（$p<0.01$）（图2-2-47、图2-2-48）。

（4）反应能力

选择反应时反映的是人体的反应能力。

男女成年人选择反应时平均数均随年龄增长而增大，表明成年人反应能力随年龄增长而减弱，变化范围男性为0.45~0.54秒，女性为0.48~0.58秒。男性各年龄组反应能力均好于女性，差异具有统计学意义（$p<0.01$）（图2-2-49）。

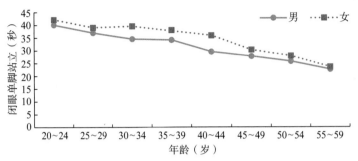

图2-2-46　成年男女闭眼单脚站立平均数

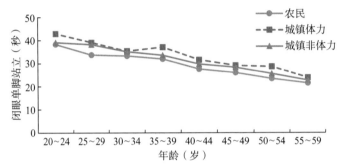

图2-2-47　成年男性不同工作种类闭眼单脚站立平均数

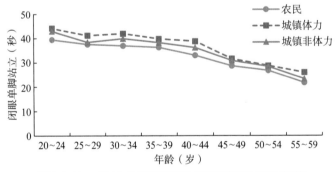

图2-2-48　成年女性不同工作种类闭眼单脚站立平均数

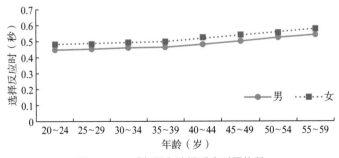

图2-2-49　成年男女选择反应时平均数

不同工作种类成年人在35岁以后，反应能力下降速率增大。男性成年人选择反应时平均数在35岁以后，表现为农民高于城镇体力劳动者和城镇非体力劳动者；女性成年人选择反应时平均数不同工作种类人群变化趋势基本一致，差异具有统计学意义（$p<0.01$）（图2-2-50、图2-2-51）。

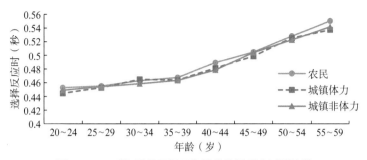

图2-2-50　成年男性不同工作种类选择反应时平均数

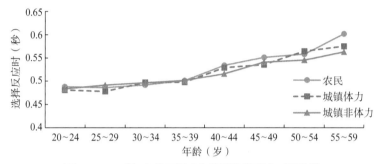

图2-2-51　成年女性不同工作种类选择反应时平均数

（二）2020年与2014年体质监测结果比较

1. 身体形态比较

（1）身高

2020年成年男性各年龄组身高平均数均大于2014年，两个年度身高差值范围为0.3~1.2厘米；两个年度间差值在30~34岁最大，在50~54岁最小。除55~59岁外，其余各年龄组两个年度间差异具有统计学意义（$p<0.01$）（图2-2-52）。

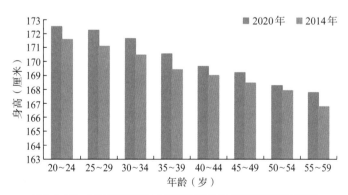

图2-2-52　2020年与2014年成年男性各年龄组身高平均数

除45~49岁年龄组外，2020年成年女性各年龄组身高平均数均大于2014年，两个年度身高平均数差值范围为0.4~1.3厘米。两个年度间差值在25~29岁最大，在50~54岁最小。除35~44岁和55~59岁外，其他年龄组两个年度间差异具有统计学意义（$p<0.05$）（图2-2-53）。

（2）体重和BMI

2020年成年男性各年龄组体重平均数大于2014年，差值范围为2.0~3.8千克；两个年度间差值在20~24岁最大，在40~44岁最小。除55~59岁外，其他年龄组两个年度间差异具有统计学意义（$p < 0.05$）（图2-2-54）。

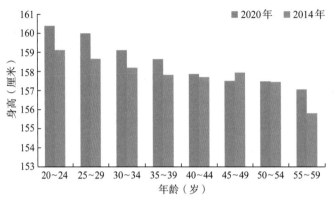

图2-2-53　2020年与2014年成年女性各年龄组身高平均数

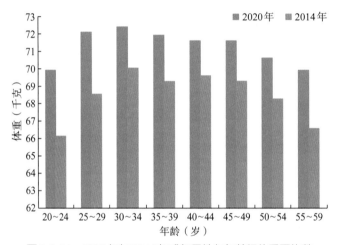

图2-2-54　2020年与2014年成年男性各年龄组体重平均数

2020年成年女性体重平均数大于2014年，差值范围为0.3~3.0千克；在20~24岁差值最大，在50~54岁差值最小。在25~29岁两个年度间差异具有统计学意义（$p < 0.01$）（图2-2-55）。

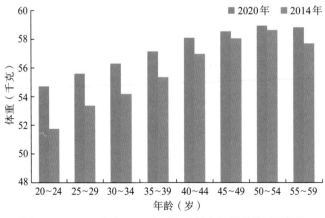

图2-2-55　2020年与2014年成年女性各年龄组体重平均数

按BMI对成年人的体重进行评价，发现2020年成年男性各年龄组的BMI平均数高于2014年，两个年度间BMI平均数差值范围为0.5~1.0，两个年度间差值在20~24岁最大，在40~44岁最小。在20~39岁、45~49岁两个年度间差异具有统计学意义（$p<0.01$）（图2-2-56）。

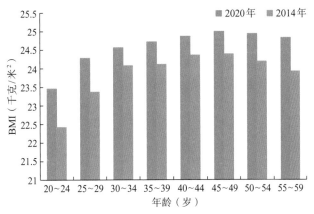

图2-2-56　2020年与2014年成年男性各年龄组BMI平均数

2020年成年女性各年龄组BMI平均数高于2014年同年龄组，两个年度间BMI平均数差值范围为0.1~0.8；两个年度间差值在20~24岁最大，在55~59岁最小。在25~29岁、45~49岁两个年度间差异具有统计学意义（$p<0.05$）（图2-2-57）。

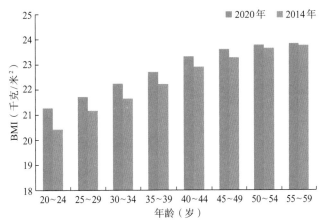

图2-2-57　2020年与2014年成年女性各年龄组BMI平均数

（3）腰围

2020年成年男性各年龄组腰围平均数均大于2014年，差值范围为1.2~3.2厘米；两个年度在20~24岁差值最大，在50~54岁差值最小。除40~49岁外，其他年龄组两个年度间差异具有统计学意义（$p<0.05$）（图2-2-58）。

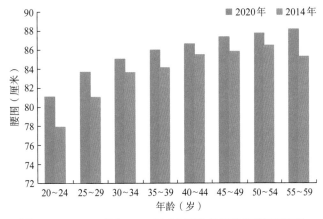

图2-2-58　2020年与2014年成年男性各年龄组腰围平均数

2020年成年女性腰围平均数在20～24岁大于2014年，其他年龄组腰围平均数均小于2014年，差值范围为0.2～1.8厘米。在20～39岁两个年度间差异具有统计学意义（$p < 0.05$）（图2-2-59）。

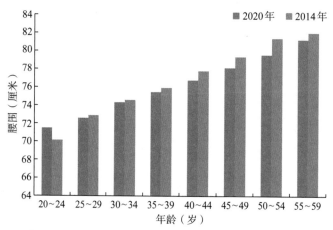

图2-2-59　2020年与2014年成年女性各年龄组腰围平均数

（4）臀围

2020年成年男性臀围平均数大于2014年，两个年度间差值范围为1.5～3.5厘米；两个年度间差值在20～24岁最大。两个年度间差异在各年龄组具有统计学意义（$p < 0.01$）（图2-2-60）。

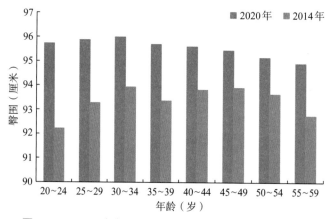

图2-2-60　2020年与2014年成年男性各年龄组臀围平均数

除50～54岁外，2020年成年女性臀围平均数大于2014年，两个年度间差值范围为0.1～1.6厘米。随着年龄的增长，成年女性两个年度间臀围平均数差值整体上呈越来越小的趋势。在20～39岁，两个年度间差异具有统计学意义（$p < 0.01$）（图2-2-61）。

2. 身体机能比较

（1）安静脉搏

2020年成年男性各年龄组安静脉搏平均数均高于2014年，差值范围为2.8～4.2次/分。45岁以前，两个年度间差值整体表现为基本一致，45岁以后差值变小。各年龄组两个年度间差异具有统计学意义（$p < 0.01$）（图2-2-62）。

2020年成年女性各年龄组安静脉搏平均数均高于2014年，差值范围为1.6～4.6次/分。各年龄组两个年度间差异具有统计学意义（$p < 0.01$）（图2-2-63）。

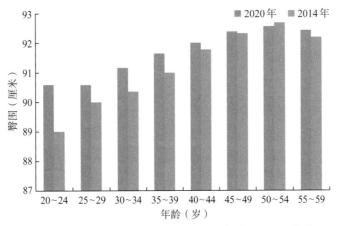

图2-2-61 2020年与2014年成年女性各年龄组臀围平均数

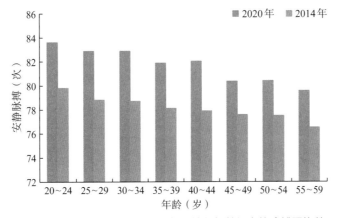

图2-2-62 2020年与2014年成年男性各年龄组安静脉搏平均数

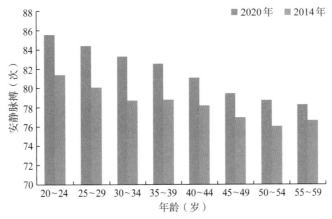

图2-2-63 2020年与2014年成年女性各年龄组安静脉搏平均数

（2）血压

2020年成年男性各年龄组收缩压平均数均高于2014年，差值范围为5.0~6.9毫米汞柱。除20~24岁外，两个年度收缩压平均数均随年龄增加而增加。各年龄组两个年度间差异具有统计学意义（$p < 0.01$）（图2-2-64）。

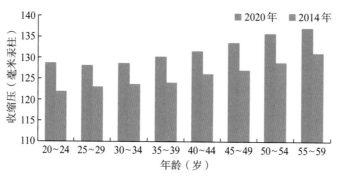

图2-2-64 2020年与2014年成年男性各年龄组收缩压平均数

2020年成年女性各年龄组收缩压平均数均高于2014年，差值范围为6.7~8.7毫米汞柱。两个年度收缩压平均数峰值均出现在55~59岁。各年龄组两个年度间差异具有统计学意义（$p<0.01$）（图2-2-65）。

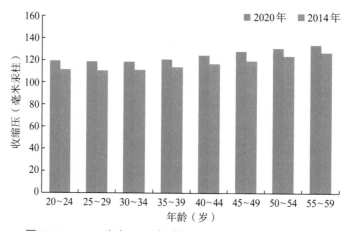

图2-2-65 2020年与2014年成年女性各年龄组收缩压平均数

2020年成年男性舒张压平均数高于2014年，差值范围为2.3~5.0毫米汞柱；50~54岁差值最大，20~24岁差值最小。两个年度间差异在25~39岁具有统计学意义（$p<0.05$）（图2-2-66）。

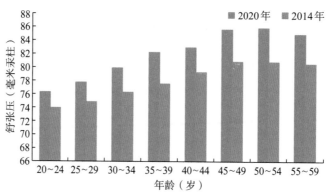

图2-2-66 2020年与2014年成年男性各年龄组舒张压平均数

2020年成年女性各年龄组舒张压平均数高于2014年，差值范围为2.8~3.9毫米汞柱。各年龄组差异具有统计学意义（$p<0.01$）（图2-2-67）。

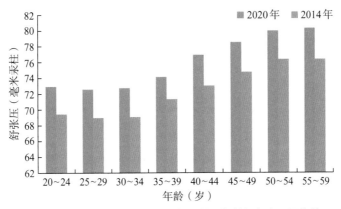

图2-2-67　2020年与2014年成年女性各年龄组舒张压平均数

（3）肺活量

2020年成年男性肺活量平均数大于2014年，差值范围为102.0~238.3毫升。两个年度肺活量平均数表现出随年龄增长而下降的趋势。除45~49岁外，两个年度间差异具有统计学意义（$p<0.01$）（图2-2-68）。

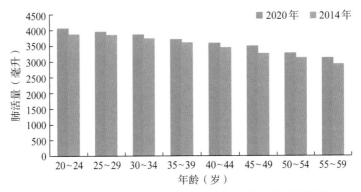

图2-2-68　2020年与2014年成年男性各年龄组肺活量平均数

2020年成年女性肺活量平均数均大于2014年，差值范围为155.7~265.9毫升。两个年度肺活量平均数表现出随着年龄的增长而下降的趋势。两个年度间差异均具有统计学意义（$p<0.05$）（图2-2-69）。

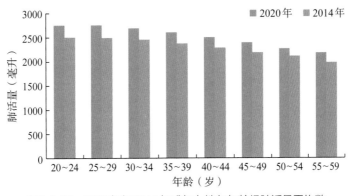

图2-2-69　2020年与2014年成年女性各年龄组肺活量平均数

3. 身体素质比较

（1）力量素质

①握力。2020年成年男性握力平均数和2014年比较，发现：除50~54岁、55~59岁年龄组外，其他年龄组的握力平均数小于2014年，差值范围为0.2~2.5千克；超过2014年的差值范围为0.1~1.1千克。两个年度间差值整体上随年龄增长而先增加后减小，差异不具有统计学意义（图2-2-70）。

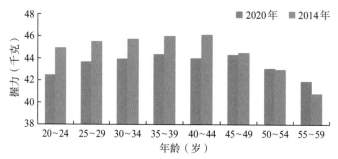

图2-2-70　2020年与2014年成年男性各年龄组握力平均数

2020年成年女性握力平均数高于2014年，差值范围为0.5~2.1千克；两个年度间差值在55~59岁最大，在30~34岁最小。除40~49岁外，两个年度间差异具有统计学意义（$p<0.05$）（图2-2-71）。

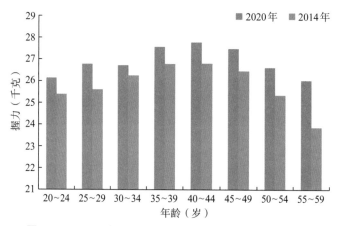

图2-2-71　2020年与2014年成年女性各年龄组握力平均数

②背力。2020年成年男性背力平均数小于2014年，差值范围为8.5~10.6千克；两个年度间差值在35~39岁最大，在20~24岁最小。两个年度的背力平均数均随年龄增长而增大。两个年度间差值随年龄的增长而增大，差异具有统计学意义（$p<0.05$）（图2-2-72）。

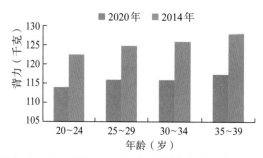

图2-2-72　2020年与2014年成年男性各年龄组背力平均数

2020年成年女性背力平均数在29岁以前大于或等于2014年，差值范围为0.0~1.0千克；两个年度间差值在25~29岁最小，在30~34岁最大。2020年成年女性背力平均数在29岁以后小于2014年，差值范围为2.8~3.1千克。两个年度的背力平均数均随着年龄的增长而增大（图2-2-73）。

③纵跳。2020年成年男性纵跳平均数均大于2014年，差值范围为0.5~1.7厘米；两个年度间差值在25~29岁最小，在35~39岁最大。两个年度的纵跳高度均随着年龄的增长而减小。各年龄组两个年度间差异具有统计学意义（$p<0.05$）（图2-2-74）。

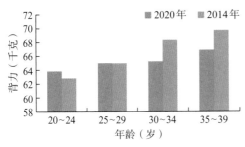

图2-2-73 2020年与2014年成年
女性各年龄组背力平均数

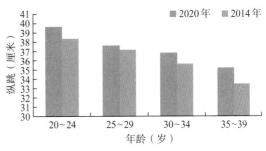

图2-2-74 2020年与2014年成年
男性各年龄组纵跳平均数

2020年成年女性纵跳平均数高于2014年，差值范围为0.8~1.4厘米；两个年度间差值在20~24岁最大，在30~34岁最小。两个年度的纵跳高度均随着年龄的增长而减小。在20~29岁两个年度间差异具有统计学意义（$p<0.01$）（图2-2-75）。

（2）柔韧素质

2020年成年男性坐位体前屈平均数除25~29岁和35~39岁外，均高于2014年，差值范围为0.1~1.9厘米；两个年度间差值在45~49岁最大，在25~29岁最小（图2-2-76）。

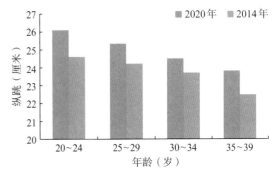

图2-2-75 2020年与2014年成年
女性各年龄组纵跳平均数

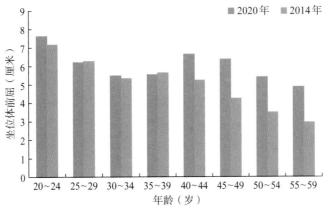

图2-2-76 2020年与2014年成年男性各年龄组坐位体前屈平均数

2020年成年女性坐位体前屈平均数均高于2014年，差值范围为0.8~2.1厘米；两个年度间差值在40~44岁最大，在20~24岁最小。在20~24岁、45~49岁年龄组两个年度间差异具有统计学意义（$p<0.05$）（图2-2-77）。

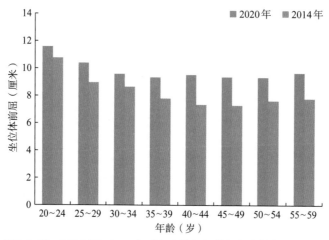

图2-2-77　2020年与2014年成年女性各年龄组坐位体前屈平均数

（3）平衡能力

2020年成年男性闭眼单脚站立平均数大于2014年，差值范围为0.2～7.9秒；两个年度间差值在55～59岁最大，在30～34岁最小。两个年度成年男性闭眼单脚站立平均数随年龄增长而逐渐减小（图2-2-78）。

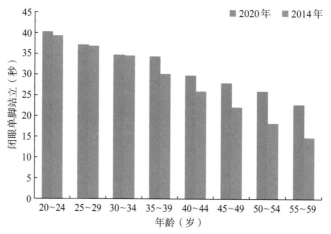

图2-2-78　2020年与2014年成年男性各年龄组闭眼单脚站立平均数

2020年成年女性闭眼单脚站立平均数大于2014年，差值范围为1.0～11.6秒；两个年度间差值在50～54岁最大，在25～29岁最小。除25～29岁外，两个年度间差值随年龄增长而增大。在35～59岁年龄组，两个年度间差异具有统计学意义（$p < 0.01$）（图2-2-79）。

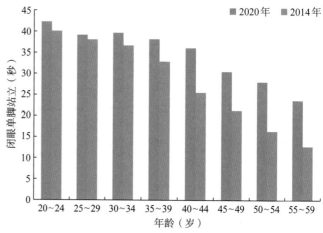

图2-2-79　2020年与2014年成年女性各年龄组闭眼单脚站立平均数

（4）反应能力

2020年成年男性选择反应时平均数小于2014年，差值范围为0.06~0.10秒。在25~29岁、40~44岁两个年度间差异具有统计学意义（$p<0.01$）（图2-2-80）。

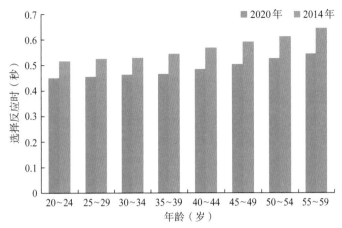

图2-2-80　2020年与2014年成年男性各年龄组选择反应时平均数

2020年成年女性选择反应时平均数小于2014年，差值范围为0.06~0.10秒；两个年度间差值在55~59岁最大，在20~24岁最小。在25~34岁两个年度间差异具有统计学意义（$p<0.01$）（图2-2-81）。

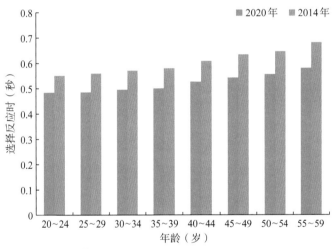

图2-2-81　2020年与2014年成年女性各年龄组选择反应时平均数

（三）小结

1. 2020年体质监测结果

2020年分别按照性别、年龄、工作种类划分形式对浙江省成年人的基本情况、身体活动和体育锻炼情况进行问卷调查。调查对象中，各年龄组受教育水平基本集中在初中、高中/中专/技校、大专、大学本科等阶段；以国家机关、党群组织、企业（含私营企业）、事业单位负责人，专业技术人员，办事人员和有关人员，商业、服务业人员（含个体工商户、自由职业者）等人员居多，主要集中在私营企业（含私立学院、医院）、事业单位（含学校、医院）；大部分人员的居住场所或工作场所有公共体育活动场地、设施。

关于身体活动情况，调查对象中，乘车（船）是最常用的出行方式，且每周使用7天的占比最高；工作状态以静坐伏案为主（用电脑、书写）的居多，工作中静坐并伴有上肢活动，或者以站为主（如司机、售货员、流水线组装工等）的次之，体力付出大（如健身教练、搬运工人、农民等）的最少；在闲暇时间最常见的休闲方式是看电视、听广播；家务劳动则以轻家务劳动为主，每周7天轻家务劳动占比最高。

关于体育锻炼情况，调查对象中，55.9%以上的人在过去一年中参加过体育锻炼，男性参与度高于女性；12.3%的人平均每周运动1~3次；最常见的三种体育锻炼项目依次是走（62.3%），跑步（13.8%），足球、篮球等项目（5.1%），男女性最喜欢的锻炼项目前两位相同，在女性喜欢锻炼项目中排名第三的为舞蹈；增加活动量（43.6%）、消遣娱乐（18.3%）、减肥（10.9%）是排在前三位的人们参加体育锻炼的主要原因，到40岁以上时，防病治病成为较为重要的原因；工作忙（25.3%）、惰性（21.6%）、没兴趣（13.1%）是影响人们参加体育锻炼的主要障碍。

成年人身高平均数随年龄增长而减小，男性身高平均数高于女性，除20~24岁年龄组，城镇非体力劳动者的身高平均数普遍高于城镇体力劳动者和农民。男性体重平均数在35岁之前随年龄增长而增长，在30~34岁达到最大值后呈下降趋势；男性BMI平均数随年龄增加而缓慢增加；女性体重、BMI平均数表现出随年龄增长而增加的趋势；男性体重平均数、BMI平均数高于女性，女性在持续增长时间和增长幅度上大于男性。男女成年人腰围平均数随年龄增长呈上升趋势，男性腰围平均数大于女性；城镇非体力劳动者女性腰围平均数最小，农民最大。男性成年人臀围平均数在34岁以前，随年龄增长而增长，在30~34岁达到最大值96.0厘米，此后呈下降趋势；女性成年人臀围平均数随年龄增大而增大；男女性农民的臀围平均数最大。腰臀比平均数随年龄增加而增长，农民女性的腰臀比平均数在各年龄组均最大。

成年人身体机能随年龄增长呈下降趋势，主要表现在：收缩压和舒张压平均数升高，肺活量平均数下降，其中，以肺活量平均数变化幅度最大。身体机能有明显的性别差异，男性收缩压、舒张压和肺活量平均数大于同龄女性，但男间收缩压差值随年龄增长有减小趋势。不同工作种类成年人血压表现基本一致，在35岁以后血压增长速率变大。男性成年人不同工作种类人群肺活量平均数呈缓慢下降趋势；女性成年人不同工作种类人群肺活量平均数随年龄增长呈下降趋势。

成年人身体素质随年龄增长呈现下降趋势，各项指标因年龄、性别、工作种类表现出不同的变化特征。成年人肌肉力量素质随年龄增长而先增大后趋于稳定下降，于35~39岁达到最大值；成年人力量素质、平衡能力、反应能力、柔韧素质均随年龄增长而下降。身体素质有明显的性别差异：男性最大力量、下肢爆发力、平衡能力、反应能力均好于女性，女性柔韧素质好于男性。不同工作种类成年人身体素质表现不同：整体而言，城镇体力劳动者力量素质、柔韧素质、平衡能力、反应能力好于城镇非体力劳动者和农民。

2. 2020年与2014年体质监测结果比较

2020年男性成年人身高、体重、BMI、腰围、臀围等指标平均数大于2014年，且多数指标两个年度间差异具有统计学意义。2020年女性成年人身高、体重、BMI、臀围等指标平均数大于2014年，多数指标两个年度间差异具有统计学意义。两个年度偏差值大小跟年龄相关，39岁以前各参数偏差较大，39岁以后偏差较小。相比较而言，2020年男女性BMI平均数增大。

2020年成年人安静脉搏、收缩压、舒张压、肺活量指标平均数大于2014年，多数指标两个年度间差异具有统计学意义，2020年成年人身体机能指标略差于2014年。

2020年成年人力量素质较2014年有所下降，表现为男性背力等指标平均数小于2014年；2020年女性握力平均数大于2014年，但背力指标平均数随年龄增大下降明显；2020年监测结果显示成年人柔韧素质、平衡能力优于2014年，40岁以上偏差更加明显；2020年各年龄组反应能力有所提升。

三、老年人（60~79岁）

（一）2020年体质基本情况

1. 监测对象

（1）监测样本

本次参与监测老年人群9635人，完成体质测试老年人群9065人，其中男性4462人，占比49.2%；女性4603人，占比50.8%。60~64岁年龄组2276人，占总样本量的25.1%；65~69岁年龄组2312人，占总样本量的25.5%；70~74岁年龄组2293人，占总样本量的25.3%；75~79岁年龄组2184人，占总样本量的24.1%。城镇老年人4530人，乡村老年人4535人，两者占比相近。

（2）受教育程度

对监测对象的受教育程度进行调查，小学学历的老年人最多，其次是初中、高中/中专/技校、未上过小学、大专、扫盲班、大学本科、研究生及以上学历。女性中未上过学的人数占比较高，有21.1%；超过一半的乡村老年人受教育程度在小学及以下学历，城镇老年人受教育程度人数占比在初中、小学、高中/中专/技校的较高（表2-3-1）。

表2-3-1　监测对象受教育程度人数百分比　　　　　　　　　　　　　　　单位：%

		未上过学	扫盲班	小学	初中	高中/中专/技校	大专	大学本科	研究生及以上
性别	男	7.9	2.1	31.0	32.8	16.2	7.1	2.9	0.1
	女	21.1	4.8	29.2	27.2	13.6	3.0	1.0	0.1
城乡	乡村	19.9	4.7	33.6	25.2	11.5	3.6	1.3	0.2
	城镇	9.6	2.3	26.6	34.5	18.1	6.4	2.5	0.0
合计		14.7	3.5	30.0	29.9	14.8	5.0	1.9	0.1

2. 体力活动

（1）体育活动场地、设施情况（包括健身路径设施等）

本次对监测对象的居住场所是否有公共体育活动场所、设施（包括健身路径设施等）进行调查，以了解群众身边体育场地设施情况。调查发现，85.3%的老年人的居住场所有公共体育活动场所、设施，14.7%没有。城镇有88.8%的老年人居住场所有公共体育活动场地、设施，而乡村老年人略低，为81.6%（表2-3-2）。

表2-3-2　老年人居住场所是否有公共体育活动场地、设施（包括健身路径设施等）

性别	是否有公共体育活动场地、设施（%）		城乡	是否有公共体育活动场地、设施（%）	
	是	否		是	否
男	85.3	14.7	乡村	81.6	18.4
女	85.2	14.8	城镇	88.8	11.2
			合计	85.3	14.7

（2）出行方式

对监测对象的日常出行方式进行调查，调查人群中每周以步行方式出行的频次最高，为6.3天/周，平均每天累计51.9分钟，其次是骑摩托车、电动车、助动车，骑自行车/共享单车，乘车（船），自驾车，老年代步车、其他方式（表2-3-3）。

表2-3-3　日常出行方式的频次及时长

出行方式	每周平均几天	平均每天累计多少分钟	出行方式	每周平均几天	平均每天累计多少分钟
乘车（船）	4.5	48.7	老年代步车	3.5	29.2
自驾车	3.9	42.1	步行	6.3	51.9
骑摩托车、电动车、助动车	5.8	44.2	其他	2.2	33
骑自行车/共享单车	5.3	44.7			

（3）家务劳动情况

对监测对象的家务劳动情况进行调查，结果显示调查人群小强度家务劳动的频次最高，为6.2天/周，平均每天累计68.3分钟，其次是中强度家务劳动，最后是大强度家务劳动（表2-3-4）。

（4）工作状态

对监测对象的工作状态进行调查，有14.2%的老年人仍在工作，不工作的老年人占比85.8%。在工作的老年人占比中，男性高于女性，乡村高于城镇（表2-3-5）。

表2-3-4　家务劳动情况

家务活动情况	每周平均几天	平均每天累计多少分钟	家务活动情况	每周平均几天	平均每天累计多少分钟
小强度家务劳动	6.2	68.3	大强度家务劳动	2.0	37.0
中强度家务劳动	5.3	65.7			

表2-3-5　目前是否还在工作的人数及占比

		在工作		不工作	
		人数	占比（%）	人数	占比（%）
性别	男	785	17.5	3688	82.5
	女	534	11.1	4280	88.9
城乡	乡村	772	16.8	3812	85.8
	城镇	547	11.7	4133	83.2
合计		1319	14.2	7968	85.8

对工作中的体力活动状态进行调查，监测对象中，目前尚在工作的人的工作状态以体力付出大（如人工搬运、举重物或挖掘、干农活等）的人数占比最高，其次是以走为主（如护士、卖场销售等）、以静坐伏案为主（用电脑、书写等）、工作中静坐并伴有上肢活动或者以站为主（如司机、售货员、流水线组装工等）（表2-3-6）。

表2-3-6　不同工作状态的人数及占比

工作状态	人数	占比（%）
以静坐伏案为主（用电脑、书写等）	314	19.8
工作中静坐伴有上肢活动或者以站为主（如司机、售货员、流水线组装工等）	246	15.5
以走为主（如护士、卖场销售等）	314	19.8
体力付出大（如人工搬运、举重物或挖掘、干农活等）	550	34.7
其他工作	161	10.2

（5）闲暇时间体力活动

对监测对象的闲暇时间体力活动状况进行调查，选择看电视、电脑、手机、平板（Pad）等活动的人数占比最高，其次是下棋、打牌、打麻将、练习书法、弹琴等活动，读书、看报、听广播等活动，其他活动（表2-3-7）。

表2-3-7　闲暇时间不同体力活动状态的人数及占比

闲暇时间体力活动	人数	占比（%）	闲暇时间体力活动	人数	占比（%）
看电视、电脑、手机、平板（pad）等活动	8345	86.6	读书、看报、听广播等活动	1012	10.5
下棋、打牌、打麻将、练习书法、弹琴等活动	1446	15.0	其他活动	217	2.3

（6）体育锻炼情况

对监测对象参加体育锻炼的情况进行调查，有56.5%的老年人参加体育锻炼，城镇参加体育锻炼的人数占比为63.9%，而乡村仅为48.8%（表2-3-8）。

表2-3-8　参加与不参加体育锻炼的人数及占比

		参加体育锻炼		不参加体育锻炼	
		人数	占比（%）	人数	占比（%）
性别	男	2555	57.1	1923	42.9
	女	2720	55.9	2143	44.1

续表

		参加体育锻炼		不参加体育锻炼	
		人数	占比（%）	人数	占比（%）
城乡	乡村	2240	48.8	2352	51.2
	城镇	3035	63.9	1714	36.1
合计		5275	56.5	4066	43.5

对监测对象参加体育锻炼时运动强度的情况进行调查，有76.0%的老年人选择低强度运动，且平均每人每天运动60.71分钟；有20.1%的老年人选择中强度运动，且平均每人每天运动79.64分钟；有4.0%的老年人选择高强度运动，且平均每人每天运动74.59分钟（表2-3-9）。

表2-3-9 参加体育锻炼情况

		低强度			中强度			高强度		
		每周超过1次		每天平均时长	每周超过1次		每天平均时长	每周超过1次		每天平均时长
		人数	占比（%）	分钟	人数	占比（%）	分钟	人数	占比（%）	分钟
性别	男	2063	76.6	59.64	492	18.3	83.75	138	5.1	76.48
	女	2080	75.3	61.74	603	21.8	76.19	78	2.8	71.32
城乡	乡村	1858	80.7	55.81	357	15.5	75.04	87	3.8	73.73
	城镇	2285	72.5	64.85	738	23.4	82.07	129	4.1	75.00
合计		4143	76.0	60.71	1095	20.1	79.64	216	4.0	74.59

对监测对象参加力量训练的情况进行调查，发现绝大多数老年人（93.1%）每周没有力量训练，总体来看，男性老年人的力量训练参与情况好于女性，乡村老年人的力量训练参与情况好于城镇（表2-3-10）。

表2-3-10 参加力量训练情况的人数百分比 单位：%

		每周0次	每周1次	每周2次	每周3次	每周4次	每周5次及以上
性别	男	91.2	3.5	1.4	1.0	0.5	2.4
	女	94.9	1.6	1.5	0.6	0.4	1.0
城乡	乡村	92.9	2.6	1.7	0.8	0.6	1.5
	城镇	93.2	2.5	1.3	0.7	0.4	1.9
合计		93.1	2.5	1.4	0.8	0.5	1.7

对监测对象经常参加锻炼的项目进行调查，发现73.6%的老年人选择走（散步、健步等各种走），其次是舞蹈（交际舞、体育舞蹈、民间舞蹈等），武术（武术套路、太极拳、太极剑、木兰扇等），乒、羽、网球、柔力球等球类运动，体操（广播操、艺术体操、健美操等），跑步，保龄球、地掷球、门球，骑车，足球、篮球、排球等球类运动，气功（易筋经、八段锦等），瑜伽，其他运动，登山、攀岩，游泳（表2-3-11）。

表2-3-11 经常参加体育锻炼项目的人数与百分比

经常参加的体育锻炼项目	人数	占比（%）	经常参加的体育锻炼项目	人数	占比（%）
走（散步、健步等各种走）	4042	73.6	骑车	53	1.0
舞蹈（交际舞、体育舞蹈、民间舞蹈等）	366	6.7	足球、篮球、排球等球类运动	52	0.9
武术（武术套路、太极拳、太极剑、木兰扇等）	360	6.6	气功（易筋经、八段锦等）、瑜伽	49	0.9
乒、羽、网球、柔力球等球类运动	172	3.1	登山、攀岩	32	0.6

续表

经常参加的体育锻炼项目	人数	占比（%）	经常参加的体育锻炼项目	人数	占比（%）
体操（广播操、艺术体操、健美操等）	128	2.3	游泳	26	0.5
跑步	95	1.7	其他	45	0.8
保龄球、地掷球、门球	75	1.4			

对监测对象参加体育锻炼的原因进行调查，59.3%的老年人参加体育锻炼的原因是增加身体活动量，其次是消遣娱乐、防病治病等（表2-3-12）。

表2-3-12　参加体育锻炼的原因、人数及占比

参加体育锻炼的原因	人数	占比（%）	参加体育锻炼的原因	人数	占比（%）
增加身体活动量	3252	59.3	减肥、保持健康体重	64	1.2
消遣娱乐	986	18.0	社交	64	1.2
防病治病	770	14.0	提高运动技能、技巧	43	0.8
减轻压力、调节情绪	145	2.6	说不清楚	33	0.6
健美、保持身材	101	1.8	其他	25	0.5

对影响监测对象参加体育锻炼的障碍进行调查，22.8%的老年人认为体育锻炼没有障碍，而13.9%的老年人认为参加体育锻炼的主要障碍是没兴趣。参加体育锻炼的其他障碍包括家务忙，缺少时间；雨雪、雾霾等天气影响；惰性；身体弱，不宜参加；身体很好，不用参加；体力工作多，不必参加；缺乏锻炼知识或指导；工作忙，缺少时间；缺乏组织；怕受伤；认为没有必要；等等（表2-3-13）。

表2-3-13　影响参加体育锻炼的障碍、人数及占比

影响体育锻炼的障碍	人数	占比（%）	影响体育锻炼的障碍	人数	占比（%）
没有障碍	1959	22.8	缺乏锻炼知识或指导	251	2.9
没兴趣	1196	13.9	工作忙，缺少时间	214	2.5
家务忙，缺少时间	1174	13.7	缺乏组织	160	1.9
雨雪、雾霾等天气影响	1163	13.6	怕受伤	94	1.1
惰性	798	9.3	认为没有必要	62	0.7
身体弱，不宜参加	695	8.1	缺乏场地设施	46	0.5
身体很好，不用参加	368	4.3	其他	57	0.7
体力工作多，不必参加	346	4.0			

3. 身体形态

（1）身高

总体来看，男女老年人身高平均数都随着年龄的增加而减小，变化范围男性为164.0～166.3厘米，女性为153.6～155.5厘米。男性老年人各年龄组身高平均数均大于女性，差异具有统计学意义（$p<0.01$）。男女各年龄组城镇老年人身高平均数均大于乡村老年人（图2-3-1、图2-3-2）。

（2）体重和BMI

男女老年人体重平均数随年龄增加而减小，变化范围男性为65.0～67.7

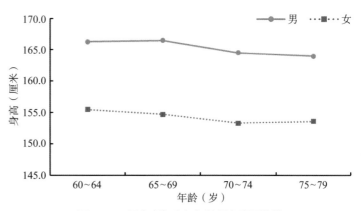

图2-3-1　男女老年人各年龄组身高平均数

千克，女性为56.7~58.7千克。男性各年龄组体重平均数均大于女性，差异具有统计学意义（$p<0.01$）。不同年龄组比较，男性与女性的体重平均数存在显著性差异（$p<0.01$）。城镇与乡村比较，60~64岁、65~69岁、70~74岁年龄组的体重平均数相差不大，但75~79岁年龄组，城镇体重平均数明显高于乡村（$p<0.01$）（图2-3-3、图2-3-4）。

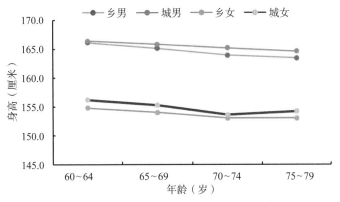

图2-3-2　城乡男女老年人各年龄组身高平均数

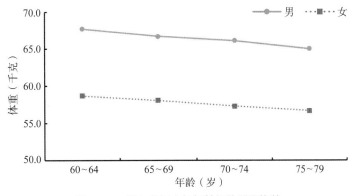

图2-3-3　男女老年人各年龄组体重平均数

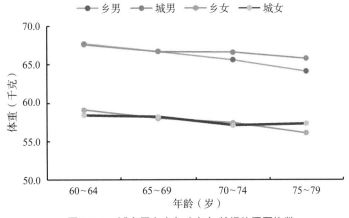

图2-3-4　城乡男女老年人各年龄组体重平均数

男女老年人BMI平均数随年龄增加而波动变化，变化范围男性为24.1~24.5千克/米²，女性为24.1~24.4千克/米²。按照中国人BMI分级标准对老年人群的体重进行评价，男女老年人各年龄组中体重过轻人群占比最低。就男性老年人而言，在65~69岁、70~74岁、75~79岁年龄组中，超重人群占比最高，分别为32.5%、35.0%、37.3%。就女性老年人而言，在60~64岁、65~69岁年龄组中，肥胖人群占比最高，分别为31.7%、34.1%。总体而言，男女老年人各年龄组的超重及肥胖人群占比总和超过50%（图2-3-5、图2-3-6）。

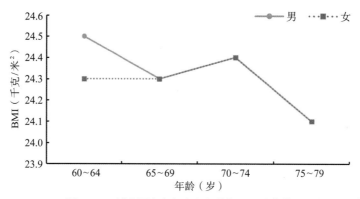

图2-3-5 城乡男女老年人各年龄组BMI平均数

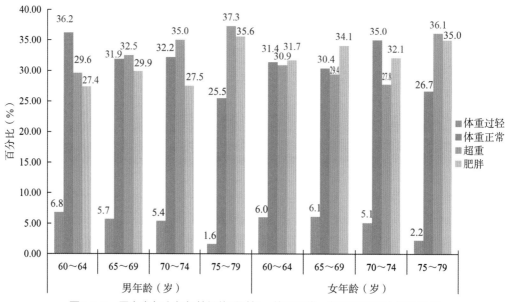

图2-3-6 男女老年人各年龄组体重过轻、体重正常、超重和肥胖人数百分比

（3）腰围

男女老年人腰围平均数随年龄增长而波动变化，变化范围男性为86.9~87.7厘米，女性为83.7~85.4厘米。女性老年人不同年龄组腰围平均数存在显著性差异（$p<0.01$），城乡、不同性别间差异也有显著性（$p<0.01$）（图2-3-7、图2-3-8）。

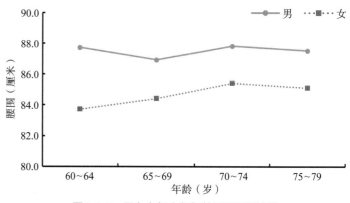

图2-3-7 男女老年人各年龄组腰围平均数

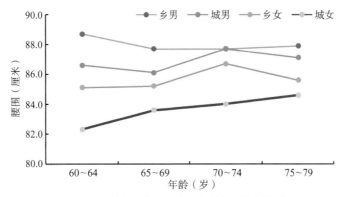

图2-3-8 城乡男女老年人各年龄组腰围平均数

（4）臀围

男女老年人臀围平均数随年龄增长而波动变化，变化范围男性为93.8~94.3厘米，女性为92.7~93.1厘米。城乡、不同性别的差异导致了臀围平均数间差异存在显著性（$p<0.01$）（图2-3-9、图2-3-10）。

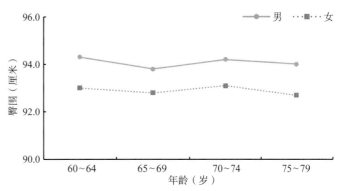

图2-3-9 男女老年人各年龄组臀围平均数

4. 身体机能

（1）安静脉搏

男性老年人安静脉搏平均数随年龄增长先降低再升高，女性老年人安静脉搏平均数随年龄增长而上升，变化范围男性为77.8~79.1次/分，女性为79.1~80.2次/分。男女性老年人的安静脉搏平均数之间存在显著性差异（$p<0.01$），但各年龄组的城乡男女性老年人之间不存在显著性差异（图2-3-11、图2-3-12）。

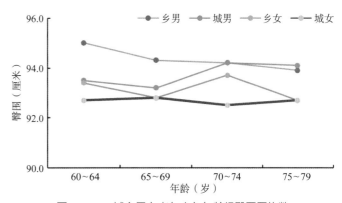

图2-3-10 城乡男女老年人各年龄组臀围平均数

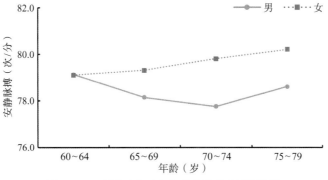

图2-3-11 男女老年人各年龄组安静脉搏平均数

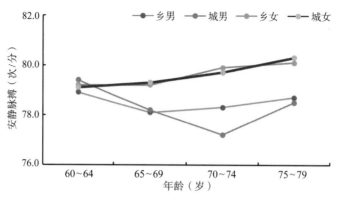

图2-3-12　城乡男女老年人各年龄组安静脉搏平均数

（2）血压

男性老年人收缩压平均数随年龄增长而增高，变化范围男性为138.9～144.3毫米汞柱，女性为138.6～143.4毫米汞柱。男女性老年人舒张压平均数随年龄增长而降低，变化范围男性为80.8～83.2毫米汞柱，女性为78.1～80.7毫米汞柱。就老年人而言，舒张压平均数存在性别差异（$p<0.01$），但收缩压平均数不存在性别上的显著性差异。老年人的舒张压和收缩压平均数均不存在城乡的显著性差异。男女性老年人的收缩压和舒张压平均数在不同年龄组的差异均有显著性（$p<0.01$）（图2-3-13、图2-3-14、图2-3-15）。

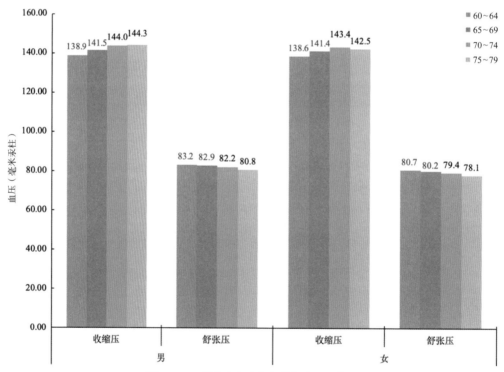

图2-3-13　男女老年人各年龄组血压平均数

（3）肺活量

男女性老年人肺活量平均数随年龄增长而下降，变化范围男性为2115.9～2671.3毫升，女性为1608.1～1923.2毫升。男女性老年人的肺活量平均数在不同年龄组的差异均有显著性（$p<0.01$）。不同性别比较，男性肺活量平均数显著大于同龄女性（$p<0.01$）。城镇和乡村比较，乡村男性老年人肺活量整体大于同龄城镇老年人（$p<0.01$），乡村女性老年人肺活量和城镇女性老年人肺活量基本持平（图2-3-16、图2-3-17）。

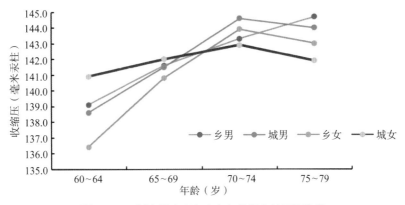

图2-3-14 城乡男女老年人各年龄组收缩压平均数

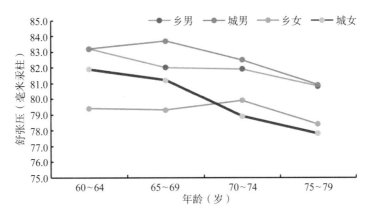

图2-3-15 城乡男女老年人各年龄组舒张压平均数

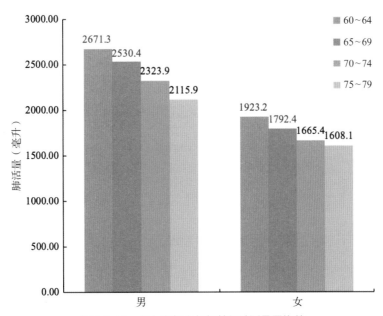

图2-3-16 男女老年人各年龄组肺活量平均数

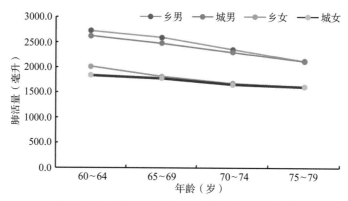

图2-3-17 城乡男女老年人各年龄组肺活量平均数

5. 身体素质

（1）力量素质

男女老年人握力平均数随年龄增长而下降，变化范围男性为31.2~37.5千克，女性为22.4~24.4千克。各年龄组间的男女性老年人的握力平均数存在显著性差异（$p<0.01$）。此外，老年人的握力平均数在性别和城乡方面有显著性差异（$p<0.01$），具体为男性高于女性，乡村高于城镇（图2-3-18、图2-3-19）。

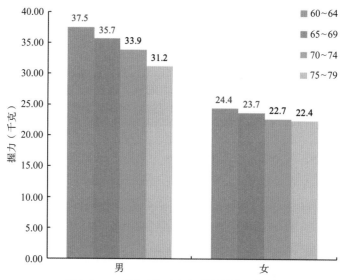

图2-3-18 男女老年人各年龄组握力平均数

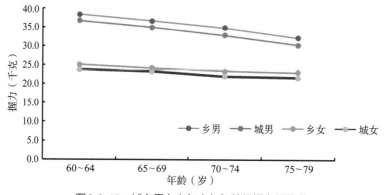

图2-3-19 城乡男女老年人各年龄组握力平均数

（2）柔韧素质

男女老年人坐位体前屈平均数随年龄增长而下降，变化范围男性为-0.2~3.5厘米，女性为3.0~8.5厘米。各年龄组间的男女老年人的坐位体前屈平均数存在显著性差异（$p<0.01$）。此外，老年人的坐位体前屈平均数在性别和城乡方面有显著性差异（$p<0.01$），具体为女性高于男性，城镇女性高于农村女性，除70~74岁男性外，乡村男性高于城镇男性（图2-3-20、图2-3-21）。

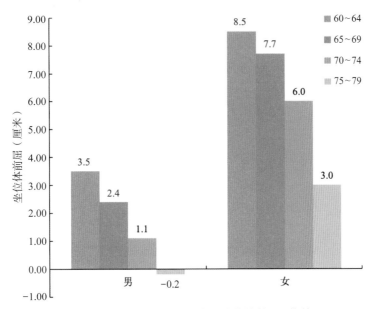

图2-3-20 男女老年人各年龄组坐位体前屈平均数

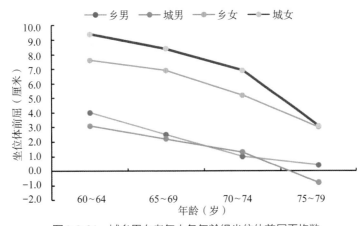

图2-3-21 城乡男女老年人各年龄组坐位体前屈平均数

（3）平衡能力

男女老年人闭眼单脚站立平均数随年龄增长而下降，变化范围男性为14.2~16.3秒，女性为13.0~16.5秒。各年龄组间的男女老年人的闭眼单脚站立平均数存在显著性差异（$p<0.01$）。此外，老年人的闭眼单脚站立平均数在城乡方面有显著性差异（$p<0.01$），具体为城镇高于乡村（图2-3-22、图2-3-23）。

（4）反应能力

男女老年人选择反应时平均数随年龄增长而增加，变化范围男性为0.68~0.76秒，女性为0.71~0.79秒。男女老年人的各年龄组之间存在显著性差异（$p<0.01$）。此外，老年人的选择反应时平均数在性别方面有显著性差异（$p<0.01$），具体为女性高于男性。城乡男女老年人各年龄组选择反应时平均数无显著性差异（图2-3-24、图2-3-25）。

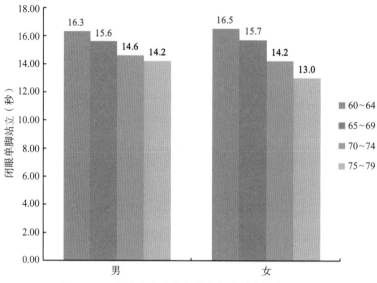

图2-3-22　男女老年人各年龄组闭眼单脚站立平均数

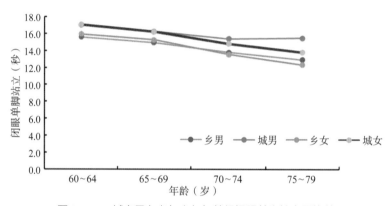

图2-3-23　城乡男女老年人各年龄组闭眼单脚站立平均数

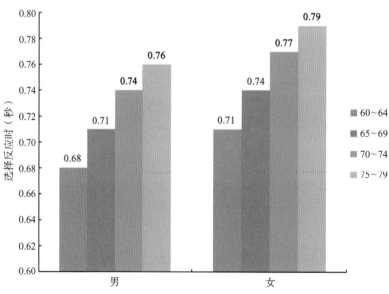

图2-3-24　男女老年人各年龄组选择反应时平均数

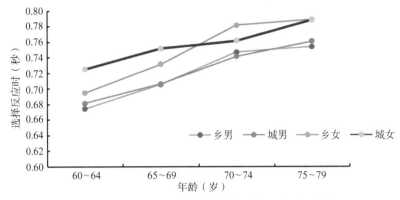

图2-3-25 城乡男女老年人各年龄组选择反应时平均数

（二）2020年与2014年体质监测结果比较

1. 身体形态比较

（1）身高

与2014年的监测数据相比，2020年老年男性或女性的身高平均数均呈现上升趋势，且存在显著性差异（$p<0.01$），其中女性65~69岁年龄组的差异变化最大，差值为1.0厘米（图2-3-26）。

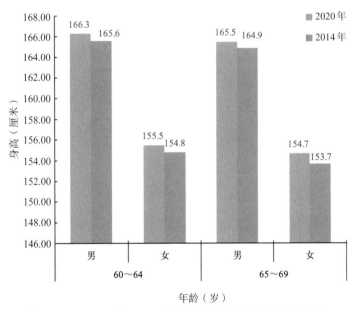

图2-3-26 2020年与2014年老年人各年龄组身高平均数比较

（2）体重与BMI

对比2020年与2014年的监测数据，不论老年男性还是老年女性，体重平均数均呈现上升趋势，且存在显著性差异（$p<0.01$）。其中男性各年龄组的体重增长范围为1.9~2.0千克，而女性各年龄组的体重均增长了1.1千克（图2-3-27）。

除此以外，按照成年人BMI的评价等级，2020年与2014年相比，不论男性还是女性，体重正常人数百分比均呈下降趋势，其中男性65~69岁年龄组下降百分比最高，达到6.0%。而超重人数百分比均呈上升趋势，其中女性65~69岁年龄组上升百分比最高，达到6.4%。除女性60~64岁年龄组以外，其余男女性各年龄组的变化呈显著性差异（$p<0.01$）（图2-3-28）。

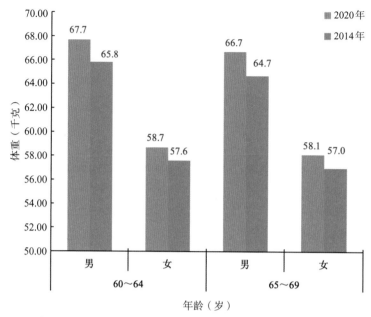

图2-3-27 2020年与2014年老年人各年龄组体重平均数比较

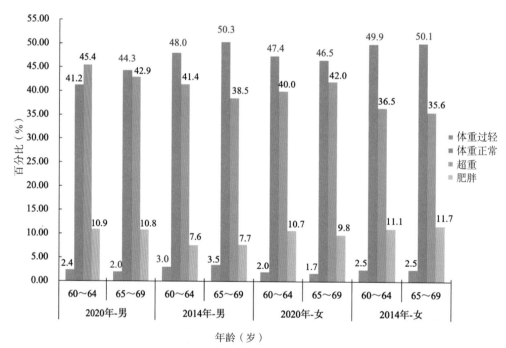

图2-3-28 2020年与2014年老年人各年龄组BMI平均数比较

（3）腰围

2020年老年男女性的各年龄组腰围平均数均大于2014年同年龄组，其中男性的差值范围为2.1~2.3厘米，女性的差值范围0.5~0.6厘米。两个年度间差值在60~64岁最大，且较上一年度，男女性均存在显著性差异（$p<0.05$）（图2-3-29）。

（4）臀围

对比2020年与2014年的监测数据，不论男女，各年龄组臀围平均数均呈现上升趋势，男性上升范围为1.2~2.3厘米，女性上升范围为0.2~0.6厘米，且年龄越大，臀围平均数变化值越大。此外，较上一年度，男性各年龄组的变化趋势存在显著性差异（$p<0.01$），女性各年龄组的变化趋势差异性不显著（图2-3-30）。

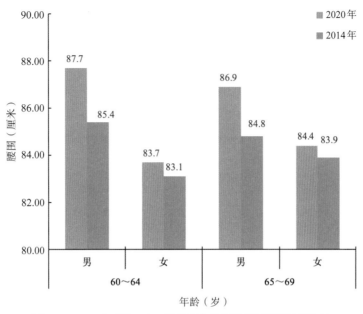

图2-3-29 2020年与2014年老年人各年龄组腰围平均数比较

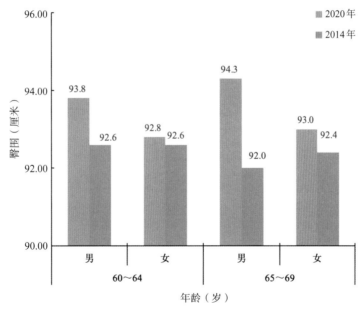

图2-3-30 2020年与2014年老年人各年龄组臀围平均数比较

2. 身体机能比较

（1）安静脉搏

2020年老年男性各年龄组安静脉搏平均数均高于2014年，差值范围1.9~3.4次/分，60~64岁年龄组的差值最大。2020年老年女性各年龄组安静脉搏平均数均高于2014年，差值范围2.2~3.0次/分，同样地，60~64岁年龄组的差值最大。此外，较上一年度，男女性各年龄组的变化趋势均存在显著性差异（$p<0.01$）（图2-3-31）。

（2）血压

对比2020年与2014年的监测数据性，老年男性、女性的收缩压和舒张压的平均数均呈现上升趋势。其中男性收缩压平均数的变化范围为6.4~7.0毫米汞柱，舒张压平均数的变化范围为3.7~4.6毫米汞柱；女性收缩压平均数的变化范围为8.2~10.1毫米汞柱，舒张压平均数的变化范围为3.9~4.8毫米汞柱。此外，较上一年度，男女性各年龄组的变化趋势均存在显著性差异（$p<0.01$）（图2-3-32）。

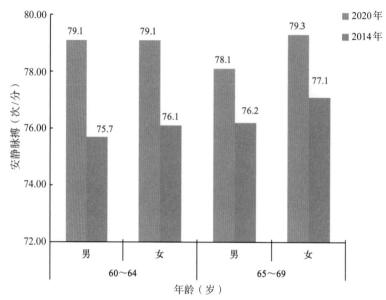

图2-3-31　2020年与2014年老年人各年龄组安静脉搏平均数比较

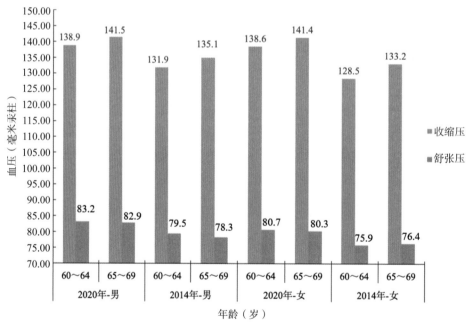

图2-3-32　2020年与2014年老年人各年龄组血压平均数比较

（3）肺活量

与2014年的监测数据相比，2020年监测数据表明，除女性60~64岁组以外，其余年龄组肺活量平均数均呈现下降趋势，变化趋势无差异性。女性60~64岁组肺活量平均数呈上升趋势，且该年龄组的变化趋势存在显著性差异（$p<0.01$）（图2-3-33）。

3. 身体素质比较

（1）力量素质

与2014年的监测数据相比，2020年监测数据表明，老年男性各年龄组的握力平均数均呈现下降趋势，变化范围为0.4~0.5千克，各年龄组的变化趋势无显著性差异。老年女性各年龄组的握力平均数均呈现上升趋势，变化范围为0.8~1.3千克，且各年龄组的变化趋势均存在显著性差异（$p<0.01$）（图2-3-34）。

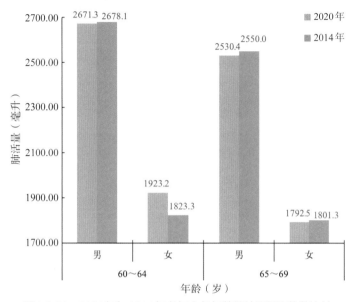

图2-3-33　2020年与2014年老年人各年龄组肺活量平均数比较

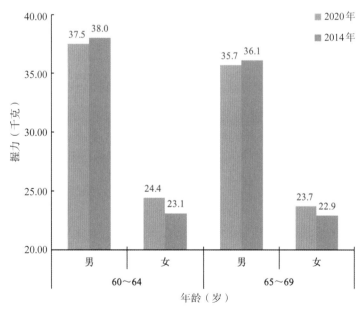

图2-3-34　2020年与2014年老年人各年龄组握力平均数比较

（2）柔韧素质

2020年老年男性、女性坐位体前屈平均数与2014年的监测数据相比，均呈现上升趋势。其中男性坐位体前屈平均数的变化范围为1.5~1.8厘米，女性坐位体前屈平均数的变化范围为1.2~1.6厘米。此外，较上一年度，男女性各年龄组的变化趋势均存在显著性差异（$p<0.01$）（图2-3-35）。

（3）平衡能力

对比2020年与2014年的监测数据，不论老年男性还是女性，闭眼单脚站立平均数均呈现上升趋势，其中男性闭眼单脚站立平均数的变化范围为5.7~7.1秒，女性闭眼单脚站立平均数的变化范围为6.5~8.6秒。此外，较上一年度，男女性各年龄组的变化趋势均存在显著性差异（$p<0.01$）（图2-3-36）。

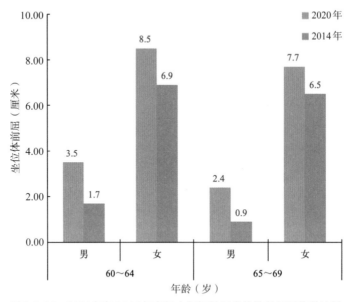

图2-3-35 2020年与2014年老年人各年龄组坐位体前屈平均数比较

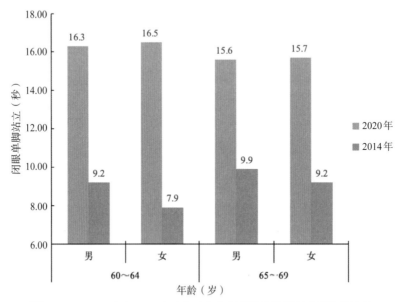

图2-3-36 2020年与2014年老年人各年龄组闭眼单脚站立平均数比较

（4）反应能力

与2014年的监测数据相比，2020年监测数据显示，不论老年男性还是女性，选择反应时的平均数均呈现上升趋势，其中男性选择反应时平均数的变化范围为0.05~0.18秒，女性选择反应时平均数的变化范围为0.03~0.04秒。此外，较上一年度，男女性各年龄组的变化趋势均存在显著性差异（$p<0.01$）（图2-3-37）。

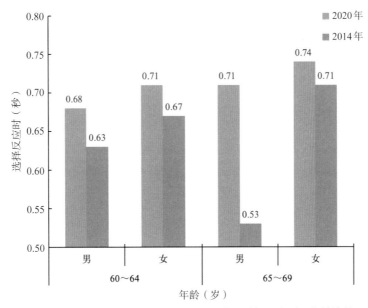

图2-3-37 2020年与2014年老年人各年龄组选择反应时平均数比较

（三）小结

1. 2020年体质监测结果

2020年对全省11个地市老年人的体质健康进行调查，其中包含问卷调查与体质检测部分。问卷调查结果显示：调查对象中有85.3%的老年人的居住场所有公共体育活动场所、设施；步行是最常采取的出行方式；有14.2%的老年人在被调查时仍处于工作状态，最普遍的工作状态是体力付出大（如人工搬运、举重物或挖掘、干农活等）；在闲暇时间老年人最常采取的休闲方式是看电视、电脑、手机、平板（Pad）等；有56.5%的老年人参与体育锻炼；在每周超过1次锻炼的情况下，有76.0%的老年人选择低强度运动，且平均每次锻炼时长60.71分钟；老年人每周参与力量训练的人数占比不足10%；最常见的三种体育锻炼项目分别是走（散步、健步等各种走）、舞蹈（交际舞、体育舞蹈、民间舞蹈等）、武术（武术套路、太极拳、太极剑、木兰扇等）；增加身体活动量、消遣娱乐、防病治病成为老年人参与体育锻炼的主要原因；没兴趣成为影响老年人参与体育锻炼的首要障碍。

老年人身高和体重等身体形态指标平均数，随年龄的增长呈下降趋势；老年人的腰围和臀围等指标平均数则随年龄的增长而波动变化。舒张压、肺活量等身体机能指标平均数随年龄的增长呈下降趋势；收缩压平均数随年龄的增长呈升高趋势；男性老年人安静脉搏平均数随年龄增长先降低再升高，女性老年人安静脉搏平均数随年龄增长而升高。在身体素质方面，随着年龄的增长，力量素质、柔韧素质、平衡能力和反应能力均呈下降趋势；男性的力量素质和反应能力优于女性；女性的柔韧素质好于男性；平衡能力方面男女差别不大。综合来看，老年人的骨骼、肌肉和身体素质等方面基本随年龄的增长而逐渐下降，而肌少性肥胖可能在老年人群体中愈发流行。

2. 2020年与2014年体质监测结果比较

身体形态方面，老年人身高、体重、超重人数百分比、腰围、臀围等指数平均数均呈上升趋势，而体重正常人数百分比呈下降趋势，表现出全身肥胖和腹部肥胖比例呈增长趋势。

身体机能方面，老年人的安静脉搏、收缩压、舒张压平均数呈上升趋势，肺活量平均数大致呈现下降趋势。

身体素质方面，老年人的柔韧素质和平衡素质均呈上升趋势；男性老年人的力量素质呈下降趋势，女性老年人的力量素质呈上升趋势；而老年人的反应能力呈下降趋势。

第三部分

统计数据

一、幼儿（3~6岁）

（一）浙江省幼儿监测指标统计结果

表3-1-1 浙江省幼儿身高样本量、平均数、标准差、百分位数 单位：厘米

性别	年龄（岁）	n	Mean	SD	P_3	P_{10}	P_{25}	P_{50}	P_{75}	P_{90}	P_{97}
男	3	1098	101.7	4.54	93.7	96.0	98.8	101.6	104.6	107.2	110.2
	4	1127	107.6	4.54	99.0	101.8	104.7	107.6	110.6	113.6	116.2
	5	1157	115.0	4.87	105.6	108.6	111.8	115.0	118.3	121.1	124.3
	6	1115	119.0	5.31	109.2	112.1	115.3	118.8	122.6	126.1	129.2
女	3	1097	100.6	4.39	92.8	95.4	97.5	100.5	103.5	106.0	108.8
	4	1142	106.9	4.48	98.9	101.1	103.8	106.9	109.9	112.6	115.4
	5	1167	114.0	4.74	105.4	108.1	110.8	114.0	117.2	120.2	123.2
	6	1114	117.7	5.24	107.8	111.0	114.4	117.7	121.3	124.5	127.9

注：n为样本量；Mean为平均数；SD为标准差；P_3为第3个百分位数（P_{10}为第10个百分位数，……），下同。

表3-1-2 浙江省幼儿坐高样本量、平均数、标准差、百分位数 单位：厘米

性别	年龄（岁）	n	Mean	SD	P_3	P_{10}	P_{25}	P_{50}	P_{75}	P_{90}	P_{97}
男	3	1098	58.4	3.16	52.9	54.8	56.4	58.4	60.3	61.8	63.8
	4	1127	61.1	3.13	55.3	57.4	59.3	61.2	62.8	64.5	66.5
	5	1157	64.7	3.01	58.6	60.9	62.9	64.9	66.7	68.4	69.9
	6	1115	66.4	3.85	60.2	62.3	64.3	66.4	68.5	70.4	72.6
女	3	1097	57.8	3.06	51.7	54.1	56.0	57.8	59.6	61.3	63.1
	4	1142	60.9	3.17	55.2	57.0	59.0	61.0	62.7	64.4	66.3
	5	1167	64.4	2.87	58.8	60.9	62.6	64.4	66.2	67.9	69.8
	6	1114	65.8	3.14	59.1	61.8	63.9	66.0	67.9	69.5	71.3

表3-1-3 浙江省幼儿坐高/身高×100样本量、平均数、标准差、百分位数 单位：厘米

性别	年龄（岁）	n	Mean	SD	P_3	P_{10}	P_{25}	P_{50}	P_{75}	P_{90}	P_{97}
男	3	1098	57.4	1.68	54.1	55.4	56.6	57.6	58.4	59.2	60.0
	4	1127	56.8	1.65	53.8	55.0	55.9	56.8	57.7	58.4	59.1
	5	1157	56.3	1.31	53.7	54.7	55.5	56.3	57.1	57.8	58.6
	6	1115	55.8	2.06	53.2	54.3	55.0	55.8	56.6	57.2	58.1
女	3	1097	57.4	1.60	54.0	55.3	56.5	57.6	58.4	59.2	60.0
	4	1142	56.9	1.52	54.2	55.3	56.1	57.0	57.8	58.5	59.2
	5	1167	56.5	1.28	54.1	55.0	55.7	56.5	57.3	58.0	58.7
	6	1114	55.9	1.45	53.1	54.1	55.1	55.9	56.9	57.6	58.5

表3-1-4 浙江省幼儿体重样本量、平均数、标准差、百分位数 单位：千克

性别	年龄（岁）	n	Mean	SD	P_3	P_{10}	P_{25}	P_{50}	P_{75}	P_{90}	P_{97}
男	3	1098	16.5	2.14	12.3	14.1	15.2	16.4	17.9	19.2	21.2
	4	1127	18.4	2.54	14.2	15.6	16.8	18.1	19.8	21.7	24.4
	5	1157	21.2	3.24	16.2	17.6	19.0	20.7	23.0	25.6	28.6
	6	1115	23.0	3.83	17.6	18.8	20.3	22.2	25.0	28.4	32.0
女	3	1097	15.9	2.03	12.0	13.3	14.6	15.8	17.0	18.4	20.1
	4	1142	17.8	2.37	13.7	15.0	16.1	17.6	19.1	20.8	23.0
	5	1167	20.2	2.86	15.5	17.0	18.2	19.9	21.7	24.0	26.4
	6	1114	21.7	3.45	16.8	18.0	19.4	21.2	23.4	25.8	30.4

表3-1-5 浙江省幼儿BMI样本量、平均数、标准差、百分位数　　　　　单位：千克/米²

性别	年龄（岁）	n	Mean	SD	P₃	P₁₀	P₂₅	P₅₀	P₇₅	P₉₀	P₉₇
男	3	1098	16.0	1.64	12.2	14.2	15.1	16.0	16.9	18.0	19.0
	4	1127	15.9	1.58	12.8	14.1	14.9	15.8	16.7	17.8	19.1
	5	1157	16.0	1.83	12.9	14.0	14.8	15.8	16.8	18.3	19.9
	6	1115	16.2	1.98	13.2	14.0	14.9	15.8	17.2	18.8	20.6
女	3	1097	15.7	1.54	12.3	13.9	14.8	15.7	16.5	17.4	18.8
	4	1142	15.5	1.52	12.5	13.8	14.5	15.4	16.4	17.4	18.6
	5	1167	15.5	1.68	12.6	13.7	14.5	15.3	16.4	17.5	19.1
	6	1114	15.6	1.84	12.8	13.6	14.4	15.4	16.6	17.9	19.8

表3-1-6 浙江省幼儿体重/身高×1000样本量、平均数、标准差、百分位数

性别	年龄（岁）	n	Mean	SD	P₃	P₁₀	P₂₅	P₅₀	P₇₅	P₉₀	P₉₇
男	3	1098	162.40	17.61	126.2	141.6	152.5	161.6	172.9	184.6	196.9
	4	1127	170.74	19.15	135.8	149.5	159.3	169.0	180.7	194.4	212.2
	5	1157	183.97	23.53	146.6	157.4	168.8	180.8	195.5	216.1	236.6
	6	1115	192.44	26.80	153.6	163.8	174.3	187.5	206.4	232.5	255.8
女	3	1097	157.58	16.67	123.7	138.1	147.8	157.0	167.3	177.8	191.6
	4	1142	165.85	18.10	133.2	144.5	154.7	164.7	175.2	188.1	205.9
	5	1167	176.65	21.00	142.9	153.5	163.4	174.3	186.1	202.9	222.2
	6	1114	183.94	24.34	149.5	157.6	167.8	180.7	195.0	213.8	244.8

表3-1-7 浙江省幼儿胸围样本量、平均数、标准差、百分位数　　　　　单位：厘米

性别	年龄（岁）	n	Mean	SD	P₃	P₁₀	P₂₅	P₅₀	P₇₅	P₉₀	P₉₇
男	3	1098	52.7	3.70	46.5	48.6	50.4	52.5	54.9	57.3	59.8
	4	1127	53.6	3.78	45.4	49.4	51.4	53.6	55.8	58.2	60.9
	5	1157	55.3	4.45	46.1	50.4	52.7	55.1	58.0	60.8	63.1
	6	1115	56.7	4.75	48.7	51.7	53.9	56.3	59.4	62.3	66.4
女	3	1097	51.3	3.53	44.2	47.3	49.4	51.5	53.4	55.6	57.9
	4	1142	52.2	4.40	44.7	48.0	50.3	52.2	54.4	57.1	60.0
	5	1167	53.6	4.86	44.3	48.8	51.5	53.6	56.2	59.0	61.7
	6	1114	55.0	4.88	45.8	50.3	52.8	55.2	57.5	60.3	63.6

表3-1-8 浙江省幼儿胸围/身高×100样本量、平均数、标准差、百分位数

性别	年龄（岁）	n	Mean	SD	P₃	P₁₀	P₂₅	P₅₀	P₇₅	P₉₀	P₉₇
男	3	1098	51.8	3.71	44.4	47.8	49.6	51.8	54.1	56.3	59.2
	4	1127	49.8	3.52	42.0	45.9	47.9	50.0	52.0	54.1	56.3
	5	1157	48.1	3.70	40.6	43.8	46.1	48.2	50.2	52.3	54.8
	6	1115	47.7	3.63	41.6	43.6	45.5	47.6	49.7	51.9	55.0
女	3	1097	51.1	3.66	44.1	47.1	49.0	51.0	53.4	55.4	57.7
	4	1142	48.9	4.12	41.3	44.9	47.0	49.0	51.2	53.4	55.6
	5	1167	47.1	4.25	39.2	42.9	45.2	47.1	49.4	51.6	54.4
	6	1114	46.8	3.95	39.6	42.6	44.8	46.8	49.0	51.1	53.8

表3-1-9 浙江省幼儿体脂率样本量、平均数、标准差、百分位数　　　　单位：%

性别	年龄（岁）	n	Mean	SD	P$_3$	P$_{10}$	P$_{25}$	P$_{50}$	P$_{75}$	P$_{90}$	P$_{97}$
男	3	1098	19.6	4.49	9.2	13.5	17.1	19.8	22.6	25.2	27.6
	4	1127	18.9	4.63	9.0	13.0	16.0	19.0	21.8	24.5	28.1
	5	1157	19.6	5.08	9.4	13.5	16.2	19.5	22.8	26.2	29.6
	6	1115	18.9	5.55	8.9	12.0	15.2	18.3	22.5	26.8	30.1
女	3	1097	23.4	4.41	12.5	17.9	21.1	23.8	26.2	28.5	30.4
	4	1142	22.3	4.50	11.9	17.0	20.0	22.5	25.1	27.8	30.7
	5	1167	22.2	4.65	12.9	16.4	19.3	22.3	24.8	28.2	31.2
	6	1114	21.1	5.21	11.5	14.7	17.5	20.8	24.2	27.8	32.1

表3-1-10 浙江省幼儿安静心率样本量、平均数、标准差、百分位数　　　　单位：次/分

性别	年龄（岁）	n	Mean	SD	P$_3$	P$_{10}$	P$_{25}$	P$_{50}$	P$_{75}$	P$_{90}$	P$_{97}$
男	3	1098	100.5	11.52	80	86	93	100	108	115	124
	4	1127	99.0	10.76	80	85	91	99	106	114	120
	5	1157	97.9	10.76	80	85	90	97	105	112	120
	6	1115	95.8	10.70	78	82	89	95	103	110	117
女	3	1097	101.6	11.73	80	87	93	102	110	116	125
	4	1142	100.5	11.26	81	87	93	100	108	115	123
	5	1167	98.0	10.50	80	85	90	98	105	113	118
	6	1114	96.0	11.16	78	83	88	95	103	111	119

表3-1-11 浙江省幼儿15米绕障碍跑样本量、平均数、标准差、百分位数　　　　单位：秒

性别	年龄（岁）	n	Mean	SD	P$_3$	P$_{10}$	P$_{25}$	P$_{50}$	P$_{75}$	P$_{90}$	P$_{97}$
男	3	1098	9.0	1.78	6.3	7.0	7.9	8.7	9.8	11.2	13.1
	4	1127	8.0	1.40	5.8	6.6	7.1	7.8	8.7	9.8	11.2
	5	1157	7.1	1.07	5.3	6.0	6.4	6.9	7.5	8.3	9.5
	6	1115	7.0	1.02	5.3	5.9	6.4	6.9	7.5	8.1	9.1
女	3	1097	9.3	1.79	6.5	7.5	8.1	9.0	10.1	11.6	13.6
	4	1142	8.2	1.31	6.0	6.7	7.4	8.0	8.7	9.7	11.0
	5	1167	7.4	1.10	5.5	6.2	6.7	7.2	7.9	8.7	9.8
	6	1114	7.2	1.09	5.5	6.1	6.6	7.0	7.6	8.2	9.6

表3-1-12 浙江省幼儿双脚连续跳样本量、平均数、标准差、百分位数　　　　单位：秒

性别	年龄（岁）	n	Mean	SD	P$_3$	P$_{10}$	P$_{25}$	P$_{50}$	P$_{75}$	P$_{90}$	P$_{97}$
男	3	1098	9.1	3.68	4.6	5.3	6.4	8.3	10.9	13.9	18.3
	4	1127	6.9	2.20	4.3	4.7	5.4	6.4	7.9	10.1	12.4
	5	1157	5.7	1.44	4.0	4.3	4.7	5.3	6.2	7.4	9.2
	6	1115	5.4	1.22	3.8	4.2	4.6	5.1	5.9	6.9	8.5
女	3	1097	9.1	3.56	4.9	5.5	6.5	8.1	10.7	14.1	17.8
	4	1142	6.9	1.97	4.4	4.9	5.5	6.4	7.8	9.6	11.5
	5	1167	5.7	1.37	4.1	4.4	4.9	5.4	6.2	7.4	9.1
	6	1114	5.5	1.16	3.9	4.4	4.7	5.3	5.9	7.1	8.4

表3-1-13　浙江省幼儿立定跳远样本量、平均数、标准差、百分位数　　　　单位：厘米

性别	年龄（岁）	n	Mean	SD	P_3	P_{10}	P_{25}	P_{50}	P_{75}	P_{90}	P_{97}
男	3	1098	64.2	17.79	29	40	52	65	77	87	96
	4	1127	82.0	16.46	49	62	71	83	93	103	113
	5	1157	96.8	16.10	66	76	86	97	108	118	125
	6	1115	104.0	16.56	71	83	93	104	116	126	134
女	3	1097	63.0	16.37	29	42	52	63	73	84	93
	4	1142	78.4	14.70	49	60	69	79	89	98	105
	5	1167	92.0	15.36	62	72	81	93	103	112	120
	6	1114	97.8	14.96	71	78	88	98	108	117	127

表3-1-14　浙江省幼儿握力样本量、平均数、标准差、百分位数　　　　单位：千克

性别	年龄（岁）	n	Mean	SD	P_3	P_{10}	P_{25}	P_{50}	P_{75}	P_{90}	P_{97}
男	3	1098	4.5	1.89	1.7	2.2	3.1	4.2	5.6	6.9	8.6
	4	1127	5.6	2.01	2.0	3.0	4.2	5.5	6.9	8.1	9.7
	5	1157	6.9	2.21	2.6	3.9	5.4	6.9	8.3	9.8	11.0
	6	1115	7.9	2.38	3.4	4.9	6.2	7.8	9.5	11.1	12.4
女	3	1097	4.1	1.79	1.4	2.0	2.8	3.8	5.1	6.4	8.0
	4	1142	4.9	1.89	1.7	2.6	3.5	4.7	6.0	7.3	8.9
	5	1167	6.0	2.12	2.2	3.3	4.5	5.9	7.2	8.7	10.3
	6	1114	6.8	2.27	2.8	3.9	5.2	6.7	8.2	9.8	11.3

表3-1-15　浙江省幼儿坐位体前屈样本量、平均数、标准差、百分位数　　　　单位：厘米

性别	年龄（岁）	n	Mean	SD	P_3	P_{10}	P_{25}	P_{50}	P_{75}	P_{90}	P_{97}
男	3	1098	10.7	4.64	2.0	5.0	7.5	10.7	13.9	16.6	19.9
	4	1127	10.1	5.07	0.0	3.4	6.7	10.2	13.5	16.3	19.2
	5	1157	9.3	5.66	−2.0	2.0	5.5	9.3	13.3	16.6	19.8
	6	1115	8.5	5.40	−2.1	1.6	4.9	8.7	12.2	15.3	18.4
女	3	1097	11.3	4.79	2.7	4.8	7.9	11.8	14.6	17.3	19.5
	4	1142	11.8	4.62	2.8	5.6	8.5	12.1	15.1	17.6	19.6
	5	1167	12.3	5.05	2.2	5.6	9.0	12.6	15.8	18.6	20.7
	6	1114	11.9	5.12	2.2	4.9	8.6	11.9	15.7	18.4	20.8

表3-1-16　浙江省幼儿走平衡木样本量、平均数、标准差、百分位数　　　　单位：秒

性别	年龄（岁）	n	Mean	SD	P_3	P_{10}	P_{25}	P_{50}	P_{75}	P_{90}	P_{97}
男	3	1098	11.2	6.68	4.8	5.5	6.8	9.2	13.0	19.7	27.6
	4	1127	8.9	4.81	4.3	4.8	5.8	7.5	10.3	14.8	21.0
	5	1157	6.7	2.89	3.7	4.1	4.8	5.9	7.9	10.1	14.2
	6	1115	6.5	3.23	3.5	3.8	4.5	5.6	7.3	10.5	14.5
女	3	1097	10.7	6.28	4.8	5.6	6.7	8.8	12.6	17.9	27.7
	4	1142	8.8	4.56	4.3	4.9	5.9	7.6	10.3	14.1	19.9
	5	1167	6.9	2.99	3.7	4.2	5.0	6.2	7.9	10.5	14.1
	6	1114	6.6	3.33	3.5	3.9	4.6	5.7	7.4	9.7	15.1

（二）浙江省城镇、乡村幼儿监测指标统计结果

表3-1-17　浙江省城乡幼儿身高样本量、平均数、标准差、百分位数　　　　单位：厘米

性别	类别	年龄（岁）	n	Mean	SD	P_3	P_{10}	P_{25}	P_{50}	P_{75}	P_{90}	P_{97}
男	乡村	3	534	101.4	4.78	93.3	95.6	98.2	101.1	104.5	107.0	110.1
		4	561	107.2	4.79	98.1	101.1	104.0	107.1	110.3	113.5	116.3
		5	589	114.4	4.79	104.7	108.3	111.4	114.6	117.6	120.5	123.5
		6	558	118.7	5.26	108.8	112.1	114.9	118.6	122.3	125.9	128.8
	城镇	3	564	102.1	4.27	94.6	96.8	99.4	101.9	104.7	107.2	110.3
		4	566	108.1	4.24	100.0	102.6	105.3	108.1	110.9	113.7	116.1
		5	568	115.7	4.88	106.2	109.6	112.4	115.7	118.8	121.9	124.7
		6	557	119.3	5.35	109.2	112.0	115.7	119.4	122.9	126.3	129.3
女	乡村	3	545	100.5	4.70	92.6	94.9	97.1	100.3	103.3	106.1	109.3
		4	569	106.8	4.65	98.3	100.6	103.7	106.9	109.9	112.7	115.4
		5	581	113.6	4.65	104.7	107.6	110.5	113.6	116.7	119.5	122.5
		6	559	117.1	5.31	107.0	110.4	113.6	116.9	120.4	123.6	127.5
	城镇	3	552	100.8	4.06	93.3	95.9	98.0	100.7	103.7	106.0	108.2
		4	573	107.0	4.31	99.2	101.4	104.1	106.8	109.8	112.5	115.6
		5	586	114.4	4.80	105.7	108.7	111.0	114.4	117.5	120.6	124.5
		6	555	118.4	5.10	109.0	111.5	115.0	118.3	121.8	124.8	128.1

表3-1-18　浙江省城乡幼儿坐高样本量、平均数、标准差、百分位数　　　　单位：厘米

性别	类别	年龄（岁）	n	Mean	SD	P_3	P_{10}	P_{25}	P_{50}	P_{75}	P_{90}	P_{97}
男	乡村	3	534	58.1	3.35	52.2	54.3	56.0	58.1	60.1	61.7	63.7
		4	561	60.9	3.39	55.0	56.8	59.0	61.1	62.8	64.5	66.8
		5	589	64.5	3.04	58.4	60.8	62.5	64.7	66.6	68.0	69.8
		6	558	66.3	3.16	60.4	62.4	64.3	66.4	68.3	70.4	72.6
	城镇	3	564	58.8	2.93	53.8	55.4	57.0	58.7	60.4	62.0	63.8
		4	566	61.3	2.83	55.9	57.7	59.5	61.3	62.8	64.6	66.5
		5	568	65.0	2.95	59.4	61.1	63.2	65.1	66.8	68.8	70.2
		6	557	66.6	4.44	59.8	62.0	64.4	66.5	68.6	70.4	72.7
女	乡村	3	545	57.6	3.36	51.3	53.9	55.7	57.5	59.4	61.4	63.3
		4	569	60.9	3.50	55.0	56.7	59.0	61.0	62.7	64.5	66.5
		5	581	64.2	2.83	58.8	60.7	62.4	64.3	65.9	67.7	69.4
		6	559	65.7	3.18	59.1	61.9	63.7	65.7	67.8	69.6	71.3
	城镇	3	552	57.9	2.72	52.4	54.4	56.3	58.1	59.7	61.1	62.6
		4	573	60.9	2.81	55.8	57.4	59.0	61.0	62.6	64.4	66.2
		5	586	64.6	2.89	58.8	61.1	62.8	64.5	66.4	68.2	70.3
		6	555	66.0	3.10	59.0	61.8	64.2	66.2	68.1	69.5	71.3

表3-1-19　浙江省城乡幼儿坐高/身高×100样本量、平均数、标准差、百分位数

性别	类别	年龄（岁）	n	Mean	SD	P_3	P_{10}	P_{25}	P_{50}	P_{75}	P_{90}	P_{97}
男	乡村	3	534	57.3	1.76	53.6	55.1	56.3	57.4	58.3	59.2	59.9
		4	561	56.8	1.75	53.6	54.9	56.0	56.9	57.8	58.5	59.4
		5	589	56.3	1.35	53.8	54.7	55.5	56.3	57.3	57.9	58.8
		6	558	55.9	1.37	53.2	54.4	55.1	55.9	56.6	57.3	58.2

性别	类别	年龄（岁）	n	Mean	SD	P₃	P₁₀	P₂₅	P₅₀	P₇₅	P₉₀	P₉₇
男	城镇	3	564	57.5	1.60	54.4	55.5	56.8	57.6	58.4	59.2	60.0
		4	566	56.7	1.54	53.9	55.0	55.9	56.7	57.6	58.3	59.0
		5	568	56.2	1.26	53.6	54.7	55.5	56.3	57.0	57.6	58.4
		6	557	55.8	2.57	53.1	54.1	54.9	55.8	56.5	57.2	57.9
女	乡村	3	545	57.3	1.76	53.5	55.0	56.3	57.5	58.5	59.2	60.3
		4	569	57.0	1.72	54.2	55.3	56.2	57.0	57.8	58.5	59.3
		5	581	56.5	1.24	54.1	54.9	55.6	56.5	57.4	58.1	58.7
		6	559	56.1	1.39	53.3	54.5	55.3	56.1	57.0	57.8	58.6
	城镇	3	552	57.5	1.44	54.5	55.5	56.7	57.6	58.4	59.2	59.8
		4	573	56.9	1.28	54.4	55.3	56.0	57.0	57.8	58.5	59.1
		5	586	56.5	1.31	53.9	55.0	55.7	56.4	57.2	58.0	58.7
		6	555	55.7	1.49	52.8	53.9	54.8	55.8	56.7	57.5	58.3

表3-1-20　浙江省城乡幼儿体重样本量、平均数、标准差、百分位数　　　　单位：千克

性别	类别	年龄（岁）	n	Mean	SD	P₃	P₁₀	P₂₅	P₅₀	P₇₅	P₉₀	P₉₇
男	乡村	3	534	16.4	2.24	12.2	13.8	14.9	16.4	17.8	19.3	21.3
		4	561	18.3	2.61	14.2	15.4	16.5	18.0	19.8	21.7	24.5
		5	589	21.1	3.29	16.1	17.4	18.8	20.5	22.8	25.5	28.2
		6	558	23.0	3.84	17.7	18.9	20.2	22.2	24.8	28.3	32.0
	城镇	3	564	16.7	2.03	12.8	14.3	15.4	16.6	17.9	19.2	21.1
		4	566	18.5	2.46	14.1	15.8	17.0	18.4	19.9	21.9	24.0
		5	568	21.3	3.19	16.4	17.7	19.2	21.0	23.1	25.9	28.8
		6	557	23.0	3.83	17.4	18.6	20.3	22.2	25.1	28.4	31.8
女	乡村	3	545	15.7	2.00	11.9	13.2	14.5	15.7	17.0	18.4	19.6
		4	569	17.8	2.43	13.9	15.0	16.1	17.6	19.1	21.0	23.4
		5	581	20.1	2.97	15.3	16.6	18.0	19.9	21.8	24.0	26.4
		6	559	21.7	3.69	16.3	17.9	19.4	21.2	23.4	25.9	32.1
	城镇	3	552	16.0	2.06	12.2	13.6	14.7	15.9	17.2	18.5	20.2
		4	573	17.7	2.31	13.7	15.2	16.2	17.5	19.0	20.6	22.9
		5	586	20.3	2.74	15.9	17.3	18.5	20.0	21.6	23.9	26.8
		6	555	21.7	3.20	17.1	18.1	19.4	21.1	23.6	25.8	29.4

表3-1-21　浙江省城乡幼儿BMI样本量、平均数、标准差、百分位数　　　　单位：千克/米²

性别	类别	年龄（岁）	n	Mean	SD	P₃	P₁₀	P₂₅	P₅₀	P₇₅	P₉₀	P₉₇
男	乡村	3	534	16.0	1.67	12.2	14.0	15.1	16.0	17.0	18.0	19.3
		4	561	15.9	1.60	12.9	14.2	14.9	15.8	16.7	18.0	19.4
		5	589	16.0	1.87	13.1	14.0	14.9	15.9	16.9	18.4	20.1
		6	558	16.2	1.98	13.2	14.1	15.0	15.9	17.2	18.8	20.7
	城镇	3	564	16.0	1.61	12.2	14.3	15.2	16.0	16.8	17.9	18.8
		4	566	15.8	1.55	12.7	14.1	15.0	15.8	16.6	17.7	18.8
		5	568	15.9	1.78	12.8	14.0	14.8	15.7	16.8	18.2	19.6
		6	557	16.1	1.98	13.2	14.0	14.8	15.7	17.1	18.7	20.6
女	乡村	3	545	15.6	1.53	12.1	13.8	14.8	15.7	16.5	17.2	18.6
		4	569	15.6	1.57	12.5	13.8	14.6	15.4	16.5	17.7	18.7
		5	581	15.5	1.74	12.4	13.7	14.5	15.3	16.5	17.6	19.1
		6	559	15.8	1.95	12.8	13.7	14.5	15.5	16.7	18.2	20.6

续表

性别	类别	年龄（岁）	n	Mean	SD	P₃	P₁₀	P₂₅	P₅₀	P₇₅	P₉₀	P₉₇
女	城镇	3	552	15.7	1.55	12.7	14.0	14.8	15.6	16.7	17.7	19.1
		4	573	15.4	1.47	12.6	13.8	14.5	15.4	16.3	17.2	18.6
		5	586	15.4	1.61	12.8	13.7	14.5	15.3	16.3	17.4	19.0
		6	555	15.5	1.71	12.7	13.5	14.2	15.1	16.5	17.8	19.3

表3-1-22　浙江省城乡幼儿体重/身高×1000样本量、平均数、标准差、百分位数

性别	类别	年龄（岁）	n	Mean	SD	P₃	P₁₀	P₂₅	P₅₀	P₇₅	P₉₀	P₉₇
男	乡村	3	534	161.8	18.22	123.8	140.9	149.9	161.3	172.9	185.4	196.5
		4	561	170.5	19.56	137.8	148.9	158.3	168.2	180.5	194.5	213.2
		5	589	183.8	24.11	145.9	156.8	168.7	179.9	196.1	216.7	238.8
		6	558	192.7	26.81	156.3	164.8	174.5	187.5	206.2	233.0	255.8
	城镇	3	564	163.0	17.01	127.7	142.9	154.5	162.1	172.8	183.0	197.2
		4	566	171.0	18.75	134.2	150.5	160.1	169.5	180.8	193.5	212.2
		5	568	184.2	22.94	148.1	159.1	168.9	181.5	195.3	215.6	235.0
		6	557	192.1	26.81	153.1	162.5	174.0	187.3	206.4	231.5	256.3
女	乡村	3	545	156.4	16.23	120.5	136.3	147.4	156.9	165.8	175.4	187.5
		4	569	166.4	18.58	133.1	144.4	154.6	164.7	176.1	190.0	205.9
		5	581	176.6	22.00	141.1	152.2	162.6	174.2	187.1	203.7	222.3
		6	559	185.0	26.03	147.9	157.6	168.0	181.8	195.7	212.9	252.3
	城镇	3	552	158.8	17.02	126.8	139.2	148.0	157.3	168.9	180.3	192.5
		4	573	165.3	17.62	133.6	144.5	155.2	164.6	174.4	187.2	203.7
		5	586	176.7	19.98	145.4	154.7	164.0	174.3	185.6	202.5	222.2
		6	555	182.9	22.47	150.8	157.6	167.2	178.6	194.7	214.6	235.3

表3-1-23　浙江省城乡幼儿胸围样本量、平均数、标准差、百分位数　　　　单位：厘米

性别	类别	年龄（岁）	n	Mean	SD	P₃	P₁₀	P₂₅	P₅₀	P₇₅	P₉₀	P₉₇
男	乡村	3	534	52.9	3.96	46.5	48.5	50.4	52.8	55.2	57.8	60.7
		4	561	53.6	3.80	46.4	49.3	51.2	53.5	55.9	58.1	61.8
		5	589	55.3	4.25	47.8	50.5	52.7	55.0	58.1	60.9	63.1
		6	558	56.5	5.24	47.1	51.1	53.7	56.2	59.5	62.5	66.6
	城镇	3	564	52.5	3.42	46.4	48.6	50.3	52.3	54.6	57.0	59.0
		4	566	53.6	3.77	44.6	49.5	51.6	53.7	55.8	58.2	60.6
		5	568	55.2	4.66	44.9	50.2	52.8	55.1	58.0	60.8	63.1
		6	557	56.9	4.19	50.3	52.3	54.1	56.4	59.3	62.2	66.0
女	乡村	3	545	51.3	3.74	42.7	47.2	49.4	51.5	53.5	55.6	57.9
		4	569	52.2	4.31	45.2	48.1	50.1	52.1	54.4	57.3	60.0
		5	581	53.7	4.77	45.0	48.8	51.5	53.6	56.1	59.1	62.2
		6	559	54.7	5.79	42.0	49.4	52.4	55.1	57.5	60.4	64.2
	城镇	3	552	51.4	3.32	45.3	47.4	49.4	51.5	53.4	55.6	57.6
		4	573	52.3	4.49	43.1	47.8	50.6	52.3	54.4	56.8	60.1
		5	586	53.6	4.96	43.3	48.9	51.4	53.6	56.4	58.9	61.5
		6	555	55.4	3.71	48.4	51.2	53.1	55.4	57.6	60.2	62.8

表3-1-24　浙江省城乡幼儿胸围/身高×100样本量、平均数、标准差、百分位数

性别	类别	年龄（岁）	n	Mean	SD	P3	P10	P25	P50	P75	P90	P97
男	乡村	3	534	52.2	3.91	45.1	47.9	50.0	52.2	54.5	56.9	60.2
		4	561	50.1	3.54	42.4	45.9	48.1	50.1	52.2	54.4	57.0
		5	589	48.4	3.53	41.6	44.2	46.1	48.3	50.4	52.8	55.0
		6	558	47.6	3.96	40.2	43.0	45.5	47.6	49.6	52.2	55.2
	城镇	3	564	51.5	3.47	44.3	47.7	49.2	51.4	53.5	55.9	58.1
		4	566	49.6	3.49	41.4	45.7	47.9	49.8	51.7	53.6	55.6
		5	568	47.8	3.84	38.9	43.3	46.0	48.0	50.0	52.2	54.2
		6	557	47.8	3.28	42.2	43.8	45.5	47.6	49.7	51.6	54.5
女	乡村	3	545	51.2	3.92	43.4	47.1	48.9	51.0	53.5	55.7	58.3
		4	569	48.9	4.05	41.6	45.1	46.8	48.7	51.2	53.5	55.9
		5	581	47.3	4.12	40.2	43.2	45.2	47.1	49.4	51.9	54.9
		6	559	46.7	4.67	37.1	42.2	44.6	47.0	49.2	51.4	54.8
	城镇	3	552	51.0	3.37	44.9	47.0	49.0	51.0	53.2	55.1	57.1
		4	573	48.9	4.19	40.5	44.7	47.2	49.1	51.1	53.3	55.0
		5	586	46.9	4.37	38.4	42.6	45.0	47.1	49.3	51.4	53.5
		6	555	46.9	3.07	40.9	43.1	45.0	46.8	48.8	50.8	52.7

表3-1-25　浙江省城乡幼儿体脂率样本量、平均数、标准差、百分位数　　　　　　　　单位：%

性别	类别	年龄（岁）	n	Mean	SD	P3	P10	P25	P50	P75	P90	P97
男	乡村	3	534	19.5	4.61	9.0	13.4	16.7	19.7	22.4	25.5	27.6
		4	561	18.7	4.72	9.0	12.9	15.7	18.7	21.7	24.7	28.4
		5	589	19.5	5.19	9.2	13.4	16.1	19.3	22.8	26.2	29.6
		6	558	19.0	5.51	9.0	12.2	15.2	18.3	22.4	27.1	30.5
	城镇	3	564	19.8	4.37	9.3	13.9	17.4	20.1	22.6	25.0	27.6
		4	566	19.0	4.55	9.0	13.4	16.3	19.2	21.8	24.5	28.1
		5	568	19.7	4.97	10.1	13.8	16.2	19.7	22.9	26.3	29.5
		6	557	18.8	5.60	8.9	11.3	15.2	18.3	22.5	26.8	29.9
女	乡村	3	545	23.1	4.45	11.9	17.8	20.7	23.6	26.0	28.4	30.3
		4	569	22.4	4.56	12.5	16.8	19.8	22.5	25.2	27.8	30.7
		5	581	22.2	4.77	12.8	16.2	19.3	22.2	25.1	28.2	31.2
		6	559	21.2	5.41	11.1	14.6	17.8	21.0	24.2	27.8	33.5
	城镇	3	552	23.6	4.36	13.3	18.0	21.6	24.0	26.5	28.7	30.7
		4	573	22.3	4.45	11.9	17.1	20.0	22.5	25.0	27.6	30.6
		5	586	22.2	4.54	13.0	16.5	19.5	22.3	24.8	28.2	31.4
		6	555	20.9	5.01	12.0	14.7	17.4	20.6	24.1	27.7	30.9

表3-1-26　浙江省城乡幼儿安静心率样本量、平均数、标准差、百分位数　　　　　　　单位：次/分

性别	类别	年龄（岁）	n	Mean	SD	P3	P10	P25	P50	P76	P90	P97
男	乡村	3	534	100.7	11.46	81	87	93	101	108	116	124
		4	561	98.9	10.81	80	85	91	99	106	114	120
		5	589	98.1	10.85	81	85	90	97	105	112	120
		6	558	95.5	10.58	77	82	89	95	102	110	117
	城镇	3	564	100.4	11.59	79	86	92	100	108	115	123
		4	566	99.2	10.72	79	85	91	99	106	114	120
		5	568	97.6	10.67	80	84	90	96	105	113	119
		6	557	96.2	10.80	78	83	89	95	104	110	117

续表

性别	类别	年龄（岁）	n	Mean	SD	P_3	P_{10}	P_{25}	P_{50}	P_{75}	P_{90}	P_{97}
女	乡村	3	545	101.8	11.60	80	88	93	102	110	116	125
		4	569	100.6	11.46	81	85	93	100	108	116	123
		5	581	98.5	10.58	80	85	91	98	105	113	120
		6	559	95.5	11.08	77	83	87	94	102	111	119
	城镇	3	552	101.4	11.86	79	87	93	101	110	116	123
		4	573	100.5	11.07	82	87	93	99	107	115	123
		5	586	97.6	10.42	79	85	90	97	105	112	117
		6	555	96.5	11.23	78	83	88	95	103	112	120

表3-1-27 浙江省城乡幼儿15米绕障碍跑样本量、平均数、标准差、百分位数　　单位：秒

性别	类别	年龄（岁）	n	Mean	SD	P_3	P_{10}	P_{25}	P_{50}	P_{75}	P_{90}	P_{97}
男	乡村	3	534	8.8	1.66	6.1	7.0	7.6	8.6	9.6	11.0	12.4
		4	561	7.9	1.31	5.9	6.5	7.0	7.7	8.5	9.7	10.8
		5	589	7.1	1.16	5.4	6.0	6.4	7.0	7.6	8.7	9.8
		6	558	7.0	1.04	5.2	5.9	6.4	6.9	7.5	8.3	9.1
	城镇	3	564	9.1	1.86	6.3	7.1	8.0	8.9	9.9	11.6	13.9
		4	566	8.1	1.48	5.6	6.7	7.2	7.9	8.8	9.9	11.7
		5	568	7.0	0.97	5.3	6.0	6.4	6.9	7.5	8.1	8.7
		6	557	6.9	1.00	5.3	5.9	6.4	6.8	7.4	8.0	9.1
女	乡村	3	545	9.2	1.73	6.8	7.4	8.0	8.8	10.0	11.5	13.6
		4	569	8.1	1.26	6.1	6.7	7.3	7.9	8.7	9.6	10.8
		5	581	7.3	1.11	5.5	6.2	6.7	7.1	7.9	8.7	9.8
		6	559	7.2	1.04	5.5	6.1	6.6	7.1	7.6	8.2	9.3
	城镇	3	552	9.4	1.83	6.3	7.5	8.3	9.2	10.2	11.8	13.7
		4	573	8.2	1.35	5.9	6.9	7.5	8.1	8.7	9.8	11.0
		5	586	7.4	1.09	5.5	6.3	6.8	7.3	7.9	8.7	9.8
		6	555	7.2	1.14	5.5	6.1	6.6	7.0	7.5	8.3	9.9

表3-1-28 浙江省城乡幼儿双脚连续跳样本量、平均数、标准差、百分位数　　单位：秒

性别	类别	年龄（岁）	n	Mean	SD	P_3	P_{10}	P_{25}	P_{50}	P_{75}	P_{90}	P_{97}
男	乡村	3	534	9.3	3.64	4.8	5.4	6.6	8.5	10.9	14.1	18.1
		4	561	6.9	2.22	4.3	4.7	5.3	6.3	7.8	10.0	12.3
		5	589	5.7	1.57	4.0	4.3	4.7	5.3	6.3	7.7	10.1
		6	558	5.4	1.22	3.8	4.2	4.5	5.1	5.8	6.8	8.4
	城镇	3	564	9.0	3.72	4.5	5.2	6.3	8.1	10.8	13.7	18.9
		4	566	7.0	2.18	4.3	4.9	5.5	6.4	8.1	10.1	12.5
		5	568	5.6	1.28	4.0	4.4	4.8	5.3	6.1	7.1	8.6
		6	557	5.4	1.21	3.8	4.2	4.6	5.2	6.0	7.1	8.5
女	乡村	3	545	9.0	3.35	4.9	5.5	6.5	8.0	10.6	14.0	16.6
		4	569	6.9	1.97	4.4	4.9	5.4	6.4	7.9	9.7	11.6
		5	581	5.8	1.35	4.2	4.5	4.9	5.4	6.3	7.7	9.3
		6	559	5.5	1.17	4.1	4.4	4.8	5.3	5.9	7.2	8.4
	城镇	3	552	9.2	3.76	4.7	5.4	6.5	8.2	11.0	14.5	18.8
		4	573	6.9	1.97	4.4	4.9	5.6	6.4	7.7	9.5	11.5
		5	586	5.7	1.39	4.0	4.4	4.8	5.4	6.2	7.2	8.8
		6	555	5.5	1.15	3.8	4.4	4.7	5.3	5.9	7.0	8.0

表3-1-29 浙江省城乡幼儿立定跳远样本量、平均数、标准差、百分位数 单位：厘米

性别	类别	年龄（岁）	n	Mean	SD	P_3	P_{10}	P_{25}	P_{50}	P_{75}	P_{90}	P_{97}
男	乡村	3	534	63.4	17.44	29	40	52	64	76	86	94
		4	561	81.3	16.27	49	61	69	82	92	102	113
		5	589	95.2	16.47	64	74	83	96	107	117	124
		6	558	102.4	16.58	71	80	91	103	114	124	133
	城镇	3	564	64.9	18.10	29	41	52	66	77	88	98
		4	566	82.8	16.64	49	62	72	84	94	104	114
		5	568	98.5	15.54	68	78	89	99	110	118	126
		6	557	105.6	16.39	73	85	95	105	118	127	135
女	乡村	3	545	63.1	16.62	29	41	52	64	75	85	92
		4	569	78.3	14.69	49	61	69	79	89	97	105
		5	581	91.0	14.73	61	72	81	92	101	110	117
		6	559	95.9	14.39	71	77	86	95	105	114	124
	城镇	3	552	62.8	16.12	30	42	53	63	72	84	94
		4	573	78.4	14.72	50	60	69	78	88	98	105
		5	586	93.1	15.91	64	72	81	93	105	114	122
		6	555	99.7	15.28	72	79	90	100	110	119	128

表3-1-30 浙江省城乡幼儿握力样本量、平均数、标准差、百分位数 单位：千克

性别	类别	年龄（岁）	n	Mean	SD	P_3	P_{10}	P_{25}	P_{50}	P_{75}	P_{90}	P_{97}
男	乡村	3	534	4.6	1.87	1.8	2.4	3.2	4.4	5.7	6.9	8.7
		4	561	5.7	1.87	2.4	3.3	4.5	5.6	6.8	8.3	9.6
		5	589	6.9	2.10	2.9	4.0	5.4	6.9	8.2	9.7	10.9
		6	558	7.8	2.29	3.6	4.8	6.2	7.7	9.3	10.9	12.0
	城镇	3	564	4.4	1.90	1.5	2.0	3.0	4.1	5.4	6.8	8.4
		4	566	5.4	2.13	1.7	2.8	3.8	5.3	6.9	8.0	10.0
		5	568	6.9	2.31	2.6	3.8	5.3	6.9	8.5	9.9	11.0
		6	557	8.0	2.46	3.1	5.0	6.3	8.0	9.7	11.3	12.7
女	乡村	3	545	4.2	1.77	1.6	2.2	3.0	4.0	5.4	6.6	8.2
		4	569	5.1	1.77	2.1	2.9	3.9	5.0	6.2	7.4	8.5
		5	581	6.0	2.04	2.3	3.5	4.7	5.9	7.3	8.6	9.9
		6	559	6.7	2.22	2.9	3.9	5.2	6.6	8.1	9.7	11.2
	城镇	3	552	3.9	1.78	1.3	1.8	2.6	3.6	4.9	6.0	7.8
		4	573	4.7	1.98	1.6	2.2	3.4	4.5	5.8	7.2	9.1
		5	586	5.9	2.20	2.1	3.1	4.4	5.8	7.2	8.7	10.5
		6	555	6.9	2.32	2.8	3.9	5.3	6.9	8.3	10.1	11.3

表3-1-31 浙江省城乡幼儿坐位体前屈样本量、平均数、标准差、百分位数 单位：厘米

性别	类别	年龄（岁）	n	Mean	SD	P_3	P_{10}	P_{25}	P_{50}	P_{75}	P_{90}	P_{97}
男	乡村	3	534	10.8	4.41	2.4	5.4	7.7	10.6	13.8	16.5	19.1
		4	561	10.4	5.02	1.2	3.8	6.8	10.4	13.7	16.6	19.8
		5	589	9.6	5.75	-1.6	1.9	5.7	9.9	13.4	16.8	20.7
		6	558	8.3	5.02	-1.5	2.0	5.0	8.1	11.6	14.8	17.5
	城镇	3	564	10.7	4.84	1.4	4.7	7.3	10.9	13.9	16.6	20.5
		4	566	9.8	5.10	-1.1	3.1	6.5	10.0	13.4	15.8	18.4
		5	568	9.0	5.56	-2.3	2.0	5.4	8.8	13.2	16.3	19.3

性别	类别	年龄（岁）	n	Mean	SD	P_3	P_{10}	P_{25}	P_{50}	P_{75}	P_{90}	P_{97}
男	城镇	6	557	8.8	5.75	−2.6	1.0	4.7	9.2	12.7	15.9	18.9
女	乡村	3	545	11.4	4.70	2.8	4.8	8.2	11.9	14.8	17.2	19.3
		4	569	12.0	4.55	3.6	5.7	8.8	12.2	15.4	17.7	19.6
		5	581	12.2	5.04	2.6	5.4	8.9	12.6	15.7	18.6	20.6
		6	559	11.7	5.02	1.8	4.9	8.5	11.9	15.3	17.8	20.2
	城镇	3	552	11.2	4.88	2.4	4.8	7.8	11.5	14.5	17.3	20.0
		4	573	11.5	4.68	1.9	5.4	8.3	12.0	14.9	17.3	19.4
		5	586	12.5	5.06	2.2	5.8	9.1	12.7	16.1	18.7	21.0
		6	555	12.1	5.21	2.9	5.0	8.7	11.9	16.1	19.0	21.0

表3-1-32　浙江省城乡幼儿走平衡木样本量、平均数、标准差、百分位数　　　单位：秒

性别	类别	年龄（岁）	n	Mean	SD	P_3	P_{10}	P_{25}	P_{50}	P_{75}	P_{90}	P_{97}
男	乡村	3	534	11.4	6.92	4.9	5.6	7.0	9.7	12.9	18.7	28.3
		4	561	8.9	5.03	4.3	4.9	5.8	7.3	10.2	14.8	22.5
		5	589	6.7	2.88	3.6	4.1	4.8	6.0	7.8	10.5	14.2
		6	558	6.6	3.45	3.5	3.8	4.5	5.6	7.1	10.8	15.5
	城镇	3	564	11.0	6.44	4.8	5.4	6.6	8.7	13.2	20.2	26.9
		4	566	9.0	4.59	4.3	4.8	5.7	7.8	10.5	14.9	20.6
		5	568	6.7	2.89	3.8	4.1	4.8	5.9	7.9	9.7	14.4
		6	557	6.4	2.99	3.4	3.7	4.4	5.6	7.4	10.0	13.7
女	乡村	3	545	11.1	6.13	5.1	6.0	7.1	9.1	13.1	18.1	28.6
		4	569	8.6	4.31	4.3	5.0	5.9	7.5	9.9	13.4	17.7
		5	581	6.9	3.01	3.7	4.2	5.0	6.1	7.8	10.8	13.6
		6	559	6.7	3.54	3.6	4.0	4.7	5.8	7.3	9.9	15.5
	城镇	3	552	10.4	6.41	4.7	5.2	6.3	8.3	12.2	17.9	27.5
		4	573	9.1	4.79	4.3	4.9	5.8	7.7	10.8	14.8	20.5
		5	586	7.0	2.97	3.6	4.1	5.0	6.3	8.1	10.4	15.0
		6	555	6.5	3.11	3.4	3.8	4.4	5.7	7.5	9.7	14.7

二、成年人（20~59岁）

（一）浙江省成年人监测指标统计结果

表3-2-1　浙江省成年人身高样本量、平均数、标准差、百分位数　　　单位：厘米

性别	年龄组（岁）	n	Mean	SD	P_3	P_{10}	P_{25}	P_{50}	P_{75}	P_{90}	P_{97}
男	20~24	1712	172.5	6.19	160.6	165.0	168.4	172.4	176.7	180.1	184.3
	25~29	1709	172.2	6.12	160.4	164.6	168.2	172.2	176.3	180.0	183.9
	30~34	1700	171.6	5.95	160.6	164.3	167.5	171.6	175.7	178.8	182.3
	35~39	1685	170.5	6.05	159.2	162.9	166.5	170.4	174.4	178.3	181.9
	40~44	1683	169.6	6.11	157.8	162.0	165.7	169.6	173.8	177.3	181.3
	45~49	1685	169.2	6.14	157.5	161.6	165.3	169.4	173.3	176.4	180.9
	50~54	1671	168.3	6.13	156.5	160.6	164.2	168.2	172.4	175.8	179.7
	55~59	1689	167.8	6.16	156.4	160.2	163.7	167.9	171.6	175.7	179.2
女	20~24	1692	160.4	5.79	149.6	153.3	156.5	160.3	164.3	167.6	171.3
	25~29	1670	160.0	5.69	149.9	152.9	156.3	159.7	163.8	167.1	170.8
	30~34	1730	159.1	5.46	149.0	152.5	155.4	158.8	162.8	166.1	169.3

续表

性别	年龄组（岁）	n	Mean	SD	P₃	P₁₀	P₂₅	P₅₀	P₇₅	P₉₀	P₉₇
	35～39	1726	158.6	5.49	148.5	151.9	155.0	158.5	162.1	165.6	169.0
	40～44	1710	157.9	5.54	147.8	151.1	154.1	157.8	161.4	165.1	168.3
女	45～49	1747	157.5	5.30	147.8	150.8	154.0	157.5	161.1	164.2	167.5
	50～54	1743	157.5	5.27	147.4	150.7	154.0	157.4	161.1	164.3	167.4
	55～59	1732	157.1	5.44	147.1	150.2	153.3	157.0	160.7	163.9	167.5

表3-2-2 浙江省成年人体重样本量、平均数、标准差、百分位数　　　　单位：千克

性别	年龄组（岁）	n	Mean	SD	P₃	P₁₀	P₂₅	P₅₀	P₇₅	P₉₀	P₉₇
	20～24	1712	69.9	12.76	50.6	55.0	60.6	68.6	77.2	86.4	97.5
	25～29	1709	72.1	12.16	52.3	57.6	63.6	70.9	79.2	88.4	98.1
	30～34	1700	72.4	11.50	53.3	58.4	64.6	71.5	79.2	87.3	97.0
男	35～39	1685	71.9	10.64	53.6	58.7	64.9	71.5	78.5	85.1	92.9
	40～44	1683	71.6	10.62	52.9	58.3	64.2	71.3	78.3	85.2	92.1
	45～49	1685	71.6	10.26	53.4	59.2	64.7	71.0	77.5	84.8	93.0
	50～54	1671	70.6	9.48	53.2	58.6	64.3	70.6	76.6	82.7	88.6
	55～59	1689	69.9	9.59	52.9	58.3	63.7	69.4	75.8	81.9	89.3
	20～24	1692	54.7	8.47	42.0	45.2	49.0	53.6	59.1	65.2	72.8
	25～29	1670	55.6	8.56	42.6	46.3	49.9	54.3	60.2	66.2	74.1
	30～34	1730	56.3	8.13	43.4	47.2	50.7	55.1	60.5	66.8	75.1
	35～39	1726	57.1	8.10	44.4	48.0	51.8	56.0	61.4	67.3	76.1
女	40～44	1710	58.1	8.10	45.4	48.7	52.6	57.3	62.4	68.3	76.3
	45～49	1747	58.5	7.73	46.4	49.5	53.1	57.8	63.0	68.4	75.0
	50～54	1743	58.9	7.68	46.1	50.0	53.7	58.4	63.2	69.1	75.3
	55～59	1732	58.8	8.18	45.2	48.8	53.2	58.4	63.8	69.2	75.6

表3-2-3 浙江省成年人BMI样本量、平均数、标准差、百分位数　　　　单位：千克/米²

性别	年龄组（岁）	n	Mean	SD	P₃	P₁₀	P₂₅	P₅₀	P₇₅	P₉₀	P₉₇
	20～24	1712	23.5	3.88	17.4	18.9	20.6	23.1	25.6	28.6	32.0
	25～29	1709	24.3	3.74	18.1	19.6	21.8	24.0	26.4	29.0	32.3
	30～34	1700	24.6	3.56	18.4	20.1	22.2	24.3	26.8	29.2	31.7
男	35～39	1685	24.7	3.30	18.7	20.7	22.6	24.6	26.8	28.8	31.1
	40～44	1683	24.9	3.32	18.7	20.8	22.6	24.9	27.0	29.0	31.0
	45～49	1685	25.0	3.14	19.2	21.1	23.0	24.9	26.8	28.9	31.5
	50～54	1671	24.9	2.98	19.3	21.1	23.0	24.9	26.7	28.6	30.6
	55～59	1689	24.8	2.98	19.2	21.2	22.9	24.8	26.7	28.5	30.9
	20～24	1692	21.3	3.14	16.8	17.9	19.1	20.8	22.9	25.1	28.9
	25～29	1670	21.7	3.17	17.3	18.5	19.6	21.1	23.2	25.6	29.0
	30～34	1730	22.2	3.05	17.7	18.8	20.1	21.8	23.9	26.0	28.9
	35～39	1726	22.7	3.06	18.1	19.3	20.6	22.3	24.2	26.7	29.7
女	40～44	1710	23.3	3.07	18.6	19.9	21.2	22.9	25.0	27.2	30.1
	45～49	1747	23.6	2.93	19.3	20.3	21.5	23.2	25.3	27.3	29.8
	50～54	1743	23.8	2.91	19.0	20.2	21.8	23.5	25.5	27.6	29.9
	55～59	1732	23.8	2.93	18.9	20.2	21.8	23.6	25.6	27.5	30.0

表3-2-4 浙江省成年人体重/身高×1000样本量、平均数、标准差、百分位数

性别	年龄组（岁）	n	Mean	SD	P_3	P_{10}	P_{25}	P_{50}	P_{75}	P_{90}	P_{97}
男	20~24	1712	404.7	68.90	300.0	323.4	354.6	396.7	444.0	496.1	552.1
	25~29	1709	418.1	65.81	308.4	337.1	373.4	412.2	457.1	504.0	555.6
	30~34	1700	421.4	62.41	314.1	345.4	378.7	416.1	459.1	503.1	550.1
	35~39	1685	421.3	57.42	319.3	351.2	383.4	419.4	456.1	492.5	533.2
	40~44	1683	421.7	57.55	312.8	350.3	381.9	421.4	457.7	494.8	528.4
	45~49	1685	422.7	54.83	324.1	354.7	387.9	419.7	454.1	493.4	533.3
	50~54	1671	419.3	51.03	323.9	353.7	385.8	419.4	450.8	484.2	517.5
	55~59	1689	416.3	51.39	321.7	352.9	383.4	415.1	447.4	479.4	520.5
女	20~24	1692	340.8	50.07	270.0	285.8	306.4	333.2	367.1	401.7	456.7
	25~29	1670	347.2	50.54	272.7	293.8	313.5	337.8	372.6	410.6	457.5
	30~34	1730	353.5	48.28	280.3	300.6	319.7	347.0	378.9	411.2	463.9
	35~39	1726	359.9	48.23	286.2	306.2	327.0	352.4	385.2	423.3	472.1
	40~44	1710	367.8	48.10	295.2	314.1	334.4	361.9	393.1	429.0	477.7
	45~49	1747	371.5	45.89	302.6	319.5	339.3	365.6	398.0	428.0	471.1
	50~54	1743	374.1	45.61	296.7	321.6	344.1	370.1	399.9	433.2	471.5
	55~59	1732	374.2	47.33	295.7	316.4	341.8	371.6	401.9	434.4	474.1

表3-2-5 浙江省成年人腰围样本量、平均数、标准差、百分位数 　　　　　　单位：厘米

性别	年龄组（岁）	n	Mean	SD	P_3	P_{10}	P_{25}	P_{50}	P_{75}	P_{90}	P_{97}
男	20~24	1712	81.1	10.07	65.3	69.1	73.7	79.9	87.7	94.0	102.4
	25~29	1709	83.7	9.62	67.4	71.8	77.4	83.3	89.6	96.0	103.6
	30~34	1700	85.0	9.36	67.6	73.7	79.1	84.7	90.7	96.7	102.9
	35~39	1685	86.0	8.63	69.9	75.3	80.5	85.8	91.5	96.4	102.7
	40~44	1683	86.6	8.69	70.5	75.5	80.8	86.5	92.4	97.4	102.7
	45~49	1685	87.3	8.54	70.4	76.6	82.1	87.3	92.6	98.0	104.0
	50~54	1671	87.7	8.33	72.0	77.1	82.4	87.8	92.9	97.9	103.4
	55~59	1689	88.1	8.40	72.2	77.5	82.7	88.1	93.3	98.5	103.8
女	20~24	1692	71.5	8.59	58.9	61.9	65.4	70.3	76.2	82.3	90.6
	25~29	1670	72.6	8.30	60.1	63.0	66.8	71.8	76.9	83.1	91.1
	30~34	1730	74.3	8.43	61.5	64.8	68.5	73.6	79.1	85.6	91.3
	35~39	1726	75.5	8.40	62.2	65.7	69.8	74.6	80.6	86.1	92.9
	40~44	1710	76.8	8.29	63.3	66.6	70.9	76.1	81.7	87.3	94.5
	45~49	1747	78.2	8.24	65.4	68.6	72.5	77.3	83.1	88.7	95.3
	50~54	1743	79.6	8.47	64.3	68.9	74.0	79.2	84.7	90.2	96.6
	55~59	1732	81.3	8.64	66.5	71.0	75.7	81.1	86.7	92.2	98.4

表3-2-6 浙江省成年人腰围/身高×100样本量、平均数、标准差、百分位数

性别	年龄组（岁）	n	Mean	SD	P_3	P_{10}	P_{25}	P_{50}	P_{75}	P_{90}	P_{97}
男	20~24	1712	47.0	5.80	37.8	40.1	42.8	46.5	50.9	54.5	59.5
	25~29	1709	48.6	5.64	38.6	41.6	45.0	48.3	51.9	55.6	60.5
	30~34	1700	49.6	5.47	39.7	42.9	46.2	49.4	53.0	56.7	59.6
	35~39	1685	50.4	5.11	40.6	44.2	47.2	50.3	53.8	56.6	60.0
	40~44	1683	51.1	5.17	41.2	44.4	47.8	51.1	54.5	57.5	60.7
	45~49	1685	51.7	5.07	41.9	45.3	48.6	51.6	54.7	58.0	61.5
	50~54	1671	52.2	5.13	42.8	45.7	48.8	52.2	55.4	58.6	62.0

性别	年龄组（岁）	n	Mean	SD	P_3	P_{10}	P_{25}	P_{50}	P_{75}	P_{90}	P_{97}
男	55~59	1689	52.6	5.01	42.8	46.2	49.2	52.6	55.9	58.6	61.9
女	20~24	1692	44.6	5.44	36.6	38.4	40.7	43.8	47.7	51.7	56.7
	25~29	1670	45.4	5.28	37.6	39.5	41.7	44.8	48.2	52.2	57.0
	30~34	1730	46.7	5.39	38.2	40.6	43.0	46.2	49.9	53.7	58.1
	35~39	1726	47.6	5.42	39.1	41.3	44.0	47.1	50.6	54.6	58.8
	40~44	1710	48.7	5.42	39.8	42.1	45.0	48.2	51.8	55.6	60.1
	45~49	1747	49.7	5.42	41.3	43.4	46.0	49.1	52.9	56.5	60.8
	50~54	1743	50.6	5.59	40.6	43.7	46.8	50.4	54.2	57.7	61.8
	55~59	1732	51.8	5.57	42.1	45.3	48.2	51.4	55.3	58.8	62.7

表3-2-7　浙江省成年人臀围样本量、平均数、标准差、百分位数　　　　　　　单位：厘米

性别	年龄组（岁）	n	Mean	SD	P_3	P_{10}	P_{25}	P_{50}	P_{75}	P_{90}	P_{97}
男	20~24	1712	95.7	7.57	82.0	87.0	91.0	95.0	100.0	105.0	112.0
	25~29	1709	95.9	7.72	81.0	87.0	91.0	96.0	101.0	105.0	110.0
	30~34	1700	96.0	6.95	83.0	87.0	92.0	96.0	100.0	105.0	109.0
	35~39	1685	95.7	6.53	83.0	88.0	92.0	96.0	100.0	103.0	108.0
	40~44	1683	95.6	6.63	82.0	87.0	92.0	96.0	100.0	103.0	107.0
	45~49	1685	95.2	6.23	84.0	88.0	92.0	95.0	99.0	103.0	107.0
	50~54	1671	95.2	5.93	84.0	88.0	91.0	95.0	99.0	102.0	106.0
	55~59	1689	94.9	5.86	83.0	88.0	91.0	95.0	98.0	102.0	106.0
女	20~24	1692	90.6	6.93	79.0	83.0	86.0	90.0	94.0	99.0	105.0
	25~29	1670	90.6	6.85	78.0	83.0	86.0	90.0	94.0	99.0	104.0
	30~34	1730	91.2	6.40	79.0	84.0	87.0	91.0	95.0	99.0	104.0
	35~39	1726	91.6	6.61	80.0	84.0	88.0	91.0	95.0	99.0	105.0
	40~44	1710	92.0	6.54	79.0	84.0	88.0	92.0	96.0	100.0	105.0
	45~49	1747	92.4	6.07	81.0	86.0	89.0	92.0	96.0	100.0	104.0
	50~54	1743	92.6	6.24	81.0	85.0	89.0	92.0	96.0	100.0	105.0
	55~59	1732	92.4	6.29	81.0	85.0	89.0	92.0	96.0	100.0	105.0

表3-2-8　浙江省成年人臀围/身高×100样本量、平均数、标准差、百分位数

性别	年龄组（岁）	n	Mean	SD	P_3	P_{10}	P_{25}	P_{50}	P_{75}	P_{90}	P_{97}
男	20~24	1712	55.5	4.25	48.2	50.4	52.7	55.3	58.1	61.1	64.1
	25~29	1709	55.7	4.40	47.0	50.7	53.1	55.8	58.3	60.9	64.0
	30~34	1700	56.0	3.97	48.5	51.0	53.5	56.1	58.4	60.7	63.1
	35~39	1685	56.1	3.77	48.9	51.6	54.0	56.2	58.6	60.5	62.5
	40~44	1683	56.4	3.88	48.9	51.8	54.2	56.5	58.7	60.7	63.3
	45~49	1685	56.4	3.65	49.5	52.0	54.3	56.5	58.7	60.8	63.6
	50·54	1671	56.6	3.69	49.4	52.0	54.4	56.6	58.8	61.2	63.6
	55~59	1689	56.6	3.48	49.8	52.4	54.5	56.6	58.8	60.8	63.2
女	20~24	1692	56.5	4.33	49.1	51.7	53.7	56.2	58.9	62.0	65.8
	25~29	1670	56.6	4.33	48.8	51.6	54.0	56.4	59.1	61.8	65.5
	30~34	1730	57.3	4.13	50.0	52.4	54.8	57.2	59.7	62.2	65.5
	35~39	1726	57.8	4.16	50.3	53.1	55.5	57.6	60.0	62.8	66.5
	40~44	1710	58.3	4.24	50.2	53.4	55.8	58.3	60.7	63.3	66.6
	45~49	1747	58.7	3.94	51.6	54.4	56.2	58.4	61.0	63.6	66.8

性别	年龄组（岁）	n	Mean	SD	P~3~	P~10~	P~25~	P~50~	P~75~	P~90~	P~97~
女	50~54	1743	58.8	4.15	51.1	53.8	56.4	58.7	61.1	63.9	66.8
	55~59	1732	58.9	3.99	51.3	54.2	56.4	58.8	61.4	63.8	66.8

表3-2-9　浙江省成年人腰围/臀围样本量、平均数、标准差、百分位数

性别	年龄组（岁）	n	Mean	SD	P_3	P_{10}	P_{25}	P_{50}	P_{75}	P_{90}	P_{97}
男	20~24	1712	0.85	0.062	0.74	0.77	0.80	0.84	0.89	0.93	0.97
	25~29	1709	0.87	0.057	0.77	0.80	0.83	0.87	0.91	0.94	0.99
	30~34	1700	0.88	0.063	0.78	0.81	0.85	0.88	0.92	0.96	1.00
	35~39	1685	0.90	0.058	0.80	0.83	0.86	0.90	0.93	0.97	1.01
	40~44	1683	0.91	0.058	0.79	0.83	0.87	0.91	0.94	0.98	1.01
	45~49	1685	0.91	0.057	0.81	0.84	0.88	0.92	0.95	0.99	1.02
	50~54	1671	0.92	0.059	0.81	0.85	0.88	0.92	0.96	0.99	1.03
	55~59	1689	0.93	0.058	0.82	0.85	0.89	0.93	0.97	1.00	1.04
女	20~24	1692	0.79	0.070	0.69	0.71	0.74	0.78	0.83	0.87	0.93
	25~29	1670	0.80	0.064	0.70	0.73	0.76	0.79	0.84	0.88	0.94
	30~34	1730	0.81	0.064	0.71	0.74	0.77	0.81	0.85	0.90	0.94
	35~39	1726	0.82	0.059	0.73	0.75	0.78	0.82	0.86	0.90	0.94
	40~44	1710	0.83	0.063	0.73	0.76	0.79	0.83	0.87	0.91	0.95
	45~49	1747	0.85	0.063	0.74	0.77	0.80	0.84	0.88	0.93	0.97
	50~54	1743	0.86	0.061	0.75	0.78	0.82	0.86	0.90	0.94	0.98
	55~59	1732	0.88	0.066	0.77	0.80	0.84	0.88	0.92	0.96	1.01

表3-2-10　浙江省成年人体脂率样本量、平均数、标准差、百分位数　　　　单位：%

性别	年龄组（岁）	n	Mean	SD	P_3	P_{10}	P_{25}	P_{50}	P_{75}	P_{90}	P_{97}
男	20~24	1712	20.7	6.93	10.0	10.6	15.1	20.7	25.8	29.7	33.8
	25~29	1709	22.7	6.43	10.0	12.9	18.4	23.4	27.2	30.4	33.7
	30~34	1700	23.2	6.05	10.1	14.7	19.5	23.8	27.3	30.6	33.7
	35~39	1685	23.4	5.80	10.2	15.1	19.9	24.0	27.5	30.3	33.1
	40~44	1683	23.4	5.76	10.1	15.0	20.0	23.9	27.4	30.1	32.8
	45~49	1685	23.9	5.36	12.0	16.7	21.0	24.3	27.3	30.2	33.5
	50~54	1671	23.6	5.29	11.7	16.4	20.7	24.2	27.2	29.8	32.7
	55~59	1689	23.6	5.25	11.5	16.6	20.5	24.1	27.1	29.8	32.2
女	20~24	1692	24.8	6.28	12.5	16.8	20.6	24.6	29.2	32.6	36.9
	25~29	1670	25.9	6.01	13.9	18.3	22.2	25.6	29.7	33.7	37.8
	30~34	1730	27.3	5.54	16.5	20.4	23.8	27.3	30.9	34.3	37.6
	35~39	1726	28.2	5.29	17.9	21.5	24.9	28.3	31.6	34.8	38.1
	40~44	1710	29.5	5.05	19.6	23.1	26.3	29.7	32.8	35.5	38.6
	45~49	1747	30.4	4.51	22.1	24.8	27.3	30.3	33.5	35.9	38.7
	50~54	1743	31.0	4.59	21.7	25.2	28.3	31.2	33.9	36.5	38.7
	55~59	1732	31.4	4.71	21.4	25.5	28.7	31.4	34.6	36.8	39.2

表3-2-11　浙江省成年人安静脉搏样本量、平均数、标准差、百分位数　　　　单位：次/分

性别	年龄组（岁）	n	Mean	SD	P_3	P_{10}	P_{25}	P_{50}	P_{75}	P_{90}	P_{97}
男	20~24	1712	83.6	14.72	61	67	73	82	92	103	115
	25~29	1709	82.9	13.89	60	67	73	81	91	102	113

续表

性别	年龄组（岁）	n	Mean	SD	P3	P10	P25	P50	P75	P90	P97
男	30~34	1700	82.9	13.84	61	66	73	82	91	102	113
	35~39	1685	81.9	12.92	60	67	73	81	90	98	109
	40~44	1683	82.0	13.08	61	67	73	81	90	99	109
	45~49	1685	80.3	12.45	59	65	71	79	88	97	107
	50~54	1671	80.4	12.38	61	66	71	79	88	97	107
	55~59	1689	79.5	12.07	59	65	71	79	87	95	105
女	20~24	1692	85.5	13.90	63	70	76	83	94	103	118
	25~29	1670	84.4	13.90	62	69	75	83	92	102	113
	30~34	1730	83.3	11.48	65	70	76	82	90	98	108
	35~39	1726	82.5	11.69	64	69	75	81	90	97	107
	40~44	1710	81.1	11.34	63	68	73	80	87	95	105
	45~49	1747	79.4	10.96	61	67	72	79	86	94	102
	50~54	1743	78.7	10.37	62	67	71	78	85	92	100
	55~59	1732	78.3	10.19	61	66	71	77	85	91	100

表3-2-12　浙江省成年人收缩压样本量、平均数、标准差、百分位数　　　　单位：毫米汞柱

性别	年龄组（岁）	n	Mean	SD	P3	P10	P25	P50	P75	P90	P97
男	20~24	1712	128.7	13.32	105	113	121	128	137	145	154
	25~29	1709	128.1	13.28	105	112	120	128	136	145	153
	30~34	1700	128.6	13.78	105	112	119	128	137	146	155
	35~39	1685	130.2	14.67	105	112	121	129	140	147	159
	40~44	1683	131.5	15.37	106	112	121	131	141	150	161
	45~49	1685	133.5	15.16	106	115	124	132	143	152	163
	50~54	1671	135.8	16.54	106	115	124	136	146	156	167
	55~59	1689	137.1	16.97	106	116	125	137	147	159	170
女	20~24	1692	119.2	13.36	96	104	110	118	127	136	146
	25~29	1670	118.5	14.05	95	102	109	117	127	136	146
	30~34	1730	118.3	13.77	95	102	109	117	127	136	146
	35~39	1726	120.5	14.71	96	104	110	119	129	140	150
	40~44	1710	124.5	16.18	97	106	114	123	134	146	157
	45~49	1747	128.1	16.41	102	109	117	127	139	149	163
	50~54	1743	131.1	17.23	101	110	119	131	142	152	163
	55~59	1732	134.2	16.80	104	113	123	135	146	155	164

表3-2-13　浙江省成年人舒张压样本量、平均数、标准差、百分位数　　　　单位：毫米汞柱

性别	年龄组（岁）	n	Mean	SD	P3	P10	P25	P50	P75	P90	P97
男	20~24	1712	76.2	11.61	55	62	69	76	83	91	98
	25~29	1709	77.7	11.60	56	64	71	77	85	92	101
	30~34	1700	79.9	11.88	57	65	72	80	87	95	102
	35~39	1685	82.2	12.51	59	66	74	82	90	97	108
	40~44	1683	82.9	13.32	58	67	74	83	91	99	110
	45~49	1685	85.6	12.59	63	70	77	85	94	102	110
	50~54	1671	85.8	13.00	61	70	77	86	94	102	109
	55~59	1689	84.9	12.84	61	68	77	85	93	100	109

续表

性别	年龄组（岁）	n	Mean	SD	P_3	P_{10}	P_{25}	P_{50}	P_{75}	P_{90}	P_{97}
女	20~24	1692	72.9	10.06	56	61	66	72	79	85	93
	25~29	1670	72.6	10.90	53	60	66	72	78	86	94
	30~34	1730	72.8	10.54	56	60	66	72	79	86	94
	35~39	1726	74.1	11.08	56	62	67	73	80	88	98
	40~44	1710	76.9	11.80	58	63	69	75	83	92	102
	45~49	1747	78.5	11.32	59	65	71	78	86	94	101
	50~54	1743	80.0	11.40	59	66	72	80	87	94	103
	55~59	1732	80.3	11.16	60	66	73	80	88	94	102

表3-2-14 浙江省成年人肺活量样本量、平均数、标准差、百分位数　　　　单位：毫升

性别	年龄组（岁）	n	Mean	SD	P_3	P_{10}	P_{25}	P_{50}	P_{75}	P_{90}	P_{97}
男	20~24	1712	4056.6	763.51	2577	3164	3571	4055	4519	5016	5443
	25~29	1709	3945.6	768.65	2582	3086	3434	3925	4386	4926	5436
	30~34	1700	3854.7	771.21	2457	2941	3334	3825	4335	4784	5415
	35~39	1685	3702.7	759.53	2297	2772	3211	3686	4155	4627	5197
	40~44	1683	3580.0	768.26	2138	2644	3109	3542	4079	4526	5097
	45~49	1685	3484.8	734.11	2102	2597	3025	3452	3963	4402	4927
	50~54	1671	3260.9	777.93	1903	2304	2787	3205	3694	4197	4795
	55~59	1689	3109.0	719.27	1810	2203	2602	3116	3544	4024	4486
女	20~24	1692	2750.1	519.69	1829	2151	2401	2729	3070	3363	3729
	25~29	1670	2754.7	557.66	1800	2110	2383	2726	3103	3408	3857
	30~34	1730	2689.0	580.90	1720	2009	2313	2647	3040	3370	3820
	35~39	1726	2601.5	570.59	1565	1904	2230	2584	2945	3322	3674
	40~44	1710	2499.0	555.25	1505	1815	2150	2486	2818	3177	3564
	45~49	1747	2389.2	552.51	1449	1699	2036	2356	2709	3088	3517
	50~54	1743	2262.6	557.44	1315	1597	1893	2253	2585	2935	3324
	55~59	1732	2175.5	538.68	1246	1504	1800	2159	2485	2842	3340

表3-2-15 浙江省成年人肺活量/身高样本量、平均数、标准差、百分位数

性别	年龄组（岁）	n	Mean	SD	P_3	P_{10}	P_{25}	P_{50}	P_{75}	P_{90}	P_{97}
男	20~24	1712	23.5	4.18	15.5	18.7	20.9	23.4	26.0	28.4	31.1
	25~29	1709	22.9	4.23	15.2	18.0	20.1	22.8	25.4	28.0	31.1
	30~34	1700	22.4	4.31	14.3	17.4	19.7	22.3	25.1	27.6	30.8
	35~39	1685	21.7	4.21	13.5	16.7	19.1	21.6	24.1	26.6	29.5
	40~44	1683	21.1	4.37	12.8	16.0	18.4	20.9	23.9	26.3	29.4
	45~49	1685	20.6	4.17	12.5	15.6	18.0	20.4	23.3	25.7	28.7
	50~54	1671	19.4	4.44	11.4	14.0	16.7	19.1	21.9	24.6	27.8
	55~59	1689	18.5	4.14	11.1	13.4	15.7	18.6	21.0	23.5	26.5
女	20~24	1692	17.1	3.12	11.7	13.5	15.0	17.0	19.1	20.7	22.7
	25~29	1670	17.2	3.37	11.3	13.2	15.0	17.0	19.2	21.1	23.9
	30~34	1730	16.9	3.53	10.9	12.7	14.7	16.7	18.9	21.0	23.6
	35~39	1726	16.4	3.46	10.0	12.1	14.2	16.3	18.5	20.6	22.8
	40~44	1710	15.8	3.45	9.6	11.6	13.7	15.8	17.8	19.9	22.2
	45~49	1747	15.2	3.43	9.3	10.8	13.0	15.0	17.1	19.5	22.2
	50~54	1743	14.4	3.45	8.5	10.2	12.0	14.4	16.4	18.4	20.9
	55~59	1732	13.8	3.33	8.1	9.7	11.6	13.7	15.8	18.0	21.0

表3-2-16 浙江省成年人握力样本量、平均数、标准差、百分位数 单位：千克

性别	年龄组（岁）	n	Mean	SD	P₃	P₁₀	P₂₅	P₅₀	P₇₅	P₉₀	P₉₇
男	20~24	1712	42.4	7.78	28.7	32.9	37.0	42.1	47.5	52.4	57.5
	25~29	1709	43.6	7.57	28.8	34.2	38.5	43.5	48.7	53.1	58.5
	30~34	1700	43.9	7.56	29.5	33.8	39.1	44.0	49.1	53.3	57.5
	35~39	1685	44.3	7.29	30.7	34.9	39.6	44.5	49.2	53.4	58.7
	40~44	1683	44.0	7.54	29.0	34.2	39.4	44.2	48.9	53.3	58.2
	45~49	1685	44.3	7.20	30.6	34.9	39.7	44.5	49.0	53.1	57.4
	50~54	1671	43.0	7.42	28.4	33.6	38.3	43.2	48.2	52.2	56.5
	55~59	1689	41.8	7.03	28.8	33.0	37.2	41.7	46.4	50.7	55.0
女	20~24	1692	26.1	5.21	17.5	20.2	22.4	25.6	29.1	32.8	37.5
	25~29	1670	26.8	5.16	18.3	20.6	23.0	26.2	29.9	33.6	37.7
	30~34	1730	26.7	4.99	17.9	20.7	23.2	26.5	29.7	33.3	36.7
	35~39	1726	27.5	4.92	19.0	21.3	24.1	27.3	30.6	33.8	37.8
	40~44	1710	27.8	5.03	19.2	21.5	24.3	27.4	30.9	34.3	37.9
	45~49	1747	27.5	4.96	18.5	21.6	24.0	27.2	30.7	33.8	37.5
	50~54	1743	26.6	4.82	18.1	20.7	23.2	26.5	29.6	32.8	36.3
	55~59	1732	26.0	4.99	16.9	20.0	22.7	25.9	29.1	32.4	36.1

表3-2-17 浙江省成年人背力样本量、平均数、标准差、百分位数 单位：千克

性别	年龄组（岁）	n	Mean	SD	P₃	P₁₀	P₂₅	P₅₀	P₇₅	P₉₀	P₉₇
男	20~24	1712	113.8	25.14	64.6	82.5	98.6	113.0	129.0	146.0	163.0
	25~29	1709	115.8	24.48	65.0	86.3	101.0	115.0	131.0	147.0	164.0
	30~34	1700	115.7	24.93	69.5	84.6	100.0	114.0	131.0	148.0	165.0
	35~39	1685	117.2	23.95	71.5	86.4	103.0	116.0	132.0	147.0	163.0
	40~44	1683	116.4	25.43	68.6	82.9	100.0	116.0	133.0	149.0	165.0
	45~49	1685	117.4	25.97	65.8	84.4	101.0	117.0	134.0	150.0	167.0
	50~54	1671	116.5	26.03	66.5	82.9	100.0	116.0	133.0	151.0	168.0
	55~59	1689	113.0	25.85	63.6	80.1	97.0	113.0	129.0	146.0	164.0
女	20~24	1692	63.9	16.36	34.8	42.6	52.4	63.3	74.0	85.4	99.4
	25~29	1670	65.0	15.36	38.6	45.9	54.6	64.3	74.1	85.6	96.7
	30~34	1730	65.3	16.35	35.3	43.0	54.1	64.9	76.5	86.3	95.3
	35~39	1726	66.9	15.99	37.5	44.9	56.0	66.9	77.8	86.3	97.6
	40~44	1710	68.1	16.16	39.0	47.0	57.2	67.6	78.8	89.3	100.0
	45~49	1747	68.9	15.94	38.5	48.2	58.0	68.9	80.0	89.3	99.9
	50~54	1743	67.1	16.17	36.6	45.6	56.0	67.0	77.7	87.8	98.2
	55~59	1732	65.8	16.87	35.6	43.7	53.7	65.3	76.9	87.0	99.9

表3-2-18 浙江省成年人纵跳样本量、平均数、标准差、百分位数 单位：厘米

性别	年龄组（岁）	n	Mean	SD	P₃	P₁₀	P₂₅	P₅₀	P₇₅	P₉₀	P₉₇
男	20~24	1712	39.6	8.33	25.2	29.4	34.1	39.2	44.9	50.8	56.9
	25~29	1709	37.6	8.07	22.8	28.2	32.1	37.3	42.9	48.0	54.0
	30~34	1700	36.8	7.59	23.0	27.7	31.8	36.5	41.7	46.4	52.3
	35~39	1685	35.2	7.38	22.4	26.1	30.3	34.6	39.8	44.6	51.4
	40~44	1683	32.7	7.05	19.6	24.1	28.2	32.3	37.0	41.7	46.7
	45~49	1685	31.0	6.91	18.6	22.6	26.3	30.6	35.1	40.0	44.9
	50~54	1671	28.5	6.74	16.9	20.5	23.9	28.0	32.3	37.3	43.2
	55~59	1689	26.7	6.43	16.0	19.4	22.4	26.1	30.1	34.6	40.3

性别	年龄组（岁）	n	Mean	SD	P_3	P_{10}	P_{25}	P_{50}	P_{75}	P_{90}	P_{97}
女	20~24	1692	26.1	5.70	17.1	19.6	22.4	25.4	29.1	33.6	38.6
	25~29	1670	25.3	5.67	16.4	18.8	21.4	24.8	28.6	33.1	37.8
	30~34	1730	24.5	5.09	16.4	18.6	21.4	23.9	27.2	31.1	35.4
	35~39	1726	23.8	4.98	15.8	18.0	20.5	23.2	26.6	30.1	34.4
	40~44	1710	22.3	4.73	14.4	16.9	19.0	22.0	25.2	28.2	33.3
	45~49	1747	20.8	4.48	13.3	15.8	17.8	20.3	23.2	26.8	30.6
	50~54	1743	19.8	4.44	13.0	15.1	16.7	19.2	22.0	25.4	30.1
	55~59	1732	18.9	4.37	11.7	14.1	16.0	18.2	21.1	24.3	29.1

表3-2-19 浙江省成年人俯卧撑（男）/跪卧撑（女）样本量、平均数、标准差、百分位数 单位：次

性别	年龄组（岁）	n	Mean	SD	P_3	P_{10}	P_{25}	P_{50}	P_{75}	P_{90}	P_{97}
男	20~24	1712	26.9	12.16	7	12	18	26	34	43	52
	25~29	1709	25.9	10.96	6	11	18	26	32	40	50
	30~34	1700	24.5	9.99	7	11	18	24	31	37	45
	35~39	1685	24.8	10.57	7	11	18	24	31	39	46
	40~44	1683	23.8	10.11	7	11	17	22	30	37	46
	45~49	1685	22.0	10.27	5	10	15	21	29	35	45
	50~54	1671	20.4	9.61	5	9	13	20	27	32	41
	55~59	1689	18.3	9.42	4	7	11	17	25	31	37
女	20~24	1692	21.0	10.79	4	8	12	20	30	35	41
	25~29	1670	21.0	10.33	4	9	13	20	29	34	42
	30~34	1730	21.6	10.63	4	9	13	21	30	35	42
	35~39	1726	22.6	11.35	4	9	14	21	31	38	46
	40~44	1710	21.1	10.55	4	8	13	20	29	35	42
	45~49	1747	20.9	10.87	3	8	12	20	30	35	42
	50~54	1743	20.2	10.83	3	8	11	19	28	34	42
	55~59	1732	18.7	10.56	3	6	11	17	26	33	41

表3-2-20 浙江省成年人1分钟仰卧起坐样本量、平均数、标准差、百分位数 单位：次

性别	年龄组（岁）	n	Mean	SD	P_3	P_{10}	P_{25}	P_{50}	P_{75}	P_{90}	P_{97}
男	20~24	1712	30.6	9.53	12	20	24	30	37	43	50
	25~29	1709	29.3	8.60	13	19	24	29	35	40	46
	30~34	1700	28.0	8.02	13	18	23	28	33	38	44
	35~39	1685	26.9	8.19	12	17	21	26	32	38	43
	40~44	1683	24.9	7.94	11	15	20	24	30	36	41
	45~49	1685	22.9	7.55	10	14	18	22	28	32	38
	50~54	1671	20.9	7.28	9	12	16	21	25	30	36
	55~59	1689	18.5	6.88	7	10	14	18	23	27	32
女	20~24	1692	27.0	8.46	10	16	21	27	33	38	43
	25~29	1670	24.6	8.13	10	14	19	24	30	35	41
	30~34	1730	23.6	7.66	10	14	19	23	28	33	39
	35~39	1726	23.1	7.74	9	14	18	23	28	33	38
	40~44	1710	21.0	7.65	7	11	16	21	26	31	37
	45~49	1747	19.1	7.46	5	10	14	19	24	29	34
	50~54	1743	16.8	7.28	4	8	11	16	21	26	31
	55~59	1732	14.9	6.70	4	7	10	15	19	24	29

表3-2-21 浙江省成年人坐位体前屈样本量、平均数、标准差、百分位数　　　　单位：厘米

性别	年龄组（岁）	n	Mean	SD	P₃	P₁₀	P₂₅	P₅₀	P₇₅	P₉₀	P₉₇
男	20～24	1712	7.6	7.75	−9.0	−2.5	3.3	7.7	12.9	17.2	21.4
	25～29	1709	6.2	7.56	−10.0	−4.2	2.2	6.9	11.1	15.3	19.0
	30～34	1700	5.5	7.52	−10.0	−5.1	1.4	6.0	10.5	14.5	19.0
	35～39	1685	5.5	7.64	−10.0	−4.9	1.2	6.0	10.4	14.9	19.6
	40～44	1683	6.6	7.42	−9.4	−3.4	2.6	6.8	11.4	15.5	20.7
	45～49	1685	6.4	7.74	−10.0	−4.0	2.1	6.6	11.3	15.9	21.1
	50～54	1671	5.4	7.65	−10.0	−5.2	1.1	5.6	10.1	14.7	20.1
	55～59	1689	4.9	7.93	−11.0	−6.3	0.6	5.3	9.8	15.0	19.7
女	20～24	1692	11.6	7.43	−3.2	2.6	6.9	11.5	16.8	21.0	25.2
	25～29	1670	10.4	7.47	−5.3	1.5	5.5	10.3	15.4	20.1	24.0
	30～34	1730	9.6	7.39	−5.9	0.1	4.8	9.8	14.7	18.9	22.8
	35～39	1726	9.3	7.49	−6.3	0.2	4.7	9.2	14.4	18.9	23.1
	40～44	1710	9.5	7.82	−7.1	−1.1	4.9	9.7	15.0	19.4	23.2
	45～49	1747	9.4	7.68	−6.3	−0.9	4.4	9.6	14.8	19.3	22.9
	50～54	1743	9.3	7.91	−6.9	−0.2	4.1	9.3	14.9	19.6	23.5
	55～59	1732	9.7	7.94	−6.8	−0.1	4.4	9.8	15.2	19.9	23.9

表3-2-22 浙江省成年人闭眼单脚站立样本量、平均数、标准差、百分位数　　　　单位：秒

性别	年龄组（岁）	n	Mean	SD	P₃	P₁₀	P₂₅	P₅₀	P₇₅	P₉₀	P₉₇
男	20～24	1712	40.2	27.67	7.0	12.0	20.0	32.0	56.0	74.0	113.0
	25～29	1709	37.1	26.90	6.0	11.0	19.0	29.0	48.0	72.0	111.0
	30～34	1700	34.7	23.79	6.0	12.0	18.0	29.0	43.0	65.0	98.0
	35～39	1685	34.3	24.01	6.0	11.0	18.0	28.0	44.0	65.0	92.0
	40～44	1683	29.7	20.34	6.0	10.0	16.0	24.0	38.0	58.0	79.0
	45～49	1685	27.9	20.56	5.0	8.0	14.0	23.0	35.0	55.0	76.0
	50～54	1671	25.9	19.16	5.0	8.0	14.0	22.0	32.0	48.0	73.0
	55～59	1689	22.7	15.89	5.0	7.0	12.0	19.0	28.0	42.0	62.0
女	20～24	1692	42.2	29.63	6.0	14.0	20.0	32.0	62.0	81.0	122.0
	25～29	1670	39.1	28.98	8.0	13.0	19.0	30.0	52.0	76.0	123.0
	30～34	1730	39.7	28.39	8.0	13.0	20.0	31.0	51.0	77.0	122.0
	35～39	1726	38.2	27.92	7.0	13.0	19.0	29.0	50.0	76.0	113.0
	40～44	1710	36.1	26.25	6.0	11.0	18.0	28.0	48.0	71.0	107.0
	45～49	1747	30.5	21.93	6.0	9.0	16.0	24.0	38.0	62.0	88.0
	50～54	1743	28.0	21.51	5.0	8.0	14.0	22.0	34.0	57.0	83.0
	55～59	1732	23.7	17.64	5.0	8.0	13.0	19.0	29.0	45.0	67.0

表3-2-23 浙江省成年人选择反应时样本量、平均数、标准差、百分位数　　　　单位：秒

性别	年龄组（岁）	n	Mean	SD	P₃	P₁₀	P₂₅	P₅₀	P₇₅	P₉₀	P₉₇
男	20～24	1712	0.53	0.080	0.41	0.44	0.47	0.52	0.57	0.64	0.69
	25～29	1709	0.53	0.078	0.41	0.44	0.48	0.52	0.58	0.63	0.70
	30～34	1700	0.54	0.079	0.42	0.45	0.49	0.53	0.58	0.64	0.72
	35～39	1685	0.54	0.082	0.42	0.45	0.49	0.54	0.59	0.65	0.72
	40～44	1683	0.56	0.094	0.43	0.46	0.50	0.55	0.61	0.68	0.77
	45～49	1685	0.58	0.097	0.44	0.47	0.52	0.57	0.63	0.70	0.80

性别	年龄组（岁）	n	Mean	SD	P₃	P₁₀	P₂₅	P₅₀	P₇₅	P₉₀	P₉₇
男	50～54	1671	0.60	0.111	0.44	0.48	0.53	0.59	0.66	0.74	0.87
	55～59	1689	0.62	0.113	0.45	0.50	0.55	0.61	0.68	0.77	0.88
女	20～24	1692	0.56	0.083	0.43	0.47	0.50	0.55	0.61	0.67	0.74
	25～29	1670	0.56	0.082	0.44	0.47	0.51	0.56	0.61	0.67	0.74
	30～34	1730	0.57	0.083	0.44	0.48	0.52	0.57	0.62	0.68	0.76
	35～39	1726	0.58	0.086	0.45	0.48	0.52	0.57	0.63	0.69	0.77
	40～44	1710	0.61	0.107	0.45	0.49	0.53	0.59	0.65	0.74	0.86
	45～49	1747	0.62	0.113	0.47	0.50	0.55	0.61	0.67	0.76	0.87
	50～54	1743	0.64	0.125	0.46	0.51	0.55	0.61	0.69	0.79	0.91
	55～59	1732	0.66	0.137	0.48	0.52	0.57	0.64	0.72	0.82	0.98

（二）浙江省城镇、乡村成年人监测指标统计结果

表3-2-24　浙江省城乡成年人身高样本量、平均数、标准差、百分位数　　　　　单位：厘米

性别	类别	年龄组（岁）	n	Mean	SD	P₃	P₁₀	P₂₅	P₅₀	P₇₅	P₉₀	P₉₇
男	农民	20～24	568	172.2	6.43	159.8	164.2	168.3	172.3	176.5	179.9	184.7
		25～29	568	171.9	5.87	160.4	164.3	168.3	172.1	175.9	179.2	182.2
		30～34	566	171.3	6.12	160.6	164.1	167.0	171.0	175.4	178.8	183.4
		35～39	559	170.3	6.15	158.5	162.6	165.9	170.3	174.3	178.6	181.4
		40～44	561	169.5	6.43	157.2	161.6	165.5	169.5	173.8	177.3	181.6
		45～49	558	169.0	6.23	156.7	161.4	165.2	169.1	173.1	176.6	179.9
		50～54	561	167.3	6.18	155.3	158.9	163.4	167.6	171.7	175.0	178.2
		55～59	552	167.1	6.47	154.9	158.9	162.8	167.6	171.4	175.4	178.8
	城镇体力	20～24	566	172.2	5.96	160.3	164.7	168.3	172.3	176.2	179.7	182.6
		25～29	570	172.2	6.38	159.5	164.5	168.0	172.3	176.4	180.1	184.5
		30～34	569	171.2	5.87	160.0	163.3	167.3	171.2	175.4	178.4	181.4
		35～39	565	170.2	6.03	159.1	162.7	166.1	170.2	174.1	177.8	181.7
		40～44	563	169.2	6.12	157.3	161.5	165.2	169.1	173.2	176.8	180.8
		45～49	567	168.8	6.12	157.7	160.9	164.8	168.9	173.2	176.1	181.3
		50～54	562	168.0	5.93	157.5	160.8	164.0	167.8	172.2	175.5	180.2
		55～59	567	167.9	6.00	157.3	160.7	163.9	167.8	171.2	175.7	179.0
	城镇非体力	20～24	578	173.1	6.14	161.7	165.7	168.6	172.9	177.4	180.9	184.2
		25～29	571	172.6	6.08	162.4	165.0	168.4	172.5	176.9	180.5	184.2
		30～34	565	172.4	5.77	161.4	165.2	168.3	172.3	176.3	179.7	183.3
		35～39	561	171.1	5.93	159.8	163.6	167.3	170.8	174.9	178.6	182.7
		40～44	559	170.3	5.72	159.7	163.4	166.4	170.0	173.9	177.4	181.5
		45～49	560	169.8	6.05	157.7	162.6	166.2	170.0	173.6	177.0	181.4
		50～54	548	169.5	6.08	158.1	161.5	165.6	169.7	173.5	176.9	180.4
		55～59	570	168.3	5.97	157.5	160.6	164.3	168.4	172.1	175.9	179.6
女	农民	20～24	568	161.1	5.82	151.2	153.5	156.8	161.1	165.3	168.5	172.3
		25～29	557	159.6	5.56	149.7	152.6	156.2	159.7	163.1	166.5	170.0
		30～34	578	158.5	5.52	148.7	151.6	155.1	158.1	162.2	165.7	169.3
		35～39	579	158.3	5.65	148.3	151.7	154.6	157.9	161.9	165.5	169.0
		40～44	573	157.9	5.59	147.2	150.9	154.2	158.0	161.3	165.6	167.9
		45～49	584	157.2	5.50	145.9	150.4	153.9	157.2	161.0	163.8	166.6
		50～54	592	156.7	5.11	147.2	150.2	153.2	156.6	160.3	163.2	166.5

性别	类别	年龄组（岁）	n	Mean	SD	P₃	P₁₀	P₂₅	P₅₀	P₇₅	P₉₀	P₉₇
女	农民	55~59	588	156.5	5.49	146.3	149.6	152.8	156.5	160.3	163.4	166.3
	城镇体力	20~24	561	160.1	5.80	148.9	152.8	156.6	160.0	163.7	167.5	171.2
		25~29	561	159.8	5.73	149.3	152.7	156.0	159.8	163.7	166.6	170.3
		30~34	568	158.9	5.31	148.6	152.4	155.3	158.9	162.7	165.6	168.2
		35~39	573	158.5	5.63	148.3	151.6	154.7	158.6	162.0	165.6	169.1
		40~44	575	157.3	5.53	146.9	150.4	153.6	157.0	161.1	164.6	167.4
		45~49	583	157.5	5.19	148.1	150.8	154.0	157.4	161.1	164.4	167.5
		50~54	567	157.7	5.47	147.2	150.7	154.2	157.6	161.3	165.0	168.1
		55~59	567	157.0	5.33	147.6	150.3	153.6	156.8	160.5	163.6	167.0
	城镇非体力	20~24	563	160.0	5.68	149.2	153.2	156.1	160.2	163.8	167.0	170.4
		25~29	552	160.6	5.75	151.0	153.7	156.5	159.8	164.5	168.4	172.3
		30~34	584	159.8	5.46	150.3	153.2	156.0	159.6	163.6	167.0	170.2
		35~39	574	159.0	5.15	149.4	152.6	155.6	158.9	162.3	165.6	169.0
		40~44	562	158.4	5.45	148.5	151.8	154.7	158.3	162.0	165.5	168.7
		45~49	580	157.8	5.21	148.3	151.1	154.2	157.8	161.2	164.3	167.8
		50~54	584	158.0	5.16	148.1	151.3	154.6	158.1	161.7	164.4	167.3
		55~59	577	157.7	5.44	148.5	150.9	153.8	157.7	161.2	164.9	168.2

表3-2-25 浙江省城乡成年人体重样本量、平均数、标准差、百分位数 单位：千克

性别	类别	年龄组（岁）	n	Mean	SD	P₃	P₁₀	P₂₅	P₅₀	P₇₅	P₉₀	P₉₇
男	农民	20~24	568	69.6	12.68	49.3	54.6	61.0	68.2	76.3	87.6	97.8
		25~29	568	71.3	12.09	52.0	56.4	63.5	69.9	78.4	86.8	96.7
		30~34	566	72.5	11.84	53.6	58.4	64.3	71.7	79.4	88.7	97.7
		35~39	559	71.3	11.05	53.5	57.8	63.6	70.5	77.8	84.5	93.5
		40~44	561	71.2	11.01	52.2	56.6	63.7	71.2	78.0	85.9	92.0
		45~49	558	71.0	10.30	53.3	58.8	64.2	70.4	77.0	84.2	92.7
		50~54	561	70.0	9.43	52.0	58.2	63.6	69.7	75.7	82.4	88.3
		55~59	552	69.0	9.46	52.5	57.4	62.3	68.5	75.0	81.6	87.7
	城镇体力	20~24	566	69.9	12.54	51.4	55.4	60.3	68.6	77.0	85.9	96.4
		25~29	570	73.2	12.37	53.7	58.3	64.4	71.8	80.5	90.3	99.7
		30~34	569	71.5	11.38	53.0	57.7	64.2	70.5	77.5	85.6	96.6
		35~39	565	72.1	10.61	53.4	59.5	65.2	71.4	78.5	85.5	94.4
		40~44	563	70.9	10.00	52.7	58.5	64.2	70.5	78.0	84.0	89.8
		45~49	567	71.6	9.80	54.5	59.9	65.1	71.0	77.7	84.6	90.8
		50~54	562	70.4	9.89	52.6	58.0	64.1	70.4	76.6	82.7	91.2
		55~59	567	70.3	9.90	53.1	58.5	63.9	69.7	76.0	82.9	92.0
	城镇非体力	20~24	578	70.3	13.05	50.1	55.2	61.0	69.1	78.4	86.0	98.7
		25~29	571	71.7	11.95	51.3	57.6	63.3	71.3	78.6	87.3	97.5
		30~34	565	73.2	11.24	52.9	59.6	65.5	72.5	80.4	88.7	96.0
		35~39	561	72.4	10.23	53.7	59.3	66.0	72.2	78.8	85.5	92.2
		40~44	559	72.7	10.78	54.1	60.1	64.9	72.2	79.5	86.5	94.5
		45~49	560	72.2	10.65	53.0	59.2	65.2	71.3	78.8	85.5	93.8
		50~54	548	71.4	9.04	55.1	59.8	65.0	71.5	77.8	82.9	88.3
		55~59	570	70.4	9.35	54.0	58.7	64.2	70.2	76.1	81.7	89.3
女	农民	20~24	568	55.2	8.64	43.0	45.6	49.3	54.0	59.3	65.2	72.9

续表

性别	类别	年龄组（岁）	n	Mean	SD	P₃	P₁₀	P₂₅	P₅₀	P₇₅	P₉₀	P₉₇
女	农民	25~29	557	55.6	8.33	42.6	46.4	50.3	54.2	59.8	66.7	73.7
		30~34	578	56.1	8.26	43.4	46.4	50.5	55.1	60.3	66.6	74.3
		35~39	579	57.0	8.29	44.0	48.1	51.6	55.9	61.2	67.0	77.8
		40~44	573	59.0	8.23	45.3	49.9	53.6	58.1	63.1	69.0	77.7
		45~49	584	59.0	8.08	46.4	49.8	53.5	58.2	63.6	69.5	76.8
		50~54	592	59.0	7.90	45.5	49.7	53.2	58.6	63.3	69.3	75.3
		55~59	588	59.6	8.73	45.0	48.8	53.8	58.7	65.2	70.3	76.9
	城镇体力	20~24	561	54.7	8.82	41.4	45.1	48.8	53.4	59.6	65.9	74.3
		25~29	561	55.4	8.54	42.5	46.3	49.8	53.9	60.3	66.1	75.4
		30~34	568	56.1	8.05	43.3	47.6	50.7	54.5	60.2	66.7	74.5
		35~39	573	57.3	8.12	44.2	47.7	52.0	56.3	61.8	67.2	76.0
		40~44	575	57.6	8.09	45.7	48.0	52.1	56.6	62.2	68.1	74.7
		45~49	583	58.4	7.67	45.8	49.5	53.2	57.7	63.0	67.7	75.3
		50~54	567	59.1	7.60	47.0	50.2	54.0	58.1	63.6	69.1	75.0
		55~59	567	57.9	7.86	45.3	48.5	52.2	57.3	62.6	68.2	74.5
	城镇非体力	20~24	563	54.2	7.91	41.2	45.2	48.7	53.4	58.7	64.2	71.2
		25~29	552	55.7	8.81	42.4	46.3	49.7	54.8	60.2	65.9	74.6
		30~34	584	56.7	8.09	44.3	47.7	51.0	55.6	61.2	66.8	75.4
		35~39	574	57.0	7.90	44.6	48.1	51.7	55.8	61.3	68.5	74.1
		40~44	562	57.6	7.92	45.4	48.8	52.0	56.7	61.8	67.6	76.0
		45~49	580	58.3	7.41	46.6	49.5	52.8	57.3	62.8	68.0	73.3
		50~54	584	58.8	7.53	46.2	50.0	54.0	58.2	62.5	68.2	75.3
		55~59	577	59.0	7.85	45.4	48.9	53.5	58.8	63.9	68.8	74.8

表3-2-26　浙江省城乡成年人BMI样本量、平均数、标准差、百分位数　　单位：千克/米²

性别	类别	年龄组（岁）	n	Mean	SD	P₃	P₁₀	P₂₅	P₅₀	P₇₅	P₉₀	P₉₇
男	农民	20~24	568	23.4	3.85	17.4	18.8	20.7	23.1	25.5	28.7	31.7
		25~29	568	24.1	3.80	18.1	19.5	21.7	23.8	26.4	28.8	31.8
		30~34	566	24.7	3.63	17.9	20.1	22.3	24.4	26.9	29.3	32.3
		35~39	559	24.6	3.45	18.1	20.4	22.3	24.5	26.7	29.0	31.2
		40~44	561	24.8	3.42	18.5	20.7	22.3	24.8	27.0	29.1	30.6
		45~49	558	24.9	3.40	18.5	20.7	22.7	24.7	26.9	29.0	32.0
		50~54	561	25.0	2.92	19.4	21.4	23.1	24.9	26.7	28.6	30.7
		55~59	552	24.7	2.90	18.9	21.1	22.6	24.7	26.6	28.2	30.1
	城镇体力	20~24	566	23.6	3.85	17.7	19.2	20.6	23.2	25.7	28.7	32.3
		25~29	570	24.7	3.73	18.5	20.1	22.2	24.5	26.6	29.6	32.9
		30~34	569	24.4	3.53	18.4	19.8	21.9	24.3	26.5	28.8	31.1
		35~39	565	24.9	3.25	19.0	20.9	22.6	24.8	26.9	28.8	31.5
		40~44	563	24.8	3.15	18.7	20.6	22.7	24.9	26.9	28.7	30.7
		45~49	567	25.1	2.91	19.8	21.6	23.2	24.9	26.8	28.8	30.6
		50~54	562	24.9	3.12	19.2	20.8	22.9	24.9	26.8	28.7	31.2
		55~59	567	24.9	3.11	19.1	21.3	22.8	24.9	26.7	28.7	31.1
	城镇非体力	20~24	578	23.4	3.93	17.3	18.7	20.4	23.0	25.6	28.4	31.8
		25~29	571	24.0	3.65	17.6	19.5	21.6	23.8	26.3	28.6	31.7
		30~34	565	24.6	3.52	18.6	20.3	22.2	24.2	26.9	29.4	31.7

续表

性别	类别	年龄组（岁）	n	Mean	SD	P₃	P₁₀	P₂₅	P₅₀	P₇₅	P₉₀	P₉₇
男	城镇非体力	35~39	561	24.7	3.18	18.7	20.6	22.9	24.7	26.7	28.7	30.6
		40~44	559	25.0	3.37	19.0	20.9	22.8	25.0	27.0	29.2	31.9
		45~49	560	25.0	3.08	19.2	21.3	23.0	25.0	26.9	28.9	31.5
		50~54	548	24.9	2.89	19.3	21.2	23.0	25.0	26.6	28.4	30.2
		55~59	570	24.8	2.93	19.4	21.2	23.0	24.6	26.7	28.5	31.1
	农民	20~24	568	21.3	3.31	16.8	17.8	18.9	20.8	22.9	25.2	29.7
		25~29	557	21.8	3.19	17.3	18.5	19.7	21.2	23.3	25.9	29.0
		30~34	578	22.3	3.05	17.9	19.0	20.2	21.8	23.9	26.2	28.8
		35~39	579	22.8	3.27	18.0	19.1	20.6	22.3	24.4	27.1	30.7
		40~44	573	23.7	3.17	18.6	20.2	21.5	23.2	25.2	27.8	30.4
		45~49	584	23.9	3.07	19.3	20.4	21.8	23.6	25.4	27.7	30.6
		50~54	592	24.0	3.02	18.6	20.4	22.1	23.7	25.8	27.7	30.3
		55~59	588	24.3	3.09	19.1	20.6	22.1	24.2	26.3	28.1	31.1
女	城镇体力	20~24	561	21.4	3.24	17.0	17.8	19.1	20.8	23.1	25.4	29.1
		25~29	561	21.7	3.17	17.4	18.4	19.5	21.0	23.4	25.6	29.1
		30~34	568	22.2	3.00	17.5	18.9	20.0	21.6	23.8	26.1	28.8
		35~39	573	22.8	2.91	18.3	19.7	20.7	22.4	24.2	26.5	29.3
		40~44	575	23.3	3.12	18.6	19.8	21.1	22.9	25.1	27.1	30.4
		45~49	583	23.5	2.92	19.3	20.1	21.4	23.1	25.3	27.3	30.5
		50~54	567	23.8	2.85	19.0	20.3	21.9	23.5	25.5	27.5	29.8
		55~59	567	23.5	2.95	18.6	20.0	21.4	23.2	25.2	27.4	29.5
	城镇非体力	20~24	563	21.2	2.87	16.5	18.1	19.1	20.7	22.7	24.9	27.1
		25~29	552	21.6	3.16	17.1	18.5	19.5	21.1	23.1	25.2	28.7
		30~34	584	22.2	3.11	17.6	18.7	20.0	21.8	23.8	25.8	29.4
		35~39	574	22.6	3.00	18.3	19.2	20.5	22.1	24.2	26.7	29.1
		40~44	562	23.0	2.87	18.5	19.8	21.1	22.6	24.5	26.6	29.3
		45~49	580	23.4	2.79	19.4	20.3	21.4	22.9	25.2	27.2	29.1
		50~54	584	23.5	2.85	19.0	20.1	21.7	23.2	25.1	27.2	29.9
		55~59	577	23.7	2.69	18.9	20.2	22.0	23.5	25.2	27.0	28.8

表3-2-27 浙江省城乡成年人体重/身高×1000样本量、平均数、标准差、百分位数

性别	类别	年龄组（岁）	n	Mean	SD	P₃	P₁₀	P₂₅	P₅₀	P₇₅	P₉₀	P₉₇
男	农民	20~24	568	403.3	68.36	295.3	321.5	358.3	395.1	441.0	496.6	550.5
		25~29	568	414.5	66.37	308.4	332.7	370.8	407.1	452.8	498.8	548.2
		30~34	566	422.7	63.84	310.1	341.9	378.7	416.4	460.1	506.0	558.6
		35~39	559	418.1	60.02	312.1	343.4	377.4	413.3	456.2	492.8	535.1
		40~44	561	419.8	59.47	309.0	342.4	378.6	421.1	456.3	497.1	525.2
		45~49	558	420.0	57.21	316.3	350.2	383.7	417.4	453.1	494.6	543.1
		50~54	561	417.9	50.41	320.3	354.8	384.6	417.9	448.2	484.3	516.2
		55~59	552	412.3	50.16	320.8	347.2	380.8	412.3	445.4	477.3	512.1
	城镇体力	20~24	566	405.5	68.13	303.9	326.1	352.4	398.6	442.7	497.1	550.9
		25~29	570	424.7	66.11	315.6	343.4	378.3	419.4	465.4	516.0	566.5
		30~34	569	417.1	61.86	315.4	340.8	375.1	413.6	450.9	492.7	545.9
		35~39	565	423.0	56.94	321.3	355.9	385.5	420.3	456.8	493.0	542.7
		40~44	563	418.9	54.19	308.5	350.9	380.6	417.5	456.4	489.1	519.0

续表

性别	类别	年龄组（岁）	n	Mean	SD	P$_3$	P$_{10}$	P$_{25}$	P$_{50}$	P$_{75}$	P$_{90}$	P$_{97}$
男	城镇体力	45~49	567	423.5	51.47	332.7	362.3	389.5	419.3	454.1	487.8	518.7
		50~54	562	418.8	53.71	315.2	346.1	385.4	419.2	450.2	485.4	529.1
		55~59	567	418.6	53.54	319.2	354.5	382.4	417.3	450.0	483.7	525.6
	城镇非体力	20~24	578	405.4	70.26	299.0	320.3	353.8	396.9	448.0	495.1	558.5
		25~29	571	415.1	64.56	301.0	336.2	371.6	411.2	452.5	500.3	550.9
		30~34	565	424.5	61.37	315.3	349.7	383.1	419.8	463.8	510.2	549.6
		35~39	561	422.8	55.19	319.4	346.8	388.4	423.6	455.6	491.4	524.9
		40~44	559	426.4	58.67	326.2	356.5	384.6	425.2	462.1	496.7	547.0
		45~49	560	424.7	55.69	326.9	354.0	387.8	421.9	456.1	494.8	538.6
		50~54	548	421.3	48.80	332.5	359.2	388.8	421.5	453.0	482.0	508.3
		55~59	570	418.0	50.23	329.6	356.2	386.5	417.4	447.4	481.3	521.1
女	农民	20~24	568	342.5	51.89	270.8	286.3	307.4	334.3	368.2	403.0	463.1
		25~29	557	348.2	49.91	273.1	293.3	315.4	338.6	372.4	413.8	461.7
		30~34	578	353.6	48.63	280.8	298.4	320.0	348.0	379.1	410.1	462.2
		35~39	579	360.2	50.46	286.3	305.3	325.8	351.9	384.4	425.2	483.2
		40~44	573	373.3	49.22	294.8	320.1	341.2	367.0	397.3	436.3	483.8
		45~49	584	374.8	47.93	303.3	322.7	342.1	369.0	401.6	435.1	479.3
		50~54	592	376.2	47.28	292.9	320.1	344.4	372.5	404.0	435.7	471.4
		55~59	588	380.3	50.29	296.4	321.2	345.8	376.8	411.4	443.8	481.7
	城镇体力	20~24	561	341.6	51.94	270.6	285.2	306.3	333.3	369.2	407.1	458.1
		25~29	561	346.7	50.51	274.1	295.4	311.8	335.2	375.1	410.2	457.5
		30~34	568	352.5	47.65	278.2	300.7	318.7	344.5	379.3	416.0	462.2
		35~39	573	361.0	46.96	286.9	308.6	330.0	355.4	384.1	421.5	470.6
		40~44	575	366.3	48.43	294.8	311.7	331.0	361.2	393.8	426.8	476.4
		45~49	583	370.5	45.72	300.1	316.6	339.3	365.0	397.3	426.3	476.9
		50~54	567	374.4	44.75	300.1	322.9	344.4	370.0	400.5	432.2	471.5
		55~59	567	368.7	46.54	294.2	313.2	334.2	364.0	394.4	433.8	465.4
	城镇非体力	20~24	563	338.3	46.15	266.0	286.6	305.4	332.5	364.3	395.4	441.7
		25~29	552	346.7	51.26	268.9	293.7	313.5	338.6	371.2	404.9	453.7
		30~34	584	354.4	48.61	282.4	300.6	321.1	350.1	378.3	412.3	464.6
		35~39	574	358.5	47.23	288.1	305.0	326.3	349.7	386.1	422.8	467.5
		40~44	562	363.6	46.10	296.2	314.2	331.8	358.2	389.1	418.7	467.4
		45~49	580	369.1	43.78	303.3	320.9	337.4	362.4	395.2	425.9	457.9
		50~54	584	371.6	44.64	297.5	321.2	343.5	367.1	394.6	430.4	475.4
		55~59	577	373.3	44.25	296.4	318.6	345.1	371.9	400.4	429.7	459.6

表3-2-28　浙江省城乡成年人腰围样本量、平均数、标准差、百分位数　　　　单位：厘米

性别	类别	年龄组（岁）	n	Mean	SD	P$_3$	P$_{10}$	P$_{25}$	P$_{50}$	P$_{75}$	P$_{90}$	P$_{97}$
男	农民	20~24	568	81.6	9.87	64.8	69.4	74.9	80.5	87.9	93.9	103.0
		25~29	568	84.5	9.23	67.7	72.9	78.9	84.0	90.2	96.0	104.0
		30~34	566	85.6	9.58	69.3	74.6	79.5	85.4	91.5	97.5	103.3
		35~39	559	86.7	8.30	71.3	76.7	81.2	86.2	91.9	97.5	102.8
		40~44	561	86.7	8.64	70.9	75.4	80.7	86.5	92.7	97.4	104.3
		45~49	558	87.8	8.34	72.9	77.7	82.9	87.7	92.4	98.4	104.5
		50~54	561	88.5	7.88	73.7	78.6	83.4	88.3	93.0	98.0	103.4

性别	类别	年龄组（岁）	n	Mean	SD	P_3	P_{10}	P_{25}	P_{50}	P_{75}	P_{90}	P_{97}
男	农民	55~59	552	88.6	8.09	74.1	78.3	83.2	88.3	93.4	98.4	104.7
	城镇体力	20~24	566	81.1	10.13	65.3	69.7	73.8	80.1	87.1	94.7	102.7
		25~29	570	83.8	9.82	67.9	71.4	77.4	83.3	89.5	97.2	103.8
		30~34	569	84.5	9.19	67.0	72.4	78.7	84.3	90.1	95.9	102.6
		35~39	565	86.0	8.88	69.8	74.9	80.0	85.8	91.5	96.6	103.5
		40~44	563	86.0	8.47	69.5	75.4	80.6	86.4	92.0	96.5	101.7
		45~49	567	87.3	8.31	70.0	76.8	82.1	87.3	92.8	97.5	102.8
		50~54	562	87.7	8.51	70.8	76.9	82.1	87.8	93.3	98.5	103.4
		55~59	567	88.5	8.46	71.0	78.0	83.2	88.5	94.1	98.8	104.0
	城镇非体力	20~24	578	80.5	10.19	65.5	68.2	72.5	79.2	87.5	93.7	100.7
		25~29	571	82.7	9.73	63.8	71.1	76.2	82.4	88.9	95.2	102.9
		30~34	565	84.9	9.29	67.0	73.9	79.2	84.7	90.6	96.5	103.0
		35~39	561	85.3	8.67	68.5	73.2	80.1	85.5	91.2	95.5	100.9
		40~44	559	87.1	8.94	69.4	76.1	81.3	86.8	92.7	98.1	103.9
		45~49	560	86.9	8.96	69.6	75.4	81.4	87.0	92.8	98.6	104.6
		50~54	548	87.0	8.54	71.1	76.1	81.6	87.0	92.3	97.2	103.9
		55~59	570	87.3	8.58	70.0	76.9	81.7	87.8	92.6	97.9	103.2
女	农民	20~24	568	72.5	8.97	59.6	62.2	65.8	71.1	78.1	84.0	92.6
		25~29	557	73.6	8.20	61.0	64.1	67.5	73.0	78.2	83.5	91.0
		30~34	578	75.1	8.80	62.4	65.6	69.5	74.4	80.2	85.9	93.3
		35~39	579	76.6	8.61	63.6	66.8	70.5	75.6	81.4	86.7	95.4
		40~44	573	78.8	8.44	65.3	68.5	73.2	77.7	83.8	90.1	96.9
		45~49	584	79.9	8.81	66.7	70.1	74.4	79.1	85.0	90.5	97.1
		50~54	592	81.0	8.11	67.2	71.3	75.5	80.8	85.8	91.1	97.7
		55~59	588	83.4	9.13	68.7	73.1	77.8	83.5	88.6	94.3	101.0
	城镇体力	20~24	561	71.4	8.62	58.9	61.8	65.2	70.4	76.2	82.4	89.3
		25~29	561	72.2	8.26	59.9	62.6	66.6	71.1	76.7	83.6	91.1
		30~34	568	74.2	8.35	61.1	64.6	68.0	73.7	79.0	86.1	90.5
		35~39	573	75.4	8.20	62.7	65.6	69.8	74.7	80.8	85.8	93.2
		40~44	575	76.4	7.96	63.4	66.5	70.5	76.1	81.0	86.2	91.7
		45~49	583	77.7	7.92	64.9	68.5	72.3	76.8	82.5	87.9	94.0
		50~54	567	80.0	8.09	65.5	69.8	74.7	79.8	85.0	90.2	96.2
		55~59	567	80.7	8.11	66.6	70.4	75.3	80.5	86.6	91.7	95.7
	城镇非体力	20~24	563	70.6	8.08	57.8	61.3	65.3	69.4	75.4	80.0	87.1
		25~29	552	71.9	8.35	59.6	62.7	66.4	71.1	75.8	81.2	91.1
		30~34	584	73.6	8.07	61.3	64.0	68.1	72.5	77.8	84.1	90.7
		35~39	574	74.4	8.26	61.3	64.1	68.8	73.8	79.4	85.1	90.0
		40~44	562	75.1	8.03	62.1	65.4	69.7	74.3	79.9	84.6	93.9
		45~49	580	76.8	7.64	64.6	67.8	71.1	76.1	81.4	86.9	93.4
		50~54	584	77.9	8.89	63.0	66.5	71.8	77.9	82.9	88.9	95.2
		55~59	577	79.6	8.17	64.9	70.0	73.9	79.0	84.7	90.5	95.3

表3-2-29 浙江省城乡成年人腰围/身高×100样本量、平均数、标准差、百分位数

性别	类别	年龄组（岁）	n	Mean	SD	P_3	P_{10}	P_{25}	P_{50}	P_{75}	P_{90}	P_{97}
男	农民	20~24	568	47.4	5.76	38.0	40.4	43.1	46.8	51.3	54.7	59.8
		25~29	568	49.2	5.49	39.5	42.5	45.8	48.8	52.6	55.8	60.9

性别	类别	年龄组（岁）	n	Mean	SD	P_3	P_{10}	P_{25}	P_{50}	P_{75}	P_{90}	P_{97}
男	农民	30~34	566	50.0	5.57	40.4	43.8	46.5	49.8	53.3	57.2	59.3
		35~39	559	50.9	4.96	41.9	45.1	47.6	50.7	54.4	57.3	60.4
		40~44	561	51.2	5.19	41.6	44.6	47.6	51.1	54.7	57.6	61.5
		45~49	558	52.0	5.18	42.4	45.5	48.8	51.9	55.1	58.9	62.6
		50~54	561	52.9	4.79	43.6	46.8	49.7	53.0	55.9	58.7	62.5
		55~59	552	53.1	4.77	44.0	46.8	50.0	53.0	56.2	58.6	61.9
	城镇体力	20~24	566	47.1	5.84	37.9	40.5	42.9	46.5	50.7	54.8	59.8
		25~29	570	48.7	5.72	38.7	41.7	45.0	48.4	51.8	55.6	61.1
		30~34	569	49.4	5.38	38.7	42.4	46.2	49.6	52.8	56.3	59.6
		35~39	565	50.5	5.21	40.9	44.2	47.2	50.3	53.8	56.7	60.9
		40~44	563	50.9	5.11	40.9	43.8	47.7	51.0	54.5	57.0	60.3
		45~49	567	51.7	4.88	42.3	45.6	48.7	51.8	54.8	57.7	61.0
		50~54	562	52.2	5.16	42.1	46.0	48.9	52.0	55.7	58.5	61.7
		55~59	567	52.7	5.05	42.6	46.9	49.5	52.6	56.1	59.0	62.2
	城镇非体力	20~24	578	46.5	5.78	37.4	39.7	42.0	45.9	50.6	54.0	57.8
		25~29	571	47.9	5.64	37.6	40.9	44.4	47.9	51.1	55.0	59.9
		30~34	565	49.3	5.46	38.9	42.6	45.8	49.0	52.6	56.2	60.4
		35~39	561	49.9	5.10	39.5	43.5	46.9	49.9	53.1	55.9	59.1
		40~44	559	51.2	5.22	41.3	44.5	47.9	51.3	54.4	57.5	61.2
		45~49	560	51.2	5.13	41.1	44.5	47.9	51.3	54.5	57.7	61.1
		50~54	548	51.4	5.33	42.3	44.6	47.9	51.3	54.7	58.0	61.9
		55~59	570	51.9	5.13	42.0	45.4	48.4	51.9	55.0	58.2	61.5
女	农民	20~24	568	45.0	5.72	36.9	38.5	40.8	44.2	48.8	52.5	57.8
		25~29	557	46.1	5.30	38.3	40.0	42.2	45.4	49.0	53.6	57.8
		30~34	578	47.4	5.55	39.2	41.5	44.0	47.2	50.5	53.9	58.5
		35~39	579	48.4	5.68	40.2	42.0	44.6	47.7	51.5	55.3	61.2
		40~44	573	50.0	5.55	41.2	43.3	46.4	49.2	53.1	57.2	61.7
		45~49	584	50.9	5.82	41.8	44.2	47.4	50.3	54.2	57.9	62.1
		50~54	592	51.7	5.39	42.4	45.2	48.1	51.5	54.8	58.8	62.9
		55~59	588	53.4	5.84	43.8	46.9	49.5	53.2	56.7	60.3	64.7
	城镇体力	20~24	561	44.6	5.47	36.3	38.5	40.8	43.9	47.6	52.0	56.6
		25~29	561	45.2	5.22	37.3	39.4	41.7	44.7	48.2	51.6	57.0
		30~34	568	46.7	5.29	38.4	40.5	43.0	46.1	50.0	53.7	57.6
		35~39	573	47.6	5.18	39.5	41.2	44.1	47.0	50.5	54.5	58.3
		40~44	575	48.6	5.25	39.9	42.1	44.8	48.3	51.7	55.5	60.0
		45~49	583	49.4	5.18	40.8	43.3	45.7	48.9	52.9	56.1	60.7
		50~54	567	50.8	5.36	40.7	44.5	47.1	50.7	54.2	57.6	61.7
		55~59	567	51.5	5.26	42.1	44.8	48.0	51.1	55.0	58.2	61.1
	城镇非体力	20~24	563	44.2	5.08	36.5	38.1	40.7	43.3	47.2	50.7	55.5
		25~29	552	44.8	5.23	37.2	39.1	41.1	44.2	47.5	51.5	56.3
		30~34	584	46.1	5.26	37.8	39.9	42.5	45.3	49.2	52.8	57.1
		35~39	574	46.8	5.26	38.5	40.5	43.0	46.4	49.9	54.2	57.1
		40~44	562	47.4	5.17	38.9	41.1	44.0	46.9	50.5	54.0	58.3
		45~49	580	48.7	5.01	41.4	42.8	45.1	48.1	51.8	55.3	59.3
		50~54	584	49.3	5.77	39.8	42.3	45.4	49.0	53.0	56.7	61.4
		55~59	577	50.4	5.16	41.0	44.3	47.0	50.3	53.7	57.3	60.8

表3-2-30　浙江省城乡成年人臀围样本量、平均数、标准差、百分位数　　　单位：厘米

性别	类别	年龄组（岁）	n	Mean	SD	P₃	P₁₀	P₂₅	P₅₀	P₇₅	P₉₀	P₉₇
男	农民	20~24	568	95.9	7.40	83.0	87.0	91.0	95.0	100.5	105.0	111.0
		25~29	568	96.3	7.09	84.0	88.0	92.0	96.0	101.0	105.0	110.0
		30~34	566	96.9	6.47	85.0	89.0	93.0	97.0	101.0	105.0	110.0
		35~39	559	96.2	6.26	85.0	89.0	92.0	96.0	100.0	104.0	108.0
		40~44	561	96.1	6.47	84.0	88.0	92.0	96.0	100.0	104.0	108.0
		45~49	558	95.7	5.69	85.0	89.0	92.0	96.0	99.0	103.0	107.0
		50~54	561	95.8	5.57	85.0	89.0	92.0	96.0	99.0	103.0	107.0
		55~59	552	95.2	5.24	86.0	89.0	92.0	95.0	98.5	102.0	106.0
	城镇体力	20~24	566	95.6	7.71	82.0	86.0	90.0	95.0	100.0	105.0	112.0
		25~29	570	96.2	7.89	83.0	88.0	91.0	96.0	101.0	106.0	110.0
		30~34	569	95.4	7.03	82.0	87.0	91.0	96.0	99.0	104.0	109.0
		35~39	565	95.6	6.60	84.0	88.0	92.0	96.0	99.0	103.0	108.0
		40~44	563	95.0	6.74	80.0	87.0	92.0	95.0	99.0	103.0	106.0
		45~49	567	95.4	6.26	84.0	87.0	92.0	95.0	99.0	103.0	108.0
		50~54	562	95.2	5.80	84.0	88.0	92.0	95.0	99.0	102.0	107.0
		55~59	567	95.3	5.97	84.0	88.0	92.0	95.0	99.0	102.0	106.0
	城镇非体力	20~24	578	95.7	7.59	82.0	86.0	91.0	95.0	100.0	105.0	111.0
		25~29	571	95.1	8.09	78.0	85.0	90.0	96.0	100.0	104.0	109.0
		30~34	565	95.6	7.24	81.0	87.0	91.0	96.0	100.0	104.0	109.0
		35~39	561	95.3	6.69	81.0	87.0	92.0	95.0	100.0	103.0	107.0
		40~44	559	95.8	6.64	82.0	87.0	92.0	96.0	100.0	104.0	107.0
		45~49	560	95.2	6.70	81.0	87.0	91.0	95.0	100.0	104.0	107.0
		50~54	548	94.4	6.33	81.0	86.0	91.0	95.0	99.0	102.0	106.0
		55~59	570	94.2	6.24	81.0	86.0	91.0	95.0	98.0	102.0	106.0
女	农民	20~24	568	91.0	6.86	80.0	83.0	87.0	90.0	95.0	99.0	106.0
		25~29	557	91.2	6.19	80.0	84.0	88.0	91.0	95.0	99.0	103.0
		30~34	578	91.6	6.00	81.0	85.0	88.0	91.0	95.0	99.0	104.0
		35~39	579	92.5	6.68	82.0	85.0	88.0	92.0	96.0	101.0	109.0
		40~44	573	93.2	6.46	82.0	86.0	89.0	93.0	97.0	101.0	106.0
		45~49	584	93.3	5.87	83.0	86.0	90.0	93.0	97.0	100.0	105.0
		50~54	592	93.0	5.81	83.0	86.0	89.0	93.0	96.0	101.0	105.0
		55~59	588	93.6	6.16	83.0	86.0	90.0	93.0	97.0	101.0	107.0
	城镇体力	20~24	561	90.1	7.15	78.0	82.0	86.0	90.0	94.0	99.0	104.0
		25~29	561	90.2	7.31	76.0	81.0	86.0	90.0	95.0	99.0	104.0
		30~34	568	90.9	6.55	79.0	83.0	87.0	91.0	95.0	99.0	103.0
		35~39	573	91.7	6.73	79.0	84.0	88.0	92.0	96.0	99.0	105.0
		40~44	575	91.7	6.40	79.0	84.0	88.0	92.0	96.0	99.0	105.0
		45~49	583	92.3	6.09	81.0	85.0	89.0	92.0	96.0	99.0	104.0
		50~54	567	93.1	6.15	82.0	86.0	89.0	93.0	97.0	101.0	105.0
		55~59	567	92.3	6.09	81.0	85.0	88.0	92.0	96.0	100.0	104.0
	城镇非体力	20~24	563	90.7	6.75	79.0	83.0	87.0	90.0	95.0	99.0	105.0
		25~29	552	90.3	6.97	78.0	82.0	86.0	90.0	94.0	98.0	103.0
		30~34	584	91.0	6.61	78.0	83.0	87.0	91.0	95.0	99.0	103.0
		35~39	574	90.7	6.30	77.0	83.0	87.0	91.0	94.0	98.0	102.0
		40~44	562	91.0	6.58	77.0	84.0	87.0	91.0	95.0	99.0	104.0

续表

性别	类别	年龄组（岁）	n	Mean	SD	P_3	P_{10}	P_{25}	P_{50}	P_{75}	P_{90}	P_{97}
女	城镇非体力	45~49	580	91.5	6.11	79.0	85.0	88.0	91.0	95.0	99.0	103.0
		50~54	584	91.5	6.63	79.0	83.0	88.0	92.0	95.0	99.0	105.0
		55~59	577	91.4	6.43	79.0	83.0	87.5	92.0	95.0	99.0	103.0

表3-2-31 浙江省城乡成年人臀围/身高×100样本量、平均数、标准差、百分位数

性别	类别	年龄组（岁）	n	Mean	SD	P_3	P_{10}	P_{25}	P_{50}	P_{75}	P_{90}	P_{97}
男	农民	20~24	568	55.7	4.29	48.6	50.5	52.9	55.4	58.4	61.4	64.6
		25~29	568	56.1	4.12	48.8	51.0	53.2	55.9	58.6	61.2	64.3
		30~34	566	56.6	3.64	49.4	52.1	54.2	56.7	58.9	61.0	64.3
		35~39	559	56.5	3.70	49.6	52.0	54.3	56.5	59.2	61.0	63.0
		40~44	561	56.7	3.87	49.6	52.4	54.4	56.5	59.2	61.4	64.2
		45~49	558	56.7	3.57	49.7	52.4	54.6	56.6	58.7	61.0	64.1
		50~54	561	57.3	3.44	51.2	53.1	55.1	57.2	59.4	61.8	64.6
		55~59	552	57.0	3.08	51.6	53.3	55.0	56.9	58.7	60.9	63.4
	城镇体力	20~24	566	55.5	4.31	48.0	50.5	52.7	55.2	58.1	60.9	64.0
		25~29	570	55.9	4.47	47.8	51.3	53.6	56.0	58.4	61.1	64.5
		30~34	569	55.7	4.02	48.3	50.7	53.3	56.0	58.1	60.6	62.7
		35~39	565	56.2	3.78	49.2	51.7	54.0	56.4	58.5	60.3	63.2
		40~44	563	56.2	3.97	48.8	51.5	54.0	56.4	58.7	60.6	62.9
		45~49	567	56.5	3.54	49.9	52.1	54.6	56.4	58.5	60.8	63.8
		50~54	562	56.7	3.44	50.0	52.5	54.6	56.7	59.0	60.9	62.9
		55~59	567	56.8	3.52	50.6	52.4	54.6	56.7	59.1	61.1	63.2
	城镇非体力	20~24	578	55.3	4.16	48.1	50.3	52.5	55.2	57.9	60.8	64.0
		25~29	571	55.1	4.55	45.0	49.0	52.4	55.4	57.9	60.4	62.9
		30~34	565	55.5	4.16	47.3	50.2	53.0	55.5	58.3	60.7	62.8
		35~39	561	55.7	3.77	47.9	51.0	53.6	55.9	58.1	60.1	62.3
		40~44	559	56.3	3.78	48.0	51.6	54.2	56.8	58.4	60.4	62.7
		45~49	560	56.1	3.83	48.1	51.5	53.7	56.4	58.7	60.7	62.9
		50~54	548	55.8	4.02	47.8	50.7	53.3	55.9	58.3	60.6	63.3
		55~59	570	56.0	3.72	48.5	50.9	53.8	56.2	58.3	60.4	63.1
女	农民	20~24	568	56.5	4.41	49.1	51.6	53.7	56.0	58.7	62.2	66.2
		25~29	557	57.2	3.99	50.2	52.5	54.6	56.9	59.5	62.1	65.4
		30~34	578	57.8	3.79	51.4	53.4	55.5	57.4	59.9	62.5	65.3
		35~39	579	58.5	4.34	51.4	53.5	55.6	58.2	60.5	63.6	68.2
		40~44	573	59.1	4.12	52.1	54.3	56.7	58.7	61.2	64.4	67.2
		45~49	584	59.4	3.85	53.2	55.3	57.1	59.1	61.4	64.2	67.4
		50~54	592	59.4	3.95	52.5	54.8	56.9	59.0	61.5	64.4	67.8
		55~59	588	59.8	3.92	52.6	55.2	57.2	59.7	62.2	64.8	68.4
	城镇体力	20~24	561	56.3	4.55	48.5	51.4	53.5	55.9	58.8	62.0	65.6
		25~29	561	56.5	4.53	47.8	51.1	53.8	56.2	59.1	61.7	66.4
		30~34	568	57.2	4.13	50.0	52.3	54.6	57.2	59.5	62.4	65.3
		35~39	573	57.8	4.07	50.4	53.3	55.4	57.7	59.8	62.6	66.5
		40~44	575	58.3	4.18	50.6	53.5	55.7	58.0	61.0	63.3	66.7
		45~49	583	58.6	3.92	51.5	54.2	56.1	58.4	61.0	63.6	66.8
		50~54	567	59.1	4.03	51.9	54.4	56.6	59.0	61.4	64.2	66.5
		55~59	567	58.8	3.87	52.2	54.3	56.2	58.6	61.3	63.7	66.7

性别	类别	年龄组（岁）	n	Mean	SD	P₃	P₁₀	P₂₅	P₅₀	P₇₅	P₉₀	P₉₇
女	城镇非体力	20~24	563	56.7	4.01	49.9	51.9	54.0	56.5	59.0	61.8	64.8
		25~29	552	56.3	4.41	48.0	50.9	53.8	56.1	58.6	61.8	65.4
		30~34	584	57.0	4.40	48.6	51.8	54.4	56.8	59.7	61.9	66.0
		35~39	574	57.1	3.93	49.6	52.3	54.7	56.8	59.5	62.0	65.0
		40~44	562	57.5	4.29	48.7	52.2	55.0	57.7	60.2	62.2	65.4
		45~49	580	58.0	3.93	51.2	53.7	55.6	57.7	60.2	63.3	66.0
		50~54	584	57.9	4.31	49.3	52.7	55.6	57.9	60.5	63.2	65.9
		55~59	577	58.0	3.94	50.2	53.1	55.6	58.1	60.3	62.6	65.5

表3-2-32　浙江省城乡成年人腰围/臀围样本量、平均数、标准差、百分位数

性别	类别	年龄组（岁）	n	Mean	SD	P₃	P₁₀	P₂₅	P₅₀	P₇₅	P₉₀	P₉₇
男	农民	20~24	568	0.85	0.063	0.74	0.77	0.81	0.85	0.89	0.93	0.97
		25~29	568	0.88	0.058	0.77	0.80	0.84	0.88	0.91	0.95	0.98
		30~34	566	0.88	0.069	0.78	0.81	0.84	0.89	0.92	0.96	1.00
		35~39	559	0.90	0.056	0.80	0.83	0.86	0.90	0.93	0.98	1.00
		40~44	561	0.90	0.060	0.78	0.82	0.86	0.90	0.94	0.98	1.01
		45~49	558	0.92	0.060	0.80	0.84	0.88	0.92	0.96	0.99	1.02
		50~54	561	0.92	0.056	0.81	0.85	0.89	0.92	0.96	0.99	1.03
		55~59	552	0.93	0.057	0.82	0.85	0.89	0.93	0.97	1.00	1.04
	城镇体力	20~24	566	0.85	0.060	0.74	0.78	0.81	0.84	0.89	0.92	0.97
		25~29	570	0.87	0.058	0.77	0.80	0.83	0.87	0.91	0.94	0.99
		30~34	569	0.89	0.061	0.77	0.81	0.85	0.88	0.92	0.96	1.00
		35~39	565	0.90	0.061	0.80	0.82	0.86	0.90	0.93	0.97	1.02
		40~44	563	0.91	0.059	0.79	0.82	0.87	0.91	0.95	0.98	1.01
		45~49	567	0.91	0.055	0.81	0.84	0.88	0.91	0.95	0.99	1.02
		50~54	562	0.92	0.062	0.80	0.83	0.88	0.92	0.96	1.00	1.04
		55~59	567	0.93	0.061	0.81	0.85	0.89	0.93	0.97	1.00	1.03
	城镇非体力	20~24	578	0.84	0.062	0.73	0.77	0.80	0.83	0.88	0.92	0.96
		25~29	571	0.87	0.056	0.77	0.80	0.83	0.86	0.90	0.94	0.99
		30~34	565	0.89	0.059	0.78	0.81	0.85	0.89	0.92	0.96	1.00
		35~39	561	0.89	0.058	0.80	0.82	0.85	0.89	0.93	0.96	1.02
		40~44	559	0.91	0.055	0.80	0.84	0.87	0.91	0.94	0.98	1.02
		45~49	560	0.91	0.056	0.81	0.84	0.88	0.91	0.95	0.98	1.01
		50~54	548	0.92	0.059	0.81	0.85	0.88	0.92	0.96	1.00	1.03
		55~59	570	0.93	0.057	0.83	0.86	0.89	0.92	0.96	1.00	1.05
女	农民	20~24	568	0.80	0.068	0.69	0.72	0.75	0.79	0.83	0.88	0.93
		25~29	557	0.81	0.063	0.71	0.73	0.76	0.80	0.84	0.88	0.94
		30~34	578	0.82	0.069	0.71	0.75	0.78	0.82	0.86	0.90	0.94
		35~39	579	0.83	0.060	0.73	0.76	0.79	0.82	0.86	0.90	0.94
		40~44	573	0.84	0.064	0.74	0.76	0.80	0.84	0.88	0.93	0.97
		45~49	584	0.86	0.071	0.74	0.78	0.82	0.85	0.90	0.94	0.97
		50~54	592	0.87	0.060	0.76	0.79	0.83	0.87	0.91	0.94	0.98
		55~59	588	0.89	0.072	0.78	0.82	0.85	0.89	0.93	0.97	1.01
	城镇体力	20~24	561	0.79	0.074	0.69	0.72	0.74	0.78	0.83	0.88	0.92
		25~29	561	0.80	0.069	0.70	0.73	0.76	0.79	0.84	0.89	0.95

续表

性别	类别	年龄组（岁）	n	Mean	SD	P3	P10	P25	P50	P75	P90	P97
女	城镇体力	30~34	568	0.82	0.064	0.71	0.74	0.77	0.81	0.86	0.90	0.94
		35~39	573	0.82	0.056	0.73	0.75	0.78	0.82	0.86	0.90	0.93
		40~44	575	0.83	0.058	0.72	0.77	0.80	0.83	0.87	0.90	0.94
		45~49	583	0.84	0.058	0.74	0.77	0.80	0.84	0.88	0.92	0.95
		50~54	567	0.86	0.060	0.75	0.79	0.82	0.86	0.90	0.93	0.99
		55~59	567	0.88	0.063	0.77	0.80	0.83	0.88	0.91	0.96	1.00
	城镇非体力	20~24	563	0.78	0.065	0.68	0.71	0.73	0.77	0.82	0.86	0.93
		25~29	552	0.80	0.059	0.71	0.72	0.76	0.79	0.83	0.88	0.92
		30~34	584	0.81	0.060	0.71	0.74	0.77	0.80	0.85	0.89	0.93
		35~39	574	0.82	0.062	0.72	0.75	0.78	0.81	0.86	0.90	0.95
		40~44	562	0.82	0.064	0.73	0.75	0.78	0.82	0.86	0.90	0.95
		45~49	580	0.84	0.058	0.74	0.77	0.80	0.83	0.88	0.92	0.96
		50~54	584	0.85	0.062	0.74	0.78	0.81	0.85	0.89	0.93	0.98
		55~59	577	0.87	0.062	0.76	0.80	0.83	0.87	0.91	0.94	1.00

表3-2-33　浙江省城乡成年人体脂率样本量、平均数、标准差、百分位数　　　　单位：%

性别	类别	年龄组（岁）	n	Mean	SD	P3	P10	P25	P50	P75	P90	P97
男	农民	20~24	568	20.5	6.98	10.0	10.1	14.9	20.4	25.4	29.6	34.4
		25~29	568	22.1	6.67	10.0	11.8	17.3	22.5	27.1	30.3	33.3
		30~34	566	23.1	6.19	10.1	14.4	19.4	24.0	27.3	30.8	33.2
		35~39	559	22.8	6.20	10.1	12.9	19.2	23.6	27.3	30.3	32.8
		40~44	561	23.0	6.10	10.1	13.7	19.2	23.9	27.2	30.1	32.9
		45~49	558	23.5	5.73	10.9	15.3	19.9	24.0	27.3	29.9	33.7
		50~54	561	23.4	5.33	11.6	16.1	20.2	24.2	26.9	29.7	32.3
		55~59	552	23.0	5.33	10.9	15.2	19.8	23.7	26.7	29.3	31.7
	城镇体力	20~24	566	21.1	6.96	10.0	10.6	15.4	21.7	26.2	30.1	34.4
		25~29	570	23.6	6.10	10.5	14.8	19.7	24.1	28.0	30.8	33.8
		30~34	569	23.0	6.08	10.1	14.3	19.6	23.7	27.0	30.3	34.0
		35~39	565	23.8	5.39	12.3	16.7	20.3	24.4	27.5	30.3	33.1
		40~44	563	23.3	5.47	10.3	15.8	19.9	23.8	27.4	29.5	32.5
		45~49	567	24.3	5.04	13.7	17.6	21.6	24.5	27.6	30.2	33.3
		50~54	562	23.9	5.47	12.1	16.2	21.1	24.4	27.5	30.2	33.8
		55~59	567	24.1	5.22	12.2	17.5	21.1	24.4	27.3	30.3	33.0
	城镇非体力	20~24	578	20.4	6.83	10.0	10.7	15.1	20.5	25.8	29.6	32.6
		25~29	571	22.3	6.41	10.0	12.9	18.1	23.0	26.7	30.4	33.9
		30~34	565	23.6	5.87	10.6	15.4	19.8	23.9	27.7	30.8	33.8
		35~39	561	23.7	5.73	10.8	15.2	20.2	24.2	27.7	30.5	33.9
		40~44	559	23.8	5.66	10.2	15.7	20.4	24.2	27.7	30.5	33.4
		45~49	560	23.9	5.27	12.2	17.3	20.8	24.2	27.1	30.5	33.6
		50~54	548	23.6	5.04	11.9	17.0	20.9	24.0	27.2	29.4	32.1
		55~59	570	23.7	5.16	11.0	16.6	20.7	24.2	27.4	29.7	31.9
女	农民	20~24	568	24.6	6.63	10.6	16.1	20.1	24.6	29.3	32.6	38.5
		25~29	557	25.7	6.29	13.2	17.9	22.1	25.6	29.9	33.8	38.4
		30~34	578	27.4	5.39	17.5	20.5	23.8	27.3	30.8	34.6	37.5
		35~39	579	28.0	5.88	15.1	20.8	24.4	28.3	31.6	35.1	38.8

续表

性别	类别	年龄组（岁）	n	Mean	SD	P₃	P₁₀	P₂₅	P₅₀	P₇₅	P₉₀	P₉₇
女	农民	40~44	573	30.0	4.98	19.7	24.0	27.1	30.0	33.5	36.0	38.5
		45~49	584	30.6	4.68	21.4	25.0	27.8	30.7	33.5	36.0	39.6
		50~54	592	31.0	4.77	21.1	25.2	28.2	31.2	34.1	36.4	39.1
		55~59	588	31.8	4.65	21.8	26.0	29.3	32.1	35.1	37.5	39.5
	城镇体力	20~24	561	25.2	6.31	14.0	16.9	20.8	25.0	29.6	33.3	37.7
		25~29	561	26.2	5.81	16.1	19.0	22.4	25.7	30.2	33.7	37.9
		30~34	568	27.1	5.72	15.0	20.6	23.7	27.0	30.8	34.1	37.6
		35~39	573	28.5	4.83	19.0	22.1	25.4	28.6	31.6	34.4	37.1
		40~44	575	29.4	4.88	20.5	23.1	26.1	29.7	32.5	35.5	38.6
		45~49	583	30.2	4.49	21.8	24.2	27.0	30.2	33.5	35.9	39.0
		50~54	567	31.1	4.59	21.9	25.6	28.7	31.3	34.1	36.7	38.7
		55~59	567	30.9	5.21	18.9	24.6	28.0	31.4	34.5	36.9	39.2
	城镇非体力	20~24	563	24.6	5.87	13.0	17.2	20.9	24.3	28.9	31.7	35.1
		25~29	552	25.7	5.92	13.9	18.0	22.1	25.7	29.3	33.4	36.6
		30~34	584	27.4	5.52	16.5	20.2	23.8	27.5	31.1	34.0	37.8
		35~39	574	28.2	5.10	18.4	21.7	24.8	28.2	31.7	34.6	37.8
		40~44	562	29.0	5.23	18.5	22.8	25.8	29.1	32.6	35.1	38.1
		45~49	580	30.3	4.34	23.1	25.1	26.9	29.9	33.6	35.8	38.5
		50~54	584	30.8	4.40	21.9	25.1	28.0	31.0	33.5	36.5	38.5
		55~59	577	31.4	4.18	22.6	25.9	28.9	31.7	34.1	36.1	38.6

表3-2-34　浙江省城乡成年人安静脉搏样本量、平均数、标准差、百分位数　　　单位：次/分

性别	类别	年龄组（岁）	n	Mean	SD	P₃	P₁₀	P₂₅	P₅₀	P₇₅	P₉₀	P₉₇
男	农民	20~24	568	83.4	14.29	61	66	74	81	92	103	115
		25~29	568	83.7	13.93	61	68	74	82	92	102	115
		30~34	566	82.3	13.13	61	66	73	81	90	100	111
		35~39	559	82.6	12.88	61	67	74	82	91	100	109
		40~44	561	82.4	13.24	61	67	73	81	91	100	111
		45~49	558	80.0	12.58	60	65	71	79	87	97	107
		50~54	561	80.5	11.71	63	67	72	79	87	98	105
		55~59	552	78.9	11.91	59	65	71	78	87	94	103
	城镇体力	20~24	566	84.1	15.28	59	67	74	82	94	102	118
		25~29	570	82.5	13.41	60	66	73	81	91	100	109
		30~34	569	83.0	13.45	61	67	73	82	91	100	111
		35~39	565	81.8	12.70	62	67	72	80	90	98	109
		40~44	563	81.6	12.90	59	67	73	81	90	98	107
		45~49	567	80.6	11.89	59	66	72	80	90	97	103
		50~54	562	80.5	12.61	59	65	71	80	88	97	107
		55~59	567	80.1	12.02	59	66	71	80	87	95	105
	城镇非体力	20~24	578	83.3	14.58	61	67	73	81	92	103	113
		25~29	571	82.4	14.29	59	66	72	80	91	102	113
		30~34	565	83.3	14.90	59	66	73	82	92	103	115
		35~39	561	81.1	13.17	59	66	72	80	88	98	111
		40~44	559	81.9	13.11	61	67	73	80	91	98	109
		45~49	560	80.3	12.88	59	65	71	79	88	97	109

性别	类别	年龄组（岁）	n	Mean	SD	P_3	P_{10}	P_{25}	P_{50}	P_{75}	P_{90}	P_{97}
男	城镇非体力	50~54	548	80.1	12.81	60	65	71	79	88	97	108
		55~59	570	79.6	12.25	59	65	71	79	87	95	105
	农民	20~24	568	85.0	13.89	63	69	76	83	92	103	118
		25~29	557	84.5	14.44	62	69	75	82	92	103	113
		30~34	578	83.5	11.72	65	71	76	82	90	99	109
		35~39	579	82.4	11.50	63	69	75	81	90	97	105
		40~44	573	82.1	11.17	65	70	75	80	88	96	107
		45~49	584	80.1	10.74	61	67	73	79	87	94	103
		50~54	592	79.3	11.06	61	66	72	79	86	94	102
		55~59	588	78.2	9.92	61	66	72	78	83	91	100
女	城镇体力	20~24	561	85.9	13.31	65	71	77	85	94	103	113
		25~29	561	83.8	13.39	59	70	75	83	91	100	113
		30~34	568	82.8	11.17	65	70	75	82	90	97	109
		35~39	573	82.6	11.53	65	69	75	81	90	98	107
		40~44	575	80.3	11.20	62	68	72	80	87	94	103
		45~49	583	79.0	11.43	61	66	71	78	86	94	102
		50~54	567	78.4	10.31	62	67	71	77	85	92	100
		55~59	567	79.0	10.89	60	66	72	78	85	92	103
	城镇非体力	20~24	563	85.7	14.50	64	69	75	83	94	105	120
		25~29	552	84.9	13.85	62	68	76	83	92	103	118
		30~34	584	83.5	11.55	63	70	76	82	91	98	106
		35~39	574	82.5	12.06	63	69	74	81	90	97	111
		40~44	562	80.8	11.59	61	67	73	80	87	95	105
		45~49	580	79.1	10.65	62	67	71	78	85	93	102
		50~54	584	78.3	9.65	62	67	71	77	85	91	100
		55~59	577	77.6	9.71	60	67	71	77	83	91	97

表3-2-35　浙江省城乡成年人收缩压样本量、平均数、标准差、百分位数　　　单位：毫米汞柱

性别	类别	年龄组（岁）	n	Mean	SD	P_3	P_{10}	P_{25}	P_{50}	P_{75}	P_{90}	P_{97}
男	农民	20~24	568	128.3	13.50	105	112	119	128	137	145	153
		25~29	568	127.2	13.98	100	110	118	127	136	144	155
		30~34	566	128.5	13.29	105	112	119	128	137	146	153
		35~39	559	129.6	15.11	105	112	120	129	140	147	158
		40~44	561	131.1	14.96	105	111	121	132	141	151	157
		45~49	558	133.1	15.85	105	115	124	132	143	152	164
		50~54	561	135.2	15.63	107	115	125	135	145	155	166
		55~59	552	136.3	16.48	105	117	124	136	146	157	167
	城镇体力	20~24	566	129.1	13.36	104	115	121	129	138	145	153
		25~29	570	128.2	12.60	105	113	120	128	136	145	153
		30~34	569	128.6	13.59	105	113	119	128	138	146	155
		35~39	565	130.1	14.16	105	113	121	129	138	147	157
		40~44	563	131.8	15.13	108	114	122	131	141	150	163
		45~49	567	133.9	15.24	106	114	124	134	143	152	163
		50~54	562	137.0	17.20	107	116	126	137	148	157	167
		55~59	567	138.0	17.96	105	116	126	137	148	161	173

续表

性别	类别	年龄组（岁）	n	Mean	SD	P3	P10	P25	P50	P75	P90	P97
男	城镇非体力	20~24	578	128.6	13.10	104	113	121	128	137	145	154
		25~29	571	128.8	13.20	106	113	120	128	137	145	154
		30~34	565	128.7	14.45	104	111	120	128	137	146	154
		35~39	561	130.9	14.74	106	112	121	130	140	149	160
		40~44	559	131.6	16.03	107	113	121	130	141	152	163
		45~49	560	133.4	14.35	109	115	124	132	143	152	161
		50~54	548	135.1	16.73	105	114	124	135	146	156	167
		55~59	570	137.0	16.40	107	115	124	138	146	158	169
	农民	20~24	568	119.7	13.23	97	104	111	119	128	137	147
		25~29	557	119.1	14.72	94	101	110	119	127	138	147
		30~34	578	118.2	13.97	94	102	108	117	126	136	145
		35~39	579	121.5	14.75	95	105	111	121	131	140	150
		40~44	573	125.0	16.33	98	107	113	123	135	146	158
		45~49	584	129.2	17.19	100	108	117	129	141	152	164
		50~54	592	132.6	18.57	103	110	120	131	144	156	169
		55~59	588	134.4	16.90	102	114	122	135	146	156	165
女	城镇体力	20~24	561	120.7	14.25	98	104	111	119	128	139	152
		25~29	561	118.4	13.81	95	102	109	117	127	136	146
		30~34	568	118.8	13.57	97	104	109	117	127	136	146
		35~39	573	120.6	14.54	96	105	111	119	128	138	150
		40~44	575	123.7	15.40	97	106	114	122	132	144	155
		45~49	583	127.7	16.32	102	109	117	127	137	148	164
		50~54	567	131.2	16.76	101	110	120	131	142	152	163
		55~59	567	134.5	16.83	104	113	123	136	146	154	164
	城镇非体力	20~24	563	117.3	12.32	95	102	109	117	124	134	141
		25~29	552	118.0	13.59	95	102	109	117	127	136	145
		30~34	584	118.0	13.77	95	102	109	117	127	136	146
		35~39	574	119.3	14.80	94	103	109	118	127	140	148
		40~44	562	124.8	16.82	96	105	113	123	135	148	157
		45~49	580	127.4	15.62	102	108	116	127	138	147	158
		50~54	584	129.5	16.10	101	108	118	130	141	149	159
		55~59	577	133.5	16.66	102	112	123	134	144	154	164

表3-2-36　浙江省成年人舒张压样本量、平均数、标准差、百分位数　　　　单位：毫米汞柱

性别	类别	年龄组（岁）	n	Mean	SD	P3	P10	P25	P50	P75	P90	P97
男	农民	20~24	568	76.2	12.06	53	62	69	76	84	91	99
		25~29	568	77.4	12.43	54	63	70	76	85	93	103
		30~34	566	79.1	11.88	55	64	72	79	86	94	102
		35~39	559	81.9	12.66	58	66	74	82	90	97	107
		40~44	561	82.3	13.33	56	67	74	82	91	99	107
		45~49	558	84.6	12.99	61	68	76	85	93	101	110
		50~54	561	85.4	12.41	63	70	77	85	94	101	108
		55~59	552	84.9	12.56	61	68	77	85	93	99	109
	城镇体力	20~24	566	76.6	11.51	56	62	69	76	84	91	97
		25~29	570	77.9	11.02	57	65	71	78	84	91	101

性别	类别	年龄组（岁）	n	Mean	SD	P₃	P₁₀	P₂₅	P₅₀	P₇₅	P₉₀	P₉₇
男	城镇体力	30~34	569	80.7	11.18	59	67	73	80	87	94	103
		35~39	565	82.1	12.61	58	66	75	82	89	96	109
		40~44	563	82.7	12.80	58	67	75	83	90	99	109
		45~49	567	85.8	12.30	64	70	77	86	93	101	111
		50~54	562	86.1	13.49	62	70	77	86	95	102	111
		55~59	567	84.6	13.48	60	68	76	85	93	100	111
	城镇非体力	20~24	578	75.9	11.26	57	63	69	76	82	89	97
		25~29	571	77.9	11.31	57	65	71	77	85	91	101
		30~34	565	79.7	12.52	58	64	71	79	88	96	103
		35~39	561	82.5	12.25	60	67	74	82	90	98	107
		40~44	559	83.7	13.80	59	68	74	83	92	100	113
		45~49	560	86.2	12.43	64	71	78	86	94	102	110
		50~54	548	85.8	13.10	60	69	78	86	94	102	109
		55~59	570	85.1	12.46	62	69	77	85	93	101	109
女	农民	20~24	568	72.7	9.95	56	61	66	72	79	85	92
		25~29	557	72.9	11.44	52	60	66	72	79	87	98
		30~34	578	72.6	10.48	57	61	66	72	78	84	94
		35~39	579	74.3	10.95	56	61	67	74	80	87	97
		40~44	573	77.1	11.32	60	64	69	75	84	93	101
		45~49	584	79.4	11.44	58	65	72	79	87	94	101
		50~54	592	81.0	11.73	60	67	72	80	88	96	105
		55~59	588	81.0	10.89	62	68	73	81	88	94	103
	城镇体力	20~24	561	73.9	10.59	56	62	67	73	79	86	97
		25~29	561	72.7	11.33	53	60	66	72	79	86	94
		30~34	568	73.0	10.31	56	61	66	73	79	86	93
		35~39	573	74.4	10.82	58	63	67	73	81	88	100
		40~44	575	76.0	11.04	56	63	69	75	83	90	98
		45~49	583	77.4	11.19	60	65	70	76	83	92	101
		50~54	567	79.2	11.56	58	64	71	79	86	94	102
		55~59	567	80.6	12.32	59	65	72	80	88	95	103
	城镇非体力	20~24	563	72.3	9.56	55	60	66	72	79	84	92
		25~29	552	72.2	9.84	55	60	66	71	77	84	94
		30~34	584	72.6	10.83	54	60	66	72	79	86	95
		35~39	574	73.7	11.47	55	61	66	72	80	89	97
		40~44	562	77.6	12.98	58	63	69	76	84	94	107
		45~49	580	78.7	11.27	59	65	71	78	86	93	102
		50~54	584	79.7	10.81	60	67	72	80	87	94	101
		55~59	577	79.3	10.14	59	66	73	79	86	92	98

表3-2-37　浙江省成年人肺活量样本量、平均数、标准差、百分位数　　　　单位：毫升

性别	类别	年龄组（岁）	n	Mean	SD	P₃	P₁₀	P₂₅	P₅₀	P₇₅	P₉₀	P₉₇
男	农民	20~24	568	3991.5	759.46	2526	3124	3501	3990	4471	4961	5336
		25~29	568	3862.5	810.08	2459	2951	3332	3844	4301	4820	5359
		30~34	566	3797.4	747.78	2387	2937	3337	3788	4244	4685	5271
		35~39	559	3631.5	751.98	2136	2685	3188	3619	4094	4494	5147

性别	类别	年龄组（岁）	n	Mean	SD	P3	P10	P25	P50	P75	P90	P97
男	农民	40~44	561	3519.9	730.22	2081	2628	3113	3509	3944	4451	4897
		45~49	558	3438.4	738.28	2108	2572	2995	3394	3864	4337	4996
		50~54	561	3206.1	744.08	1884	2285	2783	3158	3642	4147	4856
		55~59	552	3084.6	699.17	1764	2225	2582	3088	3546	3978	4389
	城镇体力	20~24	566	4034.3	741.59	2576	3143	3596	4048	4434	4933	5368
		25~29	570	4016.4	705.08	2757	3162	3517	4021	4462	4929	5363
		30~34	569	3835.4	746.35	2553	2937	3310	3788	4336	4768	5238
		35~39	565	3655.2	723.16	2319	2748	3143	3675	4111	4546	5039
		40~44	563	3556.0	768.17	2172	2637	3075	3508	4042	4514	5063
		45~49	567	3492.7	727.49	2059	2621	3045	3464	3979	4410	4883
		50~54	562	3289.7	757.01	1989	2339	2780	3249	3768	4233	4744
		55~59	567	3144.7	735.55	1825	2239	2657	3141	3567	4067	4476
	城镇非体力	20~24	578	4142.4	781.80	2618	3175	3605	4117	4608	5108	5561
		25~29	571	3957.7	780.58	2646	3084	3424	3908	4371	4979	5524
		30~34	565	3931.4	812.97	2467	2964	3354	3889	4427	4885	5548
		35~39	561	3821.5	789.40	2348	2944	3338	3761	4268	4779	5379
		40~44	559	3664.6	799.01	2120	2683	3133	3614	4190	4662	5295
		45~49	560	3522.8	735.45	2137	2638	3051	3501	4000	4472	4997
		50~54	548	3287.2	829.70	1825	2340	2817	3239	3703	4179	4841
		55~59	570	3097.2	721.96	1842	2162	2565	3122	3507	3955	4494
女	农民	20~24	568	2764.7	497.47	1913	2183	2435	2739	3068	3375	3693
		25~29	557	2758.0	555.32	1793	2116	2398	2715	3108	3443	3915
		30~34	578	2656.6	560.57	1697	1972	2283	2632	3006	3304	3703
		35~39	579	2555.9	597.39	1468	1837	2176	2536	2878	3278	3736
		40~44	573	2442.3	533.14	1512	1734	2106	2443	2761	3111	3438
		45~49	584	2362.7	555.94	1432	1690	2007	2313	2693	3052	3549
		50~54	592	2222.5	558.76	1232	1570	1842	2237	2580	2843	3125
		55~59	588	2121.7	524.22	1217	1463	1776	2108	2422	2773	3105
	城镇体力	20~24	561	2689.8	534.40	1694	2098	2305	2666	3016	3341	3764
		25~29	561	2750.4	529.26	1818	2129	2386	2747	3089	3397	3838
		30~34	568	2675.1	569.05	1696	1952	2310	2651	3022	3370	3826
		35~39	573	2606.2	539.95	1556	1915	2274	2605	2944	3300	3561
		40~44	575	2520.3	588.23	1459	1778	2157	2526	2843	3186	3568
		45~49	583	2429.2	551.60	1510	1726	2062	2409	2740	3112	3475
		50~54	567	2274.3	582.44	1346	1542	1901	2237	2579	3016	3443
		55~59	567	2212.4	561.36	1244	1504	1812	2223	2518	2948	3516
	城镇非体力	20~24	563	2795.4	522.00	1894	2203	2452	2776	3099	3369	3782
		25~29	552	2755.6	588.33	1757	2089	2363	2725	3112	3392	3868
		30~34	584	2734.6	609.51	1784	2071	2336	2678	3084	3384	3831
		35~39	574	2642.9	570.37	1663	1922	2230	2613	3022	3368	3696
		40~44	562	2534.9	538.83	1541	1888	2189	2501	2857	3218	3609
		45~49	580	2375.6	548.65	1433	1696	2027	2350	2711	3102	3514
		50~54	584	2291.9	529.16	1382	1667	1927	2287	2606	2960	3324
		55~59	577	2194.0	526.92	1309	1540	1829	2168	2522	2862	3328

表3-2-38　浙江省城乡成年人肺活量/身高样本量、平均数、标准差、百分位数

性别	类别	年龄组（岁）	n	Mean	SD	P₃	P₁₀	P₂₅	P₅₀	P₇₅	P₉₀	P₉₇
男	农民	20~24	568	23.1	4.21	15.0	18.5	20.6	23.2	25.8	28.3	30.4
		25~29	568	22.5	4.55	14.5	17.3	19.6	22.2	25.0	27.5	31.5
		30~34	566	22.2	4.22	14.2	17.5	19.7	22.1	24.7	26.9	30.5
		35~39	559	21.3	4.27	12.9	16.0	19.0	21.3	23.7	26.1	29.3
		40~44	561	20.8	4.19	12.4	15.8	18.4	20.7	23.4	26.0	28.8
		45~49	558	20.3	4.28	12.4	15.1	17.8	20.1	22.8	25.3	29.3
		50~54	561	19.1	4.36	11.6	13.7	16.6	18.9	21.6	24.4	28.3
		55~59	552	18.4	4.05	11.0	13.6	15.6	18.4	21.0	23.5	26.0
	城镇体力	20~24	566	23.4	4.03	15.6	18.7	21.0	23.4	25.7	28.3	31.0
		25~29	570	23.3	3.80	16.6	18.5	20.6	23.3	25.9	27.9	30.2
		30~34	569	22.4	4.18	15.2	17.3	19.6	22.3	25.1	27.5	30.3
		35~39	565	21.4	3.92	13.7	16.4	18.7	21.5	23.8	26.1	29.0
		40~44	563	21.0	4.34	13.2	15.9	18.3	20.6	23.8	26.1	29.0
		45~49	567	20.7	4.12	12.2	15.7	18.2	20.6	23.4	25.7	28.4
		50~54	562	19.5	4.31	11.7	14.1	16.7	19.3	22.2	24.7	27.8
		55~59	567	18.7	4.24	11.0	13.4	16.0	18.7	21.3	23.8	26.6
	城镇非体力	20~24	578	23.9	4.26	15.7	18.9	21.2	23.8	26.7	28.9	31.5
		25~29	571	22.9	4.28	15.2	18.1	20.1	22.7	25.2	28.2	31.5
		30~34	565	22.8	4.51	14.3	17.4	19.8	22.6	25.4	28.1	31.4
		35~39	561	22.3	4.37	13.7	17.5	19.7	21.9	24.7	27.7	30.9
		40~44	559	21.5	4.56	12.6	16.2	18.7	21.4	24.6	27.0	30.4
		45~49	560	20.7	4.10	12.7	15.9	18.0	20.6	23.5	25.9	29.0
		50~54	548	19.4	4.66	11.1	14.2	16.8	19.3	21.7	24.5	27.6
		55~59	570	18.4	4.12	11.2	13.1	15.5	18.5	20.7	23.1	26.7
女	农民	20~24	568	17.1	2.92	12.1	13.7	15.1	17.1	19.0	20.6	22.2
		25~29	557	17.3	3.41	11.5	13.3	15.1	17.0	19.3	21.3	24.4
		30~34	578	16.7	3.45	10.7	12.6	14.5	16.5	18.7	20.9	23.2
		35~39	579	16.1	3.62	9.6	12.0	14.0	16.1	18.2	20.3	23.3
		40~44	573	15.5	3.37	9.5	11.1	13.5	15.5	17.3	19.6	21.7
		45~49	584	15.0	3.47	9.2	10.6	12.8	14.9	16.9	19.4	22.6
		50~54	592	14.2	3.50	8.0	10.2	11.7	14.2	16.4	18.1	19.8
		55~59	588	13.6	3.26	7.8	9.5	11.4	13.5	15.5	17.6	19.8
	城镇体力	20~24	561	16.8	3.24	10.7	13.2	14.6	16.7	18.9	20.7	23.0
		25~29	561	17.2	3.19	11.3	13.5	14.9	17.1	19.1	21.0	23.5
		30~34	568	16.8	3.47	10.6	12.4	14.7	16.7	18.7	21.0	24.2
		35~39	573	16.4	3.28	10.2	12.2	14.5	16.4	18.6	20.7	22.3
		40~44	575	16.0	3.60	9.5	11.6	13.6	16.1	18.1	20.0	22.3
		45~49	583	15.4	3.43	9.5	10.8	13.1	15.3	17.4	19.6	22.1
		50~54	567	14.4	3.58	8.6	10.0	12.2	14.2	16.3	18.8	21.7
		55~59	567	14.1	3.46	8.1	9.6	11.6	14.1	16.0	18.5	21.6
	城镇非体力	20~24	563	17.5	3.16	11.9	13.8	15.3	17.3	19.3	20.8	23.2
		25~29	552	17.1	3.51	10.9	13.1	14.9	17.0	19.2	21.2	23.7
		30~34	584	17.1	3.67	11.3	13.3	14.8	16.8	19.1	21.1	23.7
		35~39	574	16.6	3.48	10.4	12.4	14.2	16.5	18.7	20.9	22.9
		40~44	562	16.0	3.35	9.8	12.0	13.8	16.0	18.0	20.0	22.8

续表

性别	类别	年龄组（岁）	n	Mean	SD	P₃	P₁₀	P₂₅	P₅₀	P₇₅	P₉₀	P₉₇
女	城镇非体力	45~49	580	15.0	3.37	9.1	10.8	12.9	14.9	17.0	19.4	21.8
		50~54	584	14.5	3.28	8.7	10.5	12.3	14.5	16.5	18.5	21.2
		55~59	577	13.9	3.25	8.7	9.9	11.6	13.6	15.9	17.9	21.0

表3-2-39　浙江省城乡成年人握力样本量、平均数、标准差、百分位数　　单位：千克

性别	类别	年龄组（岁）	n	Mean	SD	P₃	P₁₀	P₂₅	P₅₀	P₇₅	P₉₀	P₉₇
男	农民	20~24	568	42.3	8.25	28.1	32.2	36.6	41.6	47.8	52.5	58.2
		25~29	568	43.9	7.51	29.6	34.5	38.8	43.8	49.5	53.1	58.2
		30~34	566	43.5	7.66	28.7	33.2	38.1	43.7	49.0	53.2	57.0
		35~39	559	43.7	7.35	30.3	33.8	38.6	43.9	48.8	52.8	56.8
		40~44	561	43.5	8.06	27.1	32.9	38.7	44.0	48.9	53.4	58.6
		45~49	558	44.1	7.35	30.0	34.4	39.5	44.6	49.0	53.1	57.0
		50~54	561	42.6	7.56	25.9	32.9	38.0	43.0	47.7	52.2	55.5
		55~59	552	41.3	7.42	28.0	31.7	36.4	41.4	45.9	50.3	55.5
	城镇体力	20~24	566	42.9	7.16	29.8	33.6	38.0	43.0	47.2	51.6	56.0
		25~29	570	44.2	7.37	31.3	35.5	39.1	43.8	48.8	53.7	59.2
		30~34	569	44.1	7.12	30.3	34.8	39.6	44.0	49.0	52.8	57.1
		35~39	565	45.0	6.92	31.1	36.3	40.6	45.1	49.4	53.8	58.7
		40~44	563	44.0	6.87	31.3	35.2	39.7	43.8	48.7	52.4	57.5
		45~49	567	44.6	7.10	31.5	35.2	40.1	44.5	49.3	52.9	58.8
		50~54	562	43.2	7.47	28.4	34.0	38.4	43.4	48.4	52.4	57.3
		55~59	567	42.3	6.59	29.2	34.4	38.1	42.2	46.4	50.5	54.3
	城镇非体力	20~24	578	42.1	7.89	28.1	32.7	36.8	41.6	47.6	52.9	56.4
		25~29	571	42.8	7.77	27.4	33.1	38.0	42.7	47.8	52.6	58.0
		30~34	565	44.1	7.87	28.3	33.5	39.5	44.2	49.2	53.8	59.0
		35~39	561	44.3	7.55	30.6	34.3	39.4	44.6	49.3	53.4	59.8
		40~44	559	44.3	7.63	29.0	34.4	39.6	44.5	49.3	54.2	58.7
		45~49	560	44.2	7.15	30.5	34.8	39.7	44.4	48.7	53.6	57.4
		50~54	548	43.3	7.23	29.8	33.8	38.3	43.3	48.4	52.1	57.1
		55~59	570	41.9	7.05	28.9	33.2	37.1	41.6	47.1	51.1	54.7
女	农民	20~24	568	26.1	5.18	17.4	20.5	22.5	25.5	28.9	32.8	38.0
		25~29	557	27.0	5.25	17.8	20.7	23.1	26.8	30.5	34.0	37.9
		30~34	578	26.2	4.90	17.9	20.6	22.7	25.8	29.2	32.7	36.7
		35~39	579	27.4	5.09	18.5	21.1	23.9	27.2	30.4	33.7	37.8
		40~44	573	28.0	5.04	19.7	21.5	24.7	27.4	31.1	34.6	38.2
		45~49	584	27.4	5.13	18.5	21.4	23.6	27.0	30.7	34.0	37.9
		50~54	592	26.4	4.81	17.8	20.6	23.1	26.2	29.2	32.7	35.6
		55~59	588	25.4	5.24	15.9	19.1	22.0	25.4	28.7	32.3	35.0
	城镇体力	20~24	561	26.3	5.02	17.8	20.3	22.7	25.9	29.4	32.5	36.9
		25~29	561	26.9	5.24	18.5	20.8	23.1	26.4	30.1	33.7	38.8
		30~34	568	27.0	4.95	18.1	20.8	23.6	26.9	30.0	33.8	36.7
		35~39	573	27.9	4.85	19.2	22.2	24.5	27.7	30.8	34.2	37.8
		40~44	575	27.9	4.87	19.5	21.8	24.4	27.8	31.1	34.3	37.0
		45~49	583	27.6	4.91	19.0	21.7	24.3	27.2	30.8	33.8	37.6
		50~54	567	27.0	4.90	18.2	20.9	23.3	26.9	30.1	33.1	37.2
		55~59	567	26.3	4.84	17.3	20.2	23.0	26.2	29.4	32.5	36.0

续表

性别	类别	年龄组（岁）	n	Mean	SD	P₃	P₁₀	P₂₅	P₅₀	P₇₅	P₉₀	P₉₇
女	城镇非体力	20~24	563	26.0	5.44	17.5	20.1	22.0	25.4	29.0	33.2	37.7
		25~29	552	26.3	4.95	18.5	20.3	22.8	25.9	29.3	33.1	36.9
		30~34	584	26.9	5.10	17.7	20.6	23.3	26.5	29.9	33.5	36.2
		35~39	574	27.4	4.82	19.4	21.3	24.0	27.1	30.5	33.7	37.8
		40~44	562	27.4	5.16	18.6	21.0	23.6	27.2	30.7	34.3	38.1
		45~49	580	27.4	4.85	18.1	21.7	24.0	27.3	30.7	33.7	37.1
		50~54	584	26.5	4.75	18.1	20.7	23.4	26.5	29.6	32.4	35.9
		55~59	577	26.3	4.84	17.8	20.6	23.0	26.0	29.4	32.4	36.6

表3-2-40　浙江省城乡成年人背力样本量、平均数、标准差、百分位数　　　　单位：千克

性别	类别	年龄组（岁）	n	Mean	SD	P₃	P₁₀	P₂₅	P₅₀	P₇₅	P₉₀	P₉₇
男	农民	20~24	568	112.7	26.37	59.4	79.0	96.2	113.0	128.0	147.0	165.0
		25~29	568	114.2	23.99	64.4	84.8	99.7	113.0	130.0	145.0	159.0
		30~34	566	115.3	24.20	69.9	87.1	100.0	113.0	130.0	146.0	165.0
		35~39	559	115.6	24.10	63.5	85.1	102.0	115.0	131.0	145.0	162.0
		40~44	561	115.8	26.40	65.7	80.2	99.9	114.0	133.0	150.0	169.0
		45~49	558	116.5	27.45	64.6	83.4	98.2	115.0	134.0	153.0	171.0
		50~54	561	115.1	27.31	61.6	80.5	97.6	115.0	132.0	152.0	168.0
		55~59	552	112.6	25.51	65.6	80.6	96.0	111.0	128.0	147.0	165.0
	城镇体力	20~24	566	112.9	24.09	68.6	83.8	97.8	111.0	128.0	145.0	162.0
		25~29	570	117.4	24.44	70.6	88.6	102.0	116.0	132.0	150.0	165.0
		30~34	569	116.0	24.90	69.9	83.4	100.0	115.0	132.0	147.0	162.0
		35~39	565	119.4	22.88	74.1	91.0	105.0	119.0	133.0	150.0	163.0
		40~44	563	116.6	24.45	71.7	82.8	101.0	116.0	133.0	146.0	164.0
		45~49	567	118.9	24.56	72.3	85.0	103.0	119.0	135.0	150.0	166.0
		50~54	562	116.5	25.15	67.0	82.8	101.0	116.0	134.0	149.0	164.0
		55~59	567	113.3	25.09	63.8	80.9	98.3	112.0	130.0	145.0	165.0
	城镇非体力	20~24	578	115.7	24.84	71.0	86.0	100.0	114.0	131.0	147.0	164.0
		25~29	571	115.7	24.93	63.5	86.2	101.0	116.0	131.0	147.0	165.0
		30~34	565	115.8	25.70	66.5	84.0	100.0	115.0	132.0	149.0	168.0
		35~39	561	116.5	24.72	71.0	85.2	101.0	115.0	132.0	148.0	167.0
		40~44	559	116.7	25.46	66.6	85.2	100.0	117.0	133.0	149.0	165.0
		45~49	560	116.9	25.83	63.7	81.9	101.0	117.0	134.0	147.0	166.0
		50~54	548	117.9	25.56	70.6	86.6	102.0	117.0	133.0	151.0	174.0
		55~59	570	113.1	26.95	57.7	78.0	96.2	114.0	131.0	146.0	164.0
女	农民	20~24	568	64.2	16.67	34.3	43.1	52.9	63.7	73.8	85.7	100.0
		25~29	557	65.4	15.55	37.1	46.3	54.4	65.1	75.5	85.9	95.5
		30~34	578	63.5	15.20	37.2	43.6	53.3	62.5	74.1	83.5	92.3
		35~39	579	66.2	15.51	38.5	44.8	55.8	66.2	76.6	85.0	95.9
		40~44	573	68.0	15.13	39.0	48.0	58.7	67.5	76.9	88.2	99.2
		45~49	584	68.3	15.74	39.0	48.2	58.0	67.1	79.4	88.0	101.0
		50~54	592	67.4	15.60	39.4	47.0	57.0	66.8	77.3	87.9	98.2
		55~59	588	63.9	16.38	36.1	42.5	52.0	63.4	75.1	84.8	96.8
	城镇体力	20~24	561	63.0	15.77	34.8	42.1	51.8	62.6	73.4	83.4	95.3
		25~29	561	65.0	14.98	39.6	46.5	54.8	63.8	73.0	85.5	96.7

续表

性别	类别	年龄组（岁）	n	Mean	SD	P3	P10	P25	P50	P75	P90	P97
女	城镇体力	30~34	568	66.4	16.50	36.5	43.7	55.1	66.6	78.0	87.5	95.4
		35~39	573	66.9	15.74	36.5	45.4	55.8	67.1	78.4	86.5	93.7
		40~44	575	68.1	16.21	40.6	46.7	56.5	68.4	80.3	89.8	97.9
		45~49	583	69.2	15.82	38.1	49.0	59.1	69.4	80.0	90.0	97.6
		50~54	567	66.7	16.17	35.9	45.3	55.3	66.1	78.1	87.9	96.9
		55~59	567	65.5	16.34	35.5	43.7	53.8	65.7	76.9	86.1	96.8
	城镇非体力	20~24	563	64.4	16.61	34.5	42.7	52.7	63.8	74.6	85.9	100.0
		25~29	552	64.7	15.56	37.7	44.6	53.6	64.1	73.4	85.5	97.1
		30~34	584	65.8	17.15	34.0	41.6	54.5	66.2	78.2	87.9	97.8
		35~39	574	67.7	16.68	36.4	45.0	56.6	67.7	78.9	87.4	100.0
		40~44	562	68.2	17.12	38.0	45.8	55.9	67.5	79.6	91.2	101.0
		45~49	580	69.3	16.28	40.1	47.7	56.9	70.1	80.5	88.8	100.0
		50~54	584	67.1	16.73	35.3	44.6	55.3	67.8	78.0	87.8	101.0
		55~59	577	68.0	17.64	34.4	46.4	55.7	67.6	79.9	91.0	105.0

表3-2-41 浙江省城乡成年人纵跳样本量、平均数、标准差、百分位数 单位：厘米

性别	类别	年龄组（岁）	n	Mean	SD	P3	P10	P25	P50	P75	P90	P97
男	农民	20~24	568	39.0	8.65	22.6	28.2	33.3	38.9	44.3	50.8	55.9
		25~29	568	37.1	8.27	22.0	27.5	31.6	36.7	42.3	47.3	54.6
		30~34	566	36.6	7.94	22.0	26.3	31.3	36.2	41.7	46.1	52.7
		35~39	559	34.8	8.01	21.4	25.0	29.1	33.8	40.3	45.5	52.3
		40~44	561	31.7	7.61	17.3	22.4	26.8	31.3	35.9	41.2	47.6
		45~49	558	30.2	6.95	17.5	21.6	25.6	29.8	34.4	38.6	44.6
		50~54	561	27.0	6.60	15.1	19.6	22.3	26.3	31.1	35.1	39.5
		55~59	552	26.0	6.21	16.2	19.0	22.0	25.4	28.9	33.8	40.0
	城镇体力	20~24	566	39.3	8.00	25.9	29.4	34.1	39.2	44.1	48.9	56.9
		25~29	570	38.0	7.66	25.4	29.1	32.6	37.3	42.9	48.0	54.0
		30~34	569	36.7	7.49	23.2	27.9	31.3	36.5	41.7	46.4	52.3
		35~39	565	34.8	6.71	23.0	26.8	30.3	34.1	39.2	42.6	48.9
		40~44	563	33.4	6.76	22.2	25.2	29.4	32.8	37.5	41.7	47.0
		45~49	567	31.4	7.13	18.8	23.2	26.3	30.8	35.7	40.6	46.7
		50~54	562	29.5	6.87	18.2	21.4	24.8	28.6	33.6	38.9	44.1
		55~59	567	27.0	6.34	15.7	19.7	22.8	26.6	30.8	35.1	39.8
	城镇非体力	20~24	578	40.6	8.27	26.6	30.3	35.1	39.8	45.8	52.0	57.3
		25~29	571	37.8	8.25	22.8	27.7	32.1	37.5	43.2	48.9	54.6
		30~34	565	37.2	7.33	23.5	28.4	32.6	36.7	42.0	46.7	52.0
		35~39	561	35.9	7.33	23.2	27.2	30.8	35.4	40.0	45.5	51.4
		40~44	559	33.0	6.63	20.3	24.8	28.4	33.0	37.0	41.7	46.4
		45~49	560	31.3	6.57	19.6	23.4	26.8	31.1	35.4	40.0	43.8
		50~54	548	29.1	6.47	18.0	21.4	24.5	28.6	32.6	37.5	42.9
		55~59	570	27.0	6.70	16.5	19.6	22.4	26.3	30.1	35.1	41.7
女	农民	20~24	568	25.9	5.96	17.1	19.0	21.8	25.0	29.1	34.1	39.2
		25~29	557	25.0	5.71	15.8	18.4	21.1	24.5	28.2	31.8	38.1
		30~34	578	23.9	5.22	15.7	17.6	20.5	23.5	26.8	30.6	35.1
		35~39	579	23.5	5.22	15.3	17.3	19.7	23.0	26.5	30.3	34.9

性别	类别	年龄组（岁）	*n*	Mean	SD	P_3	P_{10}	P_{25}	P_{50}	P_{75}	P_{90}	P_{97}
女	农民	40~44	573	21.6	4.75	13.3	16.4	18.4	21.1	24.3	27.5	32.6
		45~49	584	20.0	4.35	12.8	15.1	16.9	19.7	22.4	25.4	28.9
		50~54	592	19.3	4.57	12.3	15.1	16.4	18.4	21.1	25.0	30.1
		55~59	588	18.1	4.03	11.7	13.6	15.5	17.5	20.1	23.2	27.9
	城镇体力	20~24	561	26.2	5.59	17.1	19.7	22.8	25.4	28.9	33.3	37.8
		25~29	561	25.6	5.60	16.5	19.2	21.6	25.0	29.1	33.6	37.3
		30~34	568	25.0	5.08	16.9	19.2	22.0	23.9	27.7	32.3	35.9
		35~39	573	23.9	4.79	16.7	18.2	20.7	23.5	26.7	30.1	34.1
		40~44	575	22.5	4.63	14.8	17.1	19.4	22.2	25.2	28.2	32.8
		45~49	583	21.4	4.56	13.8	16.4	18.4	20.9	23.5	27.7	31.3
		50~54	567	20.0	4.38	13.1	15.1	16.9	19.6	22.2	26.1	30.1
		55~59	567	19.6	4.73	11.8	14.6	16.5	19.0	22.0	25.9	30.3
	城镇非体力	20~24	563	26.2	5.54	16.9	19.7	22.8	25.6	29.4	33.5	38.6
		25~29	552	25.4	5.70	16.5	19.0	21.6	24.5	28.6	33.3	38.6
		30~34	584	24.7	4.91	16.7	19.0	21.6	24.1	27.7	31.1	35.1
		35~39	574	24.0	4.90	16.4	18.2	21.1	23.5	26.8	30.1	34.1
		40~44	562	22.9	4.73	15.3	17.3	19.6	22.6	25.4	28.9	34.6
		45~49	580	21.1	4.43	13.9	16.4	18.0	20.5	23.5	27.2	30.1
		50~54	584	20.0	4.32	13.5	15.3	16.9	19.4	22.2	25.0	30.6
		55~59	577	19.1	4.21	12.7	14.4	16.2	18.4	21.4	24.5	29.1

表3-2-42　浙江省成年人俯卧撑（男）/跪卧撑（女）样本量、平均数、标准差、百分位数　单位：次

性别	类别	年龄组（岁）	*n*	Mean	SD	P_3	P_{10}	P_{25}	P_{50}	P_{75}	P_{90}	P_{97}
男	农民	20~24	568	26.9	12.72	7	11	17	27	34	45	54
		25~29	568	25.7	10.30	6	12	19	26	32	40	45
		30~34	566	24.4	9.86	7	11	18	24	31	37	44
		35~39	559	24.3	10.30	7	10	18	23	31	37	44
		40~44	561	23.3	10.01	6	10	17	22	30	35	42
		45~49	558	20.7	10.05	4	8	13	20	28	33	40
		50~54	561	20.7	9.41	5	9	14	20	26	32	41
		55~59	552	18.2	9.40	4	7	11	17	24	31	37
	城镇体力	20~24	566	26.2	11.54	8	12	19	24	32	41	51
		25~29	570	25.6	11.50	5	11	18	25	32	40	51
		30~34	569	24.6	9.43	7	12	18	25	30	37	43
		35~39	565	25.2	10.13	8	12	18	24	32	39	45
		40~44	563	24.0	9.89	7	11	18	22	30	36	46
		45~49	567	22.7	10.00	6	10	16	21	30	34	43
		50~54	562	20.1	9.46	5	9	13	20	27	31	39
		55~59	567	18.5	9.72	4	7	11	17	26	31	37
	城镇非体力	20~24	578	27.6	12.16	8	12	19	28	35	43	51
		25~29	571	26.3	11.06	6	12	19	26	32	40	50
		30~34	565	24.6	10.66	7	11	17	24	31	39	50
		35~39	561	24.9	11.26	7	11	17	24	31	39	50
		40~44	559	24.0	10.42	7	12	17	22	31	38	49
		45~49	560	22.5	10.66	6	10	15	20	30	35	49

续表

性别	类别	年龄组（岁）	n	Mean	SD	P₃	P₁₀	P₂₅	P₅₀	P₇₅	P₉₀	P₉₇
男	城镇非体力	50~54	548	20.4	9.98	5	9	13	20	27	32	42
		55~59	570	18.2	9.14	4	7	11	17	23	31	37
女	农民	20~24	568	20.1	10.45	3	8	12	20	28	33	41
		25~29	557	20.6	10.08	3	9	13	20	29	33	41
		30~34	578	21.9	11.09	4	8	13	21	30	36	43
		35~39	579	22.5	11.46	4	8	14	22	30	37	49
		40~44	573	19.7	10.18	4	7	11	20	27	32	41
		45~49	584	19.9	10.44	4	7	12	19	28	34	40
		50~54	592	19.6	10.28	3	8	11	19	27	33	41
		55~59	588	16.9	9.56	3	6	9	15	23	31	36
	城镇体力	20~24	561	20.7	10.80	3	7	12	20	30	35	41
		25~29	561	21.7	10.76	4	10	13	21	30	36	43
		30~34	568	22.0	10.43	5	9	14	21	30	35	43
		35~39	573	23.4	12.03	3	9	14	22	32	40	50
		40~44	575	21.9	10.52	5	10	13	21	30	35	41
		45~49	583	21.7	10.95	3	8	13	21	30	36	42
		50~54	567	20.5	10.94	4	8	11	19	29	35	42
		55~59	567	19.2	10.77	3	7	11	17	27	33	42
	城镇非体力	20~24	563	22.1	11.04	5	9	13	21	30	36	43
		25~29	552	20.7	10.12	5	8	13	20	29	34	42
		30~34	584	21.0	10.35	4	9	13	20	30	34	42
		35~39	574	22.0	10.47	5	10	13	21	30	36	43
		40~44	562	21.7	10.84	5	9	13	20	30	37	44
		45~49	580	20.9	11.14	3	8	12	20	30	36	43
		50~54	584	20.5	11.26	3	7	11	19	29	36	43
		55~59	577	20.1	11.05	2	7	12	19	29	35	42

表3-2-43 浙江省城乡成年人1分钟仰卧起坐样本量、平均数、标准差、百分位数 单位：次

性别	类别	年龄组（岁）	n	Mean	SD	P₃	P₁₀	P₂₅	P₅₀	P₇₅	P₉₀	P₉₇
男	农民	20~24	568	29.9	10.10	11	17	24	30	36	43	51
		25~29	568	28.7	8.15	13	18	23	28	34	39	44
		30~34	566	27.9	8.00	13	18	22	28	33	38	45
		35~39	559	25.8	7.50	11	16	21	26	31	35	41
		40~44	561	24.1	7.38	11	15	19	24	29	33	39
		45~49	558	21.8	7.59	8	12	17	22	27	31	36
		50~54	561	20.4	6.84	9	12	15	20	25	29	34
		55~59	552	18.1	6.94	7	9	13	18	22	27	32
	城镇体力	20~24	566	29.4	8.92	13	19	23	28	35	41	49
		25~29	570	29.9	8.76	14	20	24	30	35	40	47
		30~34	569	27.4	7.62	14	18	23	27	32	37	44
		35~39	565	27.0	8.33	13	17	21	27	32	37	44
		40~44	563	25.4	8.17	11	15	20	25	30	36	42
		45~49	567	23.3	7.54	10	14	18	23	28	33	39
		50~54	562	21.5	7.43	9	12	16	21	26	31	37
		55~59	567	19.1	6.98	7	11	14	19	23	28	33

性别	类别	年龄组（岁）	n	Mean	SD	P_3	P_{10}	P_{25}	P_{50}	P_{75}	P_{90}	P_{97}
男	城镇非体力	20~24	578	32.4	9.27	15	21	26	32	38	45	51
		25~29	571	29.3	8.85	13	19	23	29	35	41	47
		30~34	565	28.8	8.38	13	19	24	29	33	39	45
		35~39	561	27.8	8.59	12	17	22	27	33	40	43
		40~44	559	25.3	8.18	11	16	20	24	31	36	42
		45~49	560	23.6	7.42	10	15	19	23	29	33	39
		50~54	548	20.9	7.53	7	12	16	20	25	30	37
		55~59	570	18.3	6.70	6	10	14	18	22	27	31
女	农民	20~24	568	26.0	8.24	10	15	20	26	32	37	41
		25~29	557	24.3	7.98	10	15	19	24	30	35	41
		30~34	578	22.6	7.26	10	14	18	22	27	32	37
		35~39	579	22.2	7.53	9	13	17	22	27	32	37
		40~44	573	19.4	7.21	5	10	15	20	24	28	33
		45~49	584	17.3	7.16	4	8	12	17	22	26	31
		50~54	592	16.2	6.49	5	8	11	16	20	25	28
		55~59	588	13.8	6.27	4	6	10	13	17	22	28
	城镇体力	20~24	561	26.7	8.49	10	16	21	27	32	38	43
		25~29	561	25.0	8.32	10	14	20	25	30	36	41
		30~34	568	24.2	7.63	11	15	19	24	29	34	39
		35~39	573	22.8	7.75	9	13	18	22	28	32	38
		40~44	575	21.4	7.72	8	12	16	21	27	31	36
		45~49	583	19.9	7.39	6	10	15	20	25	29	35
		50~54	567	17.1	7.83	4	8	11	16	22	28	34
		55~59	567	15.4	7.05	3	7	11	15	19	25	31
	城镇非体力	20~24	563	28.4	8.49	12	18	23	28	34	39	44
		25~29	552	24.4	8.08	10	15	19	24	30	35	41
		30~34	584	24.0	7.98	8	14	19	24	29	34	39
		35~39	574	24.3	7.79	10	15	19	24	29	34	40
		40~44	562	22.3	7.74	9	13	17	22	27	33	39
		45~49	580	20.0	7.52	6	10	15	20	25	30	35
		50~54	584	17.0	7.47	5	8	11	17	22	27	32
		55~59	577	15.6	6.62	4	7	11	16	20	24	28

表3-2-44　浙江省城乡成年人坐位体前屈样本量、平均数、标准差、百分位数　　单位：厘米

性别	类别	年龄组（岁）	n	Mean	SD	P_3	P_{10}	P_{25}	P_{50}	P_{75}	P_{90}	P_{97}
男	农民	20~24	568	7.6	7.64	−8.9	−1.9	3.5	7.5	12.8	17.2	21.2
		25~29	568	6.6	7.21	−10.0	−3.3	2.6	7.4	11.3	15.0	18.6
		30~34	566	6.2	7.37	−9.9	−3.8	2.5	6.7	10.7	14.8	20.0
		35~39	559	5.9	7.11	−9.0	−3.5	1.8	6.5	10.1	14.4	20.2
		40~44	561	7.1	7.09	−9.0	−2.8	3.3	7.6	11.7	14.8	20.9
		45~49	558	6.8	7.68	−9.7	−3.7	2.4	6.9	11.5	16.3	22.0
		50~54	561	5.7	7.78	−9.5	−4.8	1.4	5.6	10.4	15.9	21.2
		55~59	552	5.1	7.48	−10.0	−5.5	1.2	5.4	9.8	14.0	19.7
	城镇体力	20~24	566	7.5	7.81	−8.5	−2.7	2.8	7.5	12.8	17.4	22.4
		25~29	570	5.7	7.67	−11.0	−5.1	1.9	6.4	10.9	15.0	18.2

性别	类别	年龄组（岁）	n	Mean	SD	P₃	P₁₀	P₂₅	P₅₀	P₇₅	P₉₀	P₉₇
男	城镇体力	30~34	569	5.8	7.46	−9.7	−4.9	1.4	6.3	11.0	15.0	19.0
		35~39	565	5.3	7.65	−11.0	−5.3	1.0	5.7	10.4	14.9	18.5
		40~44	563	6.9	7.73	−9.8	−3.9	2.7	7.3	11.7	16.1	22.0
		45~49	567	6.3	8.15	−11.0	−4.7	1.6	6.3	11.4	16.3	21.9
		50~54	562	5.3	7.69	−10.0	−5.0	0.3	5.7	10.0	14.7	19.8
		55~59	567	4.7	8.33	−12.0	−6.7	−0.6	5.2	9.8	15.7	20.3
	城镇非体力	20~24	578	7.8	7.82	−9.6	−2.6	3.7	8.1	12.9	17.2	22.3
		25~29	571	6.3	7.78	−10.0	−4.3	2.0	7.0	10.9	15.9	20.1
		30~34	565	4.5	7.64	−12.0	−6.1	0.4	5.0	10.0	13.3	17.9
		35~39	561	5.4	8.13	−11.0	−5.8	0.9	5.9	11.0	15.1	20.8
		40~44	559	5.9	7.38	−9.6	−3.5	1.7	5.8	10.3	15.5	19.7
		45~49	560	6.1	7.37	−9.8	−3.6	2.0	6.5	10.8	15.1	19.8
		50~54	548	5.3	7.48	−10.0	−5.5	1.3	5.6	9.9	14.1	20.7
		55~59	570	4.8	7.94	−12.0	−7.0	0.9	5.3	9.8	14.7	19.2
女	农民	20~24	568	10.8	7.82	−5.3	1.3	6.2	10.7	16.1	20.9	25.2
		25~29	557	10.6	7.23	−3.3	1.6	5.5	10.9	15.4	19.6	23.6
		30~34	578	9.2	7.35	−5.4	0.4	4.5	9.2	14.1	18.9	23.0
		35~39	579	9.5	7.12	−5.0	1.3	4.9	9.1	14.3	18.6	23.3
		40~44	573	9.4	7.39	−6.2	0.1	5.4	9.5	14.4	18.5	23.4
		45~49	584	9.4	7.27	−5.2	0.7	4.4	9.3	14.5	19.1	22.8
		50~54	592	9.3	7.37	−5.1	0.7	4.3	9.1	14.8	18.9	22.1
		55~59	588	8.7	7.76	−6.9	−1.1	3.6	8.8	14.3	18.6	22.6
	城镇体力	20~24	561	11.3	7.17	−1.9	2.7	6.8	11.3	16.2	20.2	25.2
		25~29	561	10.8	7.58	−4.9	1.3	6.1	10.9	15.9	20.5	24.5
		30~34	568	10.3	7.27	−6.0	0.3	6.0	10.8	15.3	19.0	22.6
		35~39	573	9.3	7.61	−6.7	−0.4	4.7	9.2	14.3	19.1	23.1
		40~44	575	9.4	7.72	−7.2	−1.5	5.1	9.8	14.8	19.0	23.1
		45~49	583	9.1	7.74	−6.6	−1.3	4.5	9.5	14.5	19.1	23.2
		50~54	567	8.8	8.20	−7.1	−1.7	3.3	9.1	14.6	19.6	24.0
		55~59	567	10.1	8.14	−7.4	0.1	4.5	10.6	15.7	20.8	24.2
	城镇非体力	20~24	563	12.6	7.18	−1.6	3.2	8.1	12.8	17.5	21.3	25.7
		25~29	552	9.9	7.57	−6.5	1.5	4.8	9.5	14.8	20.3	24.0
		30~34	584	9.2	7.52	−6.3	−0.5	4.2	9.4	14.6	18.7	22.9
		35~39	574	9.2	7.75	−6.9	−0.8	4.3	9.6	14.6	19.1	22.6
		40~44	562	9.7	8.33	−7.5	−1.4	4.2	9.8	15.8	20.7	23.6
		45~49	580	9.5	8.02	−6.8	−1.8	4.1	10.1	15.2	19.4	23.3
		50~54	584	9.8	8.14	−7.0	0.2	4.8	9.9	15.6	20.5	23.7
		55~59	577	10.1	7.86	−6.2	0.4	5.1	10.2	15.4	20.1	24.8

表3-2-45 浙江省城乡成年人闭眼单脚站立样本量、平均数、标准差、百分位数 单位：秒

性别	类别	年龄组（岁）	n	Mean	SD	P₃	P₁₀	P₂₅	P₅₀	P₇₅	P₉₀	P₉₇
男	农民	20~24	568	38.4	26.59	7.0	12.0	20.0	29.0	52.0	76.0	104.0
		25~29	568	33.8	23.82	8.0	13.0	19.0	27.5	41.0	63.0	103.0
		30~34	566	33.3	23.01	8.0	13.0	18.0	26.0	41.0	63.0	98.0
		35~39	559	32.0	21.35	6.0	11.0	18.0	26.0	40.0	62.0	82.0

续表

性别	类别	年龄组（岁）	n	Mean	SD	P_3	P_{10}	P_{25}	P_{50}	P_{75}	P_{90}	P_{97}
男	农民	40~44	561	27.7	18.76	6.0	10.0	15.0	22.0	34.0	53.5	74.0
		45~49	558	26.1	19.24	5.0	9.0	14.0	21.0	31.0	51.0	76.0
		50~54	561	23.4	15.01	5.0	8.0	14.0	20.0	29.0	43.0	58.0
		55~59	552	21.5	14.47	4.0	7.0	12.0	18.0	26.0	39.0	55.0
	城镇体力	20~24	566	43.0	29.19	6.0	12.0	21.0	37.0	62.0	74.0	122.0
		25~29	570	39.1	29.61	6.0	10.0	18.0	30.0	50.0	82.5	122.0
		30~34	569	35.5	24.82	6.0	11.0	18.0	30.0	45.0	66.0	102.0
		35~39	565	37.2	26.45	6.0	11.0	19.0	29.0	48.0	72.0	103.0
		40~44	563	31.6	22.44	6.0	9.0	16.0	26.0	41.0	62.0	84.0
		45~49	567	29.2	22.07	5.0	8.0	13.0	24.0	37.0	59.0	82.0
		50~54	562	28.7	23.33	5.0	8.0	14.0	23.0	34.0	57.0	96.0
		55~59	567	23.9	16.89	5.0	7.0	12.0	20.0	30.0	47.0	63.0
	城镇非体力	20~24	578	39.2	26.99	7.0	12.0	20.0	31.0	55.0	70.0	109.0
		25~29	571	38.3	26.67	7.0	11.0	19.0	31.0	52.0	74.0	101.0
		30~34	565	35.2	23.49	6.0	12.0	19.0	30.0	44.0	65.0	96.0
		35~39	561	33.7	23.70	7.0	11.0	17.0	27.0	43.0	66.0	90.0
		40~44	559	29.8	19.47	6.0	11.0	16.0	25.0	38.0	59.0	76.0
		45~49	560	28.4	20.16	5.0	9.0	15.0	23.0	36.0	54.0	74.0
		50~54	548	25.6	17.81	5.0	8.0	13.0	22.0	32.0	48.0	68.0
		55~59	570	22.7	16.12	5.0	7.0	12.0	20.0	30.0	39.0	62.0
女	农民	20~24	568	39.5	29.74	7.0	13.0	18.0	28.0	58.5	80.0	116.0
		25~29	557	37.7	27.87	9.0	14.0	20.0	29.0	46.5	71.0	123.0
		30~34	578	37.1	26.72	8.0	13.0	19.0	27.5	47.0	73.0	108.0
		35~39	579	36.4	26.57	6.0	11.0	19.0	27.0	45.0	76.0	103.0
		40~44	573	33.1	23.49	6.0	11.0	17.5	25.5	42.0	66.0	90.0
		45~49	584	28.7	21.46	6.0	9.0	16.0	22.0	34.0	60.0	84.0
		50~54	592	26.9	19.54	6.0	9.0	15.0	22.0	33.0	50.0	80.0
		55~59	588	21.8	15.16	5.0	8.0	13.0	18.0	26.0	36.0	65.0
	城镇体力	20~24	561	44.2	29.50	6.0	14.0	22.0	37.5	63.0	80.0	122.0
		25~29	561	41.3	29.50	10.0	14.0	20.0	32.0	54.0	82.0	123.0
		30~34	568	42.0	30.31	9.0	13.0	22.0	33.0	53.0	87.0	122.0
		35~39	573	39.9	29.61	7.0	12.0	18.0	31.0	53.0	80.0	122.0
		40~44	575	38.9	28.75	6.0	10.5	18.0	30.5	50.0	80.5	121.0
		45~49	583	31.7	22.32	6.0	10.0	17.0	26.0	41.0	59.0	102.0
		50~54	567	28.8	21.26	5.0	8.0	14.0	23.0	36.0	58.0	76.0
		55~59	567	26.0	20.11	5.0	8.0	13.0	21.0	33.0	50.0	77.0
	城镇非体力	20~24	563	43.0	29.51	6.0	14.0	22.0	34.0	62.0	83.0	123.0
		25~29	552	38.5	29.47	8.0	11.0	18.0	29.0	53.0	75.0	123.0
		30~34	584	39.9	27.88	9.0	13.0	20.0	32.0	55.0	74.0	122.0
		35~39	574	38.3	27.45	10.0	14.0	19.0	30.0	50.0	73.0	111.0
		40~44	562	36.3	25.99	6.0	12.0	19.0	28.0	47.0	70.0	105.0
		45~49	580	31.0	21.93	5.0	9.0	17.0	24.0	38.0	63.0	89.0
		50~54	584	28.5	23.56	5.0	8.0	14.0	22.0	34.0	58.0	96.0
		55~59	577	23.4	17.16	4.0	7.0	12.0	19.0	29.0	48.0	65.0

表3-2-46 浙江省成年人选择反应时样本量、平均数、标准差、百分位数　　　　单位：秒

性别	类别	年龄组（岁）	n	Mean	SD	P_3	P_{10}	P_{25}	P_{50}	P_{75}	P_{90}	P_{97}
男	农民	20~24	568	0.53	0.082	0.41	0.44	0.47	0.52	0.58	0.63	0.70
		25~29	568	0.53	0.080	0.40	0.44	0.48	0.53	0.59	0.63	0.70
		30~34	566	0.54	0.082	0.42	0.45	0.49	0.54	0.58	0.64	0.74
		35~39	559	0.55	0.085	0.42	0.45	0.49	0.54	0.60	0.65	0.72
		40~44	561	0.57	0.098	0.42	0.46	0.50	0.56	0.62	0.69	0.78
		45~49	558	0.58	0.096	0.44	0.47	0.52	0.57	0.63	0.71	0.80
		50~54	561	0.61	0.110	0.45	0.49	0.53	0.59	0.67	0.74	0.87
		55~59	552	0.63	0.121	0.46	0.49	0.55	0.62	0.68	0.79	0.91
	城镇体力	20~24	566	0.52	0.080	0.41	0.43	0.46	0.51	0.57	0.64	0.69
		25~29	570	0.53	0.077	0.41	0.44	0.48	0.52	0.58	0.64	0.70
		30~34	569	0.54	0.078	0.43	0.46	0.49	0.54	0.59	0.65	0.71
		35~39	565	0.54	0.084	0.42	0.45	0.48	0.53	0.59	0.65	0.75
		40~44	563	0.56	0.095	0.43	0.46	0.49	0.55	0.61	0.68	0.76
		45~49	567	0.58	0.104	0.44	0.46	0.51	0.56	0.62	0.70	0.84
		50~54	562	0.60	0.114	0.44	0.48	0.53	0.59	0.66	0.76	0.86
		55~59	567	0.62	0.108	0.44	0.50	0.55	0.60	0.68	0.76	0.85
	城镇非体力	20~24	578	0.53	0.077	0.41	0.44	0.47	0.52	0.57	0.63	0.69
		25~29	571	0.53	0.078	0.42	0.45	0.48	0.52	0.57	0.64	0.73
		30~34	565	0.54	0.077	0.42	0.46	0.48	0.52	0.58	0.64	0.71
		35~39	561	0.54	0.079	0.41	0.45	0.49	0.54	0.59	0.64	0.71
		40~44	559	0.56	0.089	0.42	0.47	0.50	0.54	0.60	0.67	0.75
		45~49	560	0.58	0.090	0.44	0.48	0.52	0.57	0.64	0.70	0.77
		50~54	548	0.60	0.110	0.45	0.49	0.53	0.59	0.66	0.73	0.88
		55~59	570	0.62	0.110	0.46	0.50	0.54	0.61	0.68	0.77	0.85
女	农民	20~24	568	0.57	0.090	0.42	0.46	0.50	0.56	0.62	0.67	0.76
		25~29	557	0.57	0.083	0.43	0.47	0.51	0.56	0.61	0.67	0.74
		30~34	578	0.57	0.083	0.44	0.47	0.51	0.56	0.63	0.68	0.76
		35~39	579	0.58	0.088	0.46	0.48	0.52	0.57	0.63	0.70	0.78
		40~44	573	0.61	0.117	0.46	0.49	0.54	0.59	0.66	0.74	0.87
		45~49	584	0.63	0.114	0.48	0.51	0.55	0.61	0.68	0.76	0.87
		50~54	592	0.64	0.114	0.46	0.51	0.56	0.63	0.69	0.78	0.87
		55~59	588	0.68	0.147	0.48	0.53	0.58	0.66	0.74	0.87	1.07
	城镇体力	20~24	561	0.56	0.083	0.44	0.47	0.50	0.55	0.61	0.68	0.74
		25~29	561	0.56	0.079	0.43	0.47	0.50	0.55	0.60	0.66	0.73
		30~34	568	0.58	0.086	0.44	0.48	0.52	0.57	0.63	0.69	0.76
		35~39	573	0.58	0.087	0.44	0.48	0.52	0.57	0.63	0.69	0.77
		40~44	575	0.61	0.112	0.44	0.48	0.53	0.59	0.66	0.74	0.88
		45~49	583	0.61	0.118	0.45	0.49	0.54	0.59	0.67	0.77	0.88
		50~54	567	0.64	0.138	0.46	0.51	0.55	0.62	0.70	0.81	0.98
		55~59	567	0.65	0.136	0.48	0.51	0.57	0.63	0.72	0.82	0.99
	城镇非体力	20~24	563	0.56	0.077	0.44	0.47	0.51	0.55	0.61	0.66	0.71
		25~29	552	0.57	0.082	0.45	0.48	0.51	0.56	0.61	0.68	0.77
		30~34	584	0.58	0.081	0.44	0.48	0.52	0.57	0.62	0.68	0.76
		35~39	574	0.58	0.082	0.46	0.48	0.53	0.57	0.63	0.69	0.74
		40~44	562	0.60	0.088	0.47	0.50	0.53	0.58	0.64	0.70	0.79

性别	类别	年龄组（岁）	n	Mean	SD	P₃	P₁₀	P₂₅	P₅₀	P₇₅	P₉₀	P₉₇
女	城镇非体力	45~49	580	0.62	0.107	0.47	0.51	0.55	0.61	0.67	0.74	0.85
		50~54	584	0.62	0.120	0.46	0.50	0.55	0.60	0.68	0.77	0.90
		55~59	577	0.64	0.124	0.47	0.51	0.56	0.62	0.71	0.79	0.89

三、老年人（60~79岁）

（一）浙江省老年人监测指标统计结果

表3-3-1　浙江省老年人身体形态类指标

指标	性别	年龄组（岁）	n	Mean	SD	P₃	P₁₀	P₂₅	P₅₀	P₇₅	P₉₀	P₉₇
身高（厘米）	男	60~64	1106	166.3	6.52	154.3	158.1	161.9	166.4	171.0	174.5	177.9
		65~69	1144	165.5	6.23	153.2	157.7	161.4	165.5	169.6	173.4	177.5
		70~74	1119	164.5	6.17	152.7	156.8	160.4	164.2	168.8	172.9	176.0
		75~79	1093	164.0	6.90	149.9	155.3	159.3	164.0	168.5	173.0	176.9
	女	60~64	1170	155.5	5.55	145.6	148.3	151.8	155.4	159.4	162.3	166.1
		65~69	1168	154.7	5.47	144.0	147.6	151.2	154.7	158.5	161.6	164.5
		70~74	1174	153.3	5.73	142.4	146.1	149.6	153.4	157.2	160.2	163.6
		75~79	1091	153.6	6.72	141.1	145.3	149.2	153.3	157.8	162.3	166.5
体重（千克）	男	60~64	1106	67.7	9.15	50.9	56.8	61.8	67.2	73.3	79.6	85.4
		65~69	1144	66.7	9.29	50.4	55.5	60.3	66.2	72.8	78.5	84.7
		70~74	1119	66.1	9.56	49.1	53.9	59.2	66.4	72.6	78.2	84.6
		75~79	1093	65.0	9.82	47.2	52.3	58.1	64.4	71.6	78.1	84.3
	女	60~64	1170	58.7	8.01	44.6	49.0	53.5	58.4	63.2	69.0	74.8
		65~69	1168	58.1	8.07	43.7	48.0	52.6	57.7	63.1	68.4	75.0
		70~74	1174	57.3	8.40	42.4	46.6	51.3	56.8	62.8	68.2	74.4
		75~79	1091	56.7	7.97	42.0	47.0	51.2	56.6	62.2	67.0	72.1
BMI（千克/米²）	男	60~64	1106	24.5	2.90	18.8	20.9	22.6	24.4	26.4	28.2	30.0
		65~69	1144	24.3	2.91	18.9	20.7	22.3	24.2	26.3	28.1	29.8
		70~74	1119	24.4	3.04	18.9	20.6	22.3	24.3	26.5	28.3	30.2
		75~79	1093	24.1	3.11	18.6	20.0	22.1	24.0	26.1	28.0	30.1
	女	60~64	1170	24.3	3.05	19.0	20.6	22.2	24.1	26.1	28.2	30.3
		65~69	1168	24.3	2.99	19.0	20.6	22.2	24.1	26.1	28.0	30.3
		70~74	1174	24.4	3.25	18.8	20.2	22.2	24.1	26.6	28.7	30.7
		75~79	1091	24.1	3.14	18.6	19.9	21.8	24.0	26.2	28.1	30.2
体重/身高×1000	男	60~64	1106	406.5	49.18	313.7	347.5	376.1	404.6	438.7	468.8	502.4
		65~69	1144	402.7	49.97	312.4	339.8	367.0	401.2	437.1	467.1	498.9
		70~74	1119	401.2	52.17	308.9	332.9	364.9	401.2	437.4	469.3	500.0
		75~79	1093	395.6	53.11	297.7	328.2	358.3	393.4	432.0	465.3	497.2
	女	60~64	1170	377.4	47.57	294.3	319.9	345.3	375.4	405.8	437.9	472.1
		65~69	1168	375.3	47.47	291.3	316.6	344.1	373.4	404.4	434.5	470.2
		70~74	1174	373.3	50.45	283.3	310.2	338.6	370.4	407.7	440.3	470.3
		75~79	1091	369.1	47.53	282.7	308.2	335.4	368.8	400.4	428.8	461.7
腰围（厘米）	男	60~64	1106	87.7	8.49	70.4	76.8	82.6	88.1	93.2	98.3	102.8
		65~69	1144	86.9	9.22	69.0	75.1	81.4	87.3	92.7	98.2	103.3
		70~74	1119	87.7	9.04	70.7	76.1	82.1	88.0	93.3	98.6	104.4
		75~79	1093	87.5	9.86	69.0	73.8	81.7	88.0	93.8	99.3	105.8

续表

指标	性别	年龄组（岁）	*n*	Mean	SD	P₃	P₁₀	P₂₅	P₅₀	P₇₅	P₉₀	P₉₇
腰围（厘米）	女	60~64	1170	83.7	8.81	68.0	72.9	77.7	83.3	89.2	94.6	101.7
		65~69	1168	84.4	8.66	69.1	73.3	78.3	84.6	90.2	95.2	100.9
		70~74	1174	85.4	9.14	67.7	74.3	79.4	85.2	91.3	97.2	103.0
		75~79	1091	85.1	9.51	67.3	73.3	79.1	85.0	91.3	96.6	103.0
腰围/身高×100	男	60~64	1106	52.8	5.15	42.5	46.2	49.6	53.0	56.3	59.1	61.7
		65~69	1144	52.6	5.58	42.3	45.4	49.2	52.8	56.3	59.4	62.3
		70~74	1119	53.3	5.32	43.6	46.9	49.9	53.3	56.7	59.7	63.5
		75~79	1093	53.4	6.14	41.7	45.5	49.7	53.5	57.4	60.6	64.3
	女	60~64	1170	53.8	5.88	43.8	46.8	49.8	53.6	57.5	61.6	66.2
		65~69	1168	54.6	5.71	44.2	47.4	50.6	54.5	58.6	62.2	65.6
		70~74	1174	55.7	6.06	43.9	48.2	51.9	55.6	59.6	63.6	67.7
		75~79	1091	55.5	6.52	43.4	47.1	51.3	55.5	59.7	63.8	68.1
臀围（厘米）	男	60~64	1106	94.3	6.60	81.0	87.0	91.0	94.0	98.0	102.0	107.0
		65~69	1144	93.8	6.62	81.0	86.0	90.0	94.0	98.0	101.0	106.0
		70~74	1119	94.2	7.18	81.0	86.0	90.0	94.0	99.0	102.0	108.0
		75~79	1093	94.0	7.43	79.0	85.0	90.0	94.0	99.0	103.0	109.0
	女	60~64	1170	93.0	6.35	82.0	86.0	89.0	93.0	97.0	101.0	105.0
		65~69	1168	92.8	6.39	81.0	85.0	89.0	93.0	97.0	101.0	105.0
		70~74	1174	93.1	7.18	79.0	85.0	89.0	93.0	97.0	102.0	107.0
		75~79	1091	92.7	7.42	78.0	84.0	88.0	93.0	97.0	102.0	106.0
臀围/身高×100	男	60~64	1106	56.8	4.04	49.0	51.8	54.4	56.8	59.2	61.8	64.1
		65~69	1144	56.7	3.90	49.2	52.1	54.4	56.9	59.1	61.2	63.4
		70~74	1119	57.3	4.20	50.0	52.5	54.8	57.3	59.8	62.1	64.8
		75~79	1093	57.4	4.61	48.3	51.9	54.6	57.2	60.3	62.9	66.2
	女	60~64	1170	59.8	4.16	52.8	55.2	57.1	59.7	62.3	65.3	68.3
		65~69	1168	60.0	4.14	52.4	55.5	57.4	59.9	62.5	65.2	68.3
		70~74	1174	60.8	4.77	51.9	55.2	58.0	60.7	63.6	66.7	69.8
		75~79	1091	60.4	4.93	50.8	54.2	57.4	60.5	63.5	66.5	69.8
腰臀比	男	60~64	1106	0.93	0.057	0.81	0.86	0.89	0.93	0.97	1.00	1.03
		65~69	1144	0.93	0.066	0.81	0.85	0.89	0.93	0.97	1.00	1.04
		70~74	1119	0.93	0.063	0.81	0.85	0.89	0.93	0.97	1.01	1.04
		75~79	1093	0.93	0.072	0.81	0.85	0.89	0.93	0.97	1.01	1.06
	女	60~64	1170	0.90	0.066	0.78	0.82	0.85	0.90	0.94	0.98	1.03
		65~69	1168	0.91	0.066	0.79	0.83	0.87	0.91	0.95	0.99	1.04
		70~74	1174	0.92	0.067	0.79	0.83	0.87	0.92	0.96	1.00	1.04
		75~79	1091	0.92	0.072	0.78	0.83	0.87	0.92	0.96	1.01	1.05
体脂率（%）	男	60~64	1106	23.2	5.13	11.4	16.3	20.4	23.7	26.9	29.3	31.5
		65~69	1144	23.0	5.24	11.9	16.0	19.8	23.5	26.7	29.3	31.8
		70~74	1119	23.5	5.52	11.2	16.0	19.8	24.0	27.3	30.0	32.8
		75~79	1093	23.4	5.99	10.1	14.9	19.7	24.0	27.3	30.6	33.6
	女	60~64	1170	32.3	4.52	23.2	26.1	29.7	32.6	35.5	37.8	40.1
		65~69	1168	32.5	4.42	23.6	26.5	29.9	32.9	35.7	37.7	39.7
		70~74	1174	32.7	5.00	21.6	26.2	29.8	33.0	36.3	38.9	41.0
		75~79	1091	32.2	5.78	18.4	24.6	29.3	33.2	36.2	38.5	40.8

表3-3-2 浙江省老年人身体机能类指标

指标	性别	年龄组（岁）	n	Mean	SD	P_3	P_{10}	P_{25}	P_{50}	P_{75}	P_{90}	P_{97}
安静脉搏（次/分）	男	60~64	1106	79.1	12.35	58	64	71	78	87	95	103
		65~69	1144	78.1	11.84	58	64	70	77	86	94	102
		70~74	1119	77.7	12.30	58	63	69	77	86	94	103
		75~79	1093	78.6	12.17	59	65	70	77	86	94	103
	女	60~64	1170	79.1	10.90	61	67	72	78	86	92	105
		65~69	1168	79.3	10.73	62	67	71	78	86	94	102
		70~74	1174	79.8	11.06	61	67	72	79	87	94	102
		75~79	1091	80.2	11.93	61	66	72	79	87	96	105
收缩压（毫米汞柱）	男	60~64	1106	138.9	18.30	106	115	127	140	150	161	174
		65~69	1144	141.5	18.07	109	119	129	141	152	164	177
		70~74	1119	144.0	18.33	109	122	132	143	156	166	181
		75~79	1093	144.3	19.19	110	121	132	144	157	167	183
	女	60~64	1170	138.6	17.32	107	117	127	139	151	160	171
		65~69	1168	141.4	16.62	112	121	130	141	152	162	174
		70~74	1174	143.4	17.10	110	122	132	143	154	165	177
		75~79	1091	142.5	19.72	104	117	130	144	156	166	179
舒张压（毫米汞柱）	男	60~64	1106	83.2	12.23	60	68	75	83	91	98	107
		65~69	1144	82.9	11.81	63	68	75	83	90	97	107
		70~74	1119	82.2	11.42	63	69	75	82	89	97	105
		75~79	1093	80.8	12.66	56	66	73	81	89	96	104
	女	60~64	1170	80.7	11.10	61	67	73	80	88	95	102
		65~69	1168	80.2	10.26	62	68	74	80	87	93	101
		70~74	1174	79.4	10.86	60	66	72	79	87	93	101
		75~79	1091	78.1	12.24	55	64	71	78	85	93	100
肺活量（毫米）	男	60~64	1106	2671.3	711.16	1370	1698	2169	2668	3184	3552	4036
		65~69	1144	2530.4	725.57	1220	1582	2044	2511	3045	3489	3879
		70~74	1119	2323.9	697.73	1141	1435	1833	2305	2777	3185	3704
		75~79	1093	2115.9	652.44	1008	1274	1648	2083	2537	3024	3374
	女	60~64	1170	1923.2	548.77	1023	1228	1514	1889	2290	2641	3032
		65~69	1168	1792.4	520.76	918	1148	1402	1757	2148	2485	2803
		70~74	1174	1665.4	504.80	874	1067	1306	1595	1979	2343	2740
		75~79	1091	1608.1	502.07	803	1015	1258	1561	1887	2237	2672
肺活量/身高	男	60~64	1106	16.0	4.15	8.3	10.4	13.2	16.2	18.8	21.3	24.1
		65~69	1144	15.3	4.21	7.6	9.8	12.4	15.2	18.2	20.8	23.0
		70~74	1119	14.1	4.16	7.0	8.7	11.2	14.0	16.9	19.2	22.0
		75~79	1093	12.9	3.88	6.2	7.9	10.0	12.7	15.4	18.3	20.2
	女	60~64	1170	12.3	3.44	6.7	8.0	9.8	12.3	14.7	16.8	19.1
		65~69	1168	11.6	3.32	6.0	7.5	9.1	11.4	13.8	15.9	18.1
		70~74	1174	10.9	3.23	5.8	7.1	8.5	10.4	12.9	15.1	18.0
		75~79	1091	10.5	3.20	5.2	6.7	8.3	10.1	12.2	14.3	17.4

表3-3-3 浙江省老年人身体素质类指标

指标	性别	年龄组（岁）	n	Mean	SD	P_3	P_{10}	P_{25}	P_{50}	P_{75}	P_{90}	P_{97}
握力（千克）	男	60~64	1106	37.5	7.71	22.4	27.9	32.7	37.4	42.8	47.2	52.5
		65~69	1144	35.7	7.62	20.1	25.9	31.1	36.0	40.9	44.7	49.9

指标	性别	年龄组（岁）	n	Mean	SD	P₃	P₁₀	P₂₅	P₅₀	P₇₅	P₉₀	P₉₇
握力（千克）	男	70～74	1119	33.9	7.17	19.9	25.1	29.7	33.8	38.3	43.0	47.5
		75～79	1093	31.2	7.14	18.1	22.2	26.4	31.5	35.7	40.0	44.3
	女	60～64	1170	24.4	5.06	15.8	18.4	21.1	24.1	27.5	31.0	34.9
		65～69	1168	23.7	5.24	13.5	17.5	20.5	23.6	27.1	30.4	34.3
		70～74	1174	22.7	5.13	12.6	16.4	19.7	22.4	25.7	29.2	32.8
		75～79	1091	22.4	5.40	12.1	16.0	19.0	22.1	25.4	29.4	33.7
坐位体前屈（厘米）	男	60～64	1106	3.5	8.10	−12.0	−8.5	−1.7	3.9	9.2	13.8	18.0
		65～69	1144	2.4	7.80	−12.0	−8.6	−3.0	2.8	7.6	12.3	17.2
		70～74	1119	1.1	7.90	−13.0	−9.9	−4.7	1.5	6.6	11.1	15.6
		75～79	1093	−0.2	7.41	−14.0	−10.0	−5.5	0.7	4.8	9.0	13.6
	女	60～64	1170	8.5	8.19	−8.9	−2.1	3.3	8.4	14.3	18.8	23.4
		65～69	1168	7.7	8.22	−7.8	−3.6	2.2	7.8	13.2	18.2	23.8
		70～74	1174	6.0	8.19	−9.9	−5.5	1.0	6.2	11.6	16.4	21.8
		75～79	1091	3.0	7.81	−11.0	−7.8	−1.7	3.1	7.9	12.7	18.3
30秒坐站（个）	男	60～64	1106	13.5	4.12	7	9	11	13	16	19	22
		65～69	1144	13.2	4.20	7	8	10	13	16	19	22
		70～74	1119	12.6	3.91	7	8	10	12	15	17	21
		75～79	1093	11.7	3.96	6	7	9	11	14	17	20
	女	60～64	1170	13.3	4.03	7	8	10	13	16	18	22
		65～69	1168	12.8	3.88	6	8	10	12	15	18	21
		70～74	1174	12.1	3.90	6	7	9	12	15	17	20
		75～79	1091	11.3	3.63	5	7	9	11	13	16	19
闭眼单脚站立（秒）	男	60～64	1106	16.3	9.72	4.0	6.0	9.0	14.0	21.0	30.0	40.0
		65～69	1144	15.6	9.93	4.0	5.0	9.0	13.0	20.0	29.0	40.0
		70～74	1119	14.6	9.37	4.0	5.0	8.0	12.0	19.0	26.0	35.0
		75～79	1093	14.2	9.15	4.0	5.0	8.0	12.0	18.0	25.0	34.0
	女	60～64	1170	16.5	9.73	4.0	6.0	10.0	15.0	21.0	29.0	38.0
		65～69	1168	15.7	9.99	4.0	6.0	9.0	14.0	19.0	27.0	43.0
		70～74	1174	14.2	9.34	4.0	5.0	8.0	12.0	18.0	25.0	34.0
		75～79	1091	13.0	8.08	4.0	5.0	8.0	11.0	17.0	23.0	30.0
选择反应时（秒）	男	60～64	1106	0.68	0.148	0.47	0.53	0.58	0.65	0.74	0.84	1.00
		65～69	1144	0.71	0.155	0.50	0.55	0.60	0.68	0.77	0.89	1.08
		70～74	1119	0.74	0.186	0.51	0.57	0.64	0.71	0.81	0.94	1.24
		75～79	1093	0.76	0.188	0.51	0.58	0.64	0.72	0.82	0.95	1.26
	女	60～64	1170	0.71	0.168	0.49	0.55	0.60	0.68	0.77	0.89	1.14
		65～69	1168	0.74	0.192	0.50	0.57	0.62	0.71	0.80	0.93	1.28
		70～74	1174	0.77	0.194	0.52	0.59	0.65	0.73	0.84	0.98	1.27
		75～79	1091	0.79	0.194	0.55	0.61	0.66	0.75	0.85	0.99	1.28

（二）浙江省城镇、乡村老年人监测指标统计结果

表3-3-4　浙江省城乡老年人身体形态类指标

指标	性别	类别	年龄组（岁）	n	Mean	SD	P₃	P₁₀	P₂₅	P₅₀	P₇₅	P₉₀	P₉₇
身高（厘米）	男	乡村	60～64	547	166.1	6.65	153.5	157.7	162.0	166.2	170.7	174.2	177.9
			65～69	576	165.1	6.29	153.2	157.0	161.2	165.2	169.1	172.9	177.2

续表

指标	性别	类别	年龄组（岁）	n	Mean	SD	P_3	P_{10}	P_{25}	P_{50}	P_{75}	P_{90}	P_{97}
身高（厘米）	男	乡村	70~74	566	163.9	6.28	152.4	156.0	160.2	163.6	168.2	172.3	176.1
			75~79	552	163.4	6.91	149.4	154.1	158.8	163.5	167.9	171.9	176.8
		城镇	60~64	559	166.4	6.39	154.6	158.3	161.8	166.5	171.3	174.6	177.9
			65~69	568	165.8	6.14	154.2	158.1	161.5	165.6	169.9	173.8	178.3
			70~74	553	165.2	5.99	153.5	157.8	161.2	165.3	169.3	173.3	176.0
			75~79	541	164.6	6.84	151.6	156.3	159.8	164.6	169.1	173.3	177.2
	女	乡村	60~64	573	154.8	5.53	145.0	147.6	151.0	154.6	158.7	161.5	165.2
			65~69	583	154.0	5.43	143.0	147.0	150.7	154.1	157.6	160.6	164.2
			70~74	589	153.0	5.98	142.2	145.6	149.1	153.0	156.9	160.1	163.6
			75~79	544	152.9	6.92	139.7	144.4	148.7	152.7	157.6	161.7	166.3
		城镇	60~64	597	156.2	5.50	146.1	149.2	152.3	156.0	159.8	162.9	166.7
			65~69	585	155.3	5.44	144.7	148.4	151.6	155.4	158.9	162.0	164.9
			70~74	585	153.6	5.45	143.2	146.6	150.1	153.7	157.3	160.5	163.7
			75~79	547	154.2	6.46	142.7	146.2	150.0	153.8	158.0	162.6	166.9
体重（千克）	男	乡村	60~64	547	67.7	9.44	48.9	56.8	62.3	67.4	73.7	79.9	86.6
			65~69	576	66.7	9.75	49.2	54.6	59.9	66.0	73.3	79.3	85.5
			70~74	566	65.6	9.86	48.1	53.1	58.1	65.5	72.4	78.5	84.5
			75~79	552	64.1	9.89	45.8	52.0	57.3	63.6	70.6	77.5	84.3
		城镇	60~64	559	67.6	8.87	51.7	56.8	61.3	67.1	73.2	79.2	84.5
			65~69	568	66.7	8.81	51.8	55.9	60.4	66.4	72.3	77.9	83.6
			70~74	553	66.6	9.24	49.8	54.5	60.2	67.0	72.6	77.8	86.1
			75~79	541	65.8	9.68	47.7	52.5	59.1	65.8	72.5	78.9	84.3
	女	乡村	60~64	573	59.1	8.41	43.9	49.2	53.7	58.8	64.0	69.6	75.7
			65~69	583	58.0	7.94	43.5	47.8	52.5	57.8	63.1	68.3	73.5
			70~74	589	57.4	8.49	42.2	46.8	51.3	56.8	62.8	68.6	74.5
			75~79	544	56.1	7.99	40.5	45.6	50.6	56.1	61.5	65.9	70.8
		城镇	60~64	597	58.4	7.60	44.7	48.9	53.3	58.1	62.7	68.7	74.5
			65~69	585	58.2	8.21	43.9	48.2	52.6	57.7	63.0	68.4	76.4
			70~74	585	57.1	8.31	42.4	46.5	51.5	56.6	62.6	67.1	72.9
			75~79	547	57.3	7.91	43.7	47.7	51.7	56.9	63.0	67.9	72.2
BMI（千克/米²）	男	乡村	60~64	547	24.5	3.03	18.6	20.8	22.8	24.4	26.6	28.4	30.2
			65~69	576	24.4	3.02	18.7	20.5	22.2	24.4	26.5	28.3	29.8
			70~74	566	24.4	3.15	18.7	20.4	22.1	24.3	26.6	28.5	30.1
			75~79	552	24.0	3.25	18.5	19.7	21.7	23.8	26.2	28.1	30.4
		城镇	60~64	559	24.4	2.77	19.1	20.9	22.5	24.3	26.2	28.0	29.6
			65~69	568	24.3	2.80	19.0	20.8	22.3	24.1	26.1	27.9	29.8
			70~74	553	24.4	2.93	18.9	20.9	22.5	24.3	26.4	28.0	30.3
			75~79	541	24.3	2.97	18.9	20.3	22.3	24.2	26.1	28.0	29.9
	女	乡村	60~64	573	24.6	3.20	18.9	20.6	22.4	24.5	26.6	28.6	30.9
			65~69	583	24.4	2.93	18.7	20.8	22.5	24.4	26.3	28.0	30.2
			70~74	589	24.5	3.27	18.7	20.2	22.4	24.3	26.9	28.8	30.6
			75~79	544	24.0	3.14	18.5	19.8	21.8	24.0	26.0	28.0	30.4
		城镇	60~64	597	23.9	2.86	19.0	20.6	22.1	23.7	25.7	27.6	29.8
			65~69	585	24.1	3.06	19.1	20.4	22.0	23.9	25.9	27.9	30.5

续表

指标	性别	类别	年龄组（岁）	n	Mean	SD	P_3	P_{10}	P_{25}	P_{50}	P_{75}	P_{90}	P_{97}
BMI（千克/米²）	女	城镇	70~74	585	24.2	3.22	18.8	20.1	22.0	23.8	26.4	28.6	30.9
			75~79	547	24.1	3.14	18.8	19.9	21.8	24.0	26.4	28.3	30.0
体重/身高×1000	男	乡村	60~64	547	407.1	51.14	308.7	346.9	376.6	404.6	441.0	474.9	503.2
			65~69	576	403.5	52.34	309.5	336.6	365.1	401.8	441.2	472.8	503.5
			70~74	566	399.8	54.04	306.2	330.0	360.8	398.4	438.4	471.3	500.0
			75~79	552	392.0	54.47	297.6	326.1	353.2	388.4	427.4	464.8	501.2
		城镇	60~64	559	406.0	47.22	319.9	348.0	375.2	404.5	437.7	465.4	497.0
			65~69	568	402.0	47.47	315.3	342.7	370.9	400.3	434.3	460.4	494.4
			70~74	553	402.7	50.19	312.5	337.9	369.4	403.9	437.0	465.4	504.4
			75~79	541	399.3	51.47	305.2	329.5	364.1	398.6	435.0	465.3	492.1
	女	乡村	60~64	573	381.2	50.12	291.9	320.2	348.6	379.4	410.0	445.4	478.7
			65~69	583	375.9	46.52	290.4	316.5	345.1	375.2	406.9	433.1	467.0
			70~74	589	374.9	50.77	281.9	313.0	339.6	372.8	410.2	444.6	470.4
			75~79	544	366.5	47.49	276.6	304.4	334.2	368.0	397.6	425.1	455.7
		城镇	60~64	597	373.7	44.73	296.5	319.7	343.4	371.0	400.4	430.5	462.9
			65~69	585	374.6	48.42	293.9	316.7	343.4	370.5	403.4	435.6	473.4
			70~74	585	371.7	50.11	284.1	309.1	337.7	369.1	404.1	437.4	470.3
			75~79	547	371.6	47.47	290.3	312.7	336.5	369.5	404.2	433.5	467.4
腰围（厘米）	男	乡村	60~64	547	88.7	8.15	72.0	78.2	83.5	88.8	94.2	98.9	103.0
			65~69	576	87.7	9.65	70.5	76.0	82.1	88.3	93.4	99.6	103.7
			70~74	566	87.7	8.87	71.1	76.7	81.9	87.7	93.4	98.6	104.2
			75~79	552	87.9	10.09	70.7	75.4	81.8	88.1	94.1	99.8	107.7
		城镇	60~64	559	86.6	8.70	69.4	74.8	81.3	87.3	91.8	97.4	101.1
			65~69	568	86.1	8.68	68.3	74.5	80.8	86.9	91.7	96.7	102.4
			70~74	553	87.7	9.21	70.2	75.7	82.5	88.4	93.2	98.4	104.6
			75~79	541	87.1	9.60	67.8	72.6	81.5	87.9	93.4	98.8	103.6
	女	乡村	60~64	573	85.1	9.30	68.8	73.9	79.0	84.7	90.8	97.1	104.3
			65~69	583	85.2	8.76	69.3	74.1	79.2	85.3	91.4	96.2	101.2
			70~74	589	86.7	9.05	68.8	75.5	80.8	86.2	93.0	98.8	104.3
			75~79	544	85.6	9.46	67.9	73.8	79.5	85.7	92.3	97.0	102.9
		城镇	60~64	597	82.3	8.08	68.0	72.0	76.9	81.9	87.6	92.4	98.4
			65~69	585	83.6	8.48	69.1	72.1	77.5	83.9	89.5	94.0	100.0
			70~74	585	84.0	9.03	66.6	73.2	78.1	84.0	89.9	95.7	99.6
			75~79	547	84.6	9.53	65.2	72.6	78.7	84.1	90.4	96.2	104.0
腰围/身高×100	男	乡村	60~64	547	53.5	4.95	43.8	46.7	50.1	53.7	56.8	59.6	62.0
			65~69	576	53.1	5.82	42.7	45.9	49.7	53.6	56.8	60.0	62.8
			70~74	566	53.5	5.18	44.2	47.3	50.0	53.4	56.8	60.1	63.6
			75~79	552	53.9	6.41	42.8	45.9	49.9	53.8	57.9	61.2	65.6
		城镇	60~64	559	52.1	5.26	41.7	45.1	49.0	52.4	55.8	58.3	61.4
			65~69	568	52.0	5.27	41.9	44.8	48.8	52.2	55.5	58.8	62.0
			70~74	553	53.1	5.47	42.7	46.5	49.9	53.2	56.6	59.4	63.5
			75~79	541	52.9	5.81	41.0	44.9	49.4	53.1	57.0	60.1	63.4
	女	乡村	60~64	573	55.0	6.10	44.3	47.4	50.8	55.0	58.9	62.7	67.8
			65~69	583	55.4	5.79	44.8	48.3	51.6	55.2	59.6	62.5	65.8
			70~74	589	56.7	6.07	44.6	49.3	52.7	56.4	60.7	65.1	68.5

续表

指标	性别	类别	年龄组（岁）	n	Mean	SD	P_3	P_{10}	P_{25}	P_{50}	P_{75}	P_{90}	P_{97}
腰围/身高×100	女	乡村	75~79	544	56.1	6.57	43.5	48.0	52.0	56.0	60.7	64.3	68.6
		城镇	60~64	597	52.7	5.44	43.5	46.2	49.1	52.5	56.2	59.8	63.5
			65~69	585	53.9	5.54	44.2	46.9	49.8	53.9	57.3	60.8	64.9
			70~74	585	54.7	5.89	43.3	47.2	51.0	54.7	58.6	62.3	65.8
			75~79	547	54.9	6.42	43.2	46.5	50.7	54.7	59.1	63.3	67.1
臀围（厘米）	男	乡村	60~64	547	57.3	3.79	50.1	52.6	54.7	57.2	59.5	62.1	64.1
			65~69	576	57.1	3.65	51.0	52.7	54.8	57.2	59.3	61.5	63.3
			70~74	566	57.5	3.83	50.5	52.7	55.1	57.3	60.0	62.1	64.2
			75~79	552	57.5	4.57	49.5	52.0	54.5	57.4	60.3	62.9	66.3
		城镇	60~64	559	56.3	4.23	47.3	51.0	54.0	56.4	58.8	61.2	63.8
			65~69	568	56.3	4.10	47.0	51.6	53.9	56.4	58.8	61.1	63.7
			70~74	553	57.1	4.56	49.2	52.4	54.5	57.2	59.6	62.2	65.7
			75~79	541	57.2	4.65	47.5	51.9	54.6	57.0	60.2	63.0	66.2
	女	乡村	60~64	573	60.3	4.14	53.2	55.6	57.6	60.2	62.8	65.7	68.6
			65~69	583	60.3	3.99	52.4	56.1	57.8	60.3	62.8	65.2	67.6
			70~74	589	61.3	4.29	53.8	56.1	58.4	61.1	64.0	66.8	69.7
			75~79	544	60.7	4.76	51.6	54.8	57.9	60.5	63.6	66.5	69.6
		城镇	60~64	597	59.4	4.12	52.6	54.9	56.7	59.3	61.8	64.9	67.6
			65~69	585	59.8	4.28	52.5	55.2	57.1	59.6	62.4	65.3	68.7
			70~74	585	60.3	5.17	50.7	54.2	57.6	60.1	63.0	66.6	69.9
			75~79	547	60.2	5.10	50.3	54.0	56.9	60.3	63.4	66.4	70.3
臀围/身高×100	男	乡村	60~64	547	57.3	3.79	50.1	52.6	54.7	57.2	59.5	62.1	64.1
			65~69	576	57.1	3.65	51.0	52.7	54.8	57.2	59.3	61.5	63.3
			70~74	566	57.5	3.83	50.5	52.7	55.1	57.3	60.0	62.1	64.2
			75~79	552	57.5	4.57	49.5	52.0	54.5	57.4	60.3	62.9	66.3
		城镇	60~64	559	56.3	4.23	47.3	51.0	54.0	56.4	58.8	61.2	63.8
			65~69	568	56.3	4.10	47.0	51.6	53.9	56.4	58.8	61.1	63.7
			70~74	553	57.1	4.56	49.2	52.4	54.5	57.2	59.6	62.2	65.7
			75~79	541	57.2	4.65	47.5	51.9	54.6	57.0	60.2	63.0	66.2
	女	乡村	60~64	573	60.3	4.14	53.2	55.6	57.6	60.2	62.8	65.7	68.6
			65~69	583	60.3	3.99	52.4	56.1	57.8	60.3	62.8	65.2	67.6
			70~74	589	61.3	4.29	53.8	56.1	58.4	61.1	64.0	66.8	69.7
			75~79	544	60.7	4.76	51.6	54.8	57.9	60.5	63.6	66.5	69.6
		城镇	60~64	597	59.4	4.12	52.6	54.9	56.7	59.3	61.8	64.9	67.6
			65~69	585	59.8	4.28	52.5	55.2	57.1	59.6	62.4	65.3	68.7
			70~74	585	60.3	5.17	50.7	54.2	57.6	60.1	63.0	66.6	69.9
			75~79	547	60.2	5.10	50.3	54.0	56.9	60.3	63.4	66.4	70.3
腰臀比	男	乡村	60~64	547	0.93	0.058	0.81	0.86	0.90	0.94	0.97	1.00	1.03
			65~69	576	0.93	0.073	0.81	0.84	0.89	0.93	0.97	1.00	1.05
			70~74	566	0.93	0.063	0.81	0.86	0.89	0.93	0.97	1.01	1.04
			75~79	552	0.94	0.078	0.82	0.85	0.89	0.94	0.98	1.02	1.07
		城镇	60~64	559	0.93	0.057	0.81	0.85	0.89	0.93	0.96	1.00	1.03
			65~69	568	0.92	0.059	0.81	0.85	0.88	0.93	0.96	1.00	1.03
			70~74	553	0.93	0.064	0.81	0.85	0.89	0.93	0.97	1.00	1.04
			75~79	541	0.93	0.065	0.81	0.83	0.88	0.93	0.97	1.01	1.05

指标	性别	类别	年龄组（岁）	n	Mean	SD	P_3	P_{10}	P_{25}	P_{50}	P_{75}	P_{90}	P_{97}
腰臀比	女	乡村	60~64	573	0.91	0.068	0.79	0.83	0.87	0.90	0.95	1.00	1.05
			65~69	583	0.92	0.068	0.79	0.83	0.87	0.92	0.96	1.00	1.06
			70~74	589	0.92	0.068	0.78	0.84	0.88	0.92	0.97	1.01	1.05
			75~79	544	0.92	0.072	0.80	0.83	0.88	0.92	0.97	1.02	1.06
		城镇	60~64	597	0.89	0.061	0.78	0.81	0.85	0.88	0.93	0.97	1.01
			65~69	585	0.90	0.061	0.78	0.83	0.86	0.90	0.94	0.98	1.02
			70~74	585	0.91	0.065	0.79	0.83	0.86	0.91	0.95	0.99	1.03
			75~79	547	0.91	0.072	0.78	0.82	0.86	0.91	0.96	1.01	1.05
体脂率（%）	男	乡村	60~64	547	23.3	5.34	10.1	15.4	20.6	23.8	26.9	29.5	32.0
			65~69	576	23.1	5.43	11.2	15.8	20.0	23.6	26.9	29.1	31.8
			70~74	566	23.6	5.76	11.2	15.9	19.6	24.3	27.5	30.7	33.0
			75~79	552	23.1	6.06	10.1	14.5	19.2	23.4	27.3	30.5	33.7
		城镇	60~64	559	23.2	4.92	12.5	16.3	20.2	23.5	26.9	29.0	31.1
			65~69	568	23.0	5.05	12.3	16.1	19.5	23.4	26.5	29.5	31.7
			70~74	553	23.3	5.25	11.1	16.2	20.1	23.7	27.0	29.1	32.0
			75~79	541	23.7	5.91	10.1	15.2	20.2	24.5	27.5	30.7	33.5
	女	乡村	60~64	573	32.7	4.72	22.6	26.5	30.0	33.2	36.0	38.0	40.6
			65~69	583	32.6	4.53	22.2	26.5	30.3	33.2	35.9	37.7	39.7
			70~74	589	33.0	5.00	22.0	26.4	30.1	33.3	36.8	39.0	41.3
			75~79	544	32.3	5.73	19.1	24.7	29.5	33.3	36.1	38.5	41.1
		城镇	60~64	597	32.0	4.30	23.7	25.9	29.4	32.3	35.0	37.3	39.5
			65~69	585	32.4	4.32	24.3	26.6	29.7	32.5	35.5	37.8	39.5
			70~74	585	32.5	5.00	21.4	26.0	29.7	32.8	35.9	38.9	40.8
			75~79	547	32.2	5.83	18.1	24.4	29.1	33.2	36.3	38.5	40.5

表3-3-5 浙江省城乡老年人身体机能类指标

指标	性别	类别	年龄组（岁）	n	Mean	SD	P_3	P_{10}	P_{25}	P_{50}	P_{75}	P_{90}	P_{97}
安静脉搏（次/分）	男	乡村	60~64	547	78.9	12.99	58	64	71	77	86	95	109
			65~69	576	78.1	11.94	58	64	70	77	85	94	103
			70~74	566	78.3	12.51	58	64	69	77	86	94	104
			75~79	552	78.7	12.83	58	65	70	77	86	95	105
		城镇	60~64	559	79.4	11.70	59	64	71	79	87	95	102
			65~69	568	78.2	11.75	58	64	70	77	86	94	101
			70~74	553	77.2	12.05	57	62	68	76	85	94	102
			75~79	541	78.5	11.46	59	65	71	77	86	94	102
	女	乡村	60~64	573	79.2	11.49	60	67	71	78	86	94	106
			65~69	583	79.2	10.87	62	67	72	78	85	94	105
			70~74	589	79.9	10.76	61	67	72	79	87	94	100
			75~79	544	80.1	12.08	60	65	71	79	88	97	105
		城镇	60~64	597	79.1	10.32	62	67	72	78	86	92	102
			65~69	585	79.3	10.59	62	67	71	78	86	94	100
			70~74	585	79.7	11.38	60	66	71	79	87	94	102
			75~79	547	80.3	11.78	61	67	72	79	87	95	105

续表

指标	性别	类别	年龄组（岁）	n	Mean	SD	P₃	P₁₀	P₂₅	P₅₀	P₇₅	P₉₀	P₉₇
收缩压（毫米汞柱）	男	乡村	60~64	547	138.6	19.07	106	116	127	139	149	162	175
			65~69	576	141.5	18.41	109	118	129	140	153	165	176
			70~74	566	144.6	18.95	109	123	134	143	157	168	185
			75~79	552	144.0	19.41	110	119	132	143	157	167	183
		城镇	60~64	559	139.1	17.52	107	115	128	140	151	160	172
			65~69	568	141.6	17.74	109	120	130	141	152	164	177
			70~74	553	143.3	17.64	110	121	132	143	154	165	177
			75~79	541	144.6	18.97	110	122	132	144	156	168	184
	女	乡村	60~64	573	140.9	17.36	109	120	129	141	152	162	174
			65~69	583	142.0	16.64	112	122	130	142	153	163	174
			70~74	589	142.9	17.47	109	121	132	143	153	164	176
			75~79	544	141.9	19.75	104	116	130	144	155	166	177
		城镇	60~64	597	136.4	17.01	106	114	124	137	148	158	168
			65~69	585	140.8	16.59	112	120	130	140	151	161	175
			70~74	585	143.9	16.72	111	123	132	144	154	166	177
			75~79	547	143.0	19.68	105	117	131	144	156	167	181
舒张压（毫米汞柱）	男	乡村	60~64	547	83.2	12.58	60	68	75	83	92	99	107
			65~69	576	83.7	12.24	62	69	76	84	91	98	109
			70~74	566	82.5	12.10	63	69	74	82	90	98	106
			75~79	552	80.9	13.13	55	66	72	81	90	97	104
		城镇	60~64	559	83.2	11.89	61	67	76	83	91	98	106
			65~69	568	82.0	11.29	63	68	74	82	89	95	104
			70~74	553	81.9	10.66	63	69	75	81	88	96	104
			75~79	541	80.8	12.16	57	66	74	81	88	95	107
	女	乡村	60~64	573	81.9	11.35	63	68	74	81	89	96	105
			65~69	583	81.2	10.35	62	68	74	81	88	94	101
			70~74	589	78.9	10.88	58	66	71	78	86	93	100
			75~79	544	77.8	11.74	56	63	71	78	85	93	100
		城镇	60~64	597	79.4	10.72	60	66	72	80	87	93	100
			65~69	585	79.3	10.10	61	67	73	79	85	92	100
			70~74	585	79.9	10.83	61	67	72	80	87	93	102
			75~79	547	78.4	12.71	55	64	72	77	85	94	101
肺活量（毫升）	男	乡村	60~64	547	2617.9	707.16	1318	1615	2131	2639	3103	3465	3926
			65~69	576	2475.0	747.79	1169	1506	1946	2461	3006	3438	3803
			70~74	566	2297.8	706.45	1119	1391	1786	2295	2766	3165	3737
			75~79	552	2113.5	651.78	1005	1249	1642	2113	2569	3005	3328
		城镇	60~64	559	2723.4	711.82	1407	1794	2196	2736	3225	3620	4056
			65~69	568	2586.8	698.39	1358	1696	2102	2591	3089	3540	3929
			70~74	553	2350.4	688.36	1184	1466	1860	2312	2797	3210	3696
			75~79	541	2118.4	653.71	1015	1320	1651	2077	2501	3036	3458
	女	乡村	60~64	573	1834.5	544.77	1025	1179	1429	1775	2179	2575	2912
			65~69	583	1775.9	518.57	909	1132	1395	1748	2124	2481	2781
			70~74	589	1654.3	499.35	890	1059	1313	1576	1949	2341	2760
			75~79	544	1606.8	525.38	821	1014	1235	1530	1881	2267	2699
		城镇	60~64	597	2008.8	539.41	1023	1309	1617	2022	2367	2711	3092

续表

指标	性别	类别	年龄组（岁）	n	Mean	SD	P₃	P₁₀	P₂₅	P₅₀	P₇₅	P₉₀	P₉₇
肺活量（毫升）	女	城镇	65~69	585	1809.0	522.86	952	1167	1406	1771	2171	2506	2806
			70~74	585	1676.7	510.47	860	1087	1295	1625	2004	2346	2716
			75~79	547	1609.4	478.75	779	1021	1291	1572	1895	2190	2596
肺活量/身高	男	乡村	60~64	547	15.7	4.15	8.1	9.9	13.1	15.8	18.4	20.8	23.8
			65~69	576	15.0	4.38	7.2	9.2	11.9	14.9	17.9	20.7	23.0
			70~74	566	14.0	4.23	6.9	8.4	11.0	14.0	16.8	19.2	22.3
			75~79	552	12.9	3.90	6.1	7.8	10.1	12.8	15.5	18.4	20.1
		城镇	60~64	559	16.3	4.14	8.4	11.0	13.2	16.5	19.2	21.6	24.1
			65~69	568	15.6	4.02	8.3	10.4	12.7	15.6	18.4	21.1	23.1
			70~74	553	14.2	4.09	7.5	9.0	11.2	14.1	16.9	19.3	21.8
			75~79	541	12.8	3.87	6.4	8.0	10.0	12.6	15.2	18.3	20.4
	女	乡村	60~64	573	11.8	3.44	6.8	7.6	9.3	11.5	13.9	16.4	18.6
			65~69	583	11.5	3.34	5.9	7.4	9.1	11.3	13.6	15.9	17.9
			70~74	589	10.8	3.19	5.9	7.1	8.5	10.4	12.6	15.1	18.0
			75~79	544	10.5	3.36	5.7	6.7	8.2	10.0	12.1	14.6	17.7
		城镇	60~64	597	12.8	3.38	6.6	8.4	10.4	12.9	15.1	17.1	19.4
			65~69	585	11.6	3.31	6.1	7.7	9.1	11.5	13.9	15.9	18.1
			70~74	585	10.9	3.27	5.7	7.1	8.5	10.5	13.0	15.0	18.0
			75~79	547	10.4	3.04	5.0	6.7	8.4	10.2	12.3	14.2	16.6

表3-3-6　浙江省城乡老年人身体素质类指标

指标	性别	类别	年龄组（岁）	n	Mean	SD	P₃	P₁₀	P₂₅	P₅₀	P₇₅	P₉₀	P₉₇
握力（千克）	男	乡村	60~64	547	36.7	7.99	21.3	26.9	32.2	36.7	41.7	46.7	52.5
			65~69	576	34.9	7.71	18.9	24.5	30.4	35.3	40.3	44.0	48.7
			70~74	566	32.9	7.48	17.7	23.4	28.8	32.8	37.4	42.4	46.7
			75~79	552	30.3	7.69	14.8	21.2	25.5	30.7	34.8	40.1	44.5
		城镇	60~64	559	38.3	7.33	24.8	29.1	33.3	38.1	43.4	47.6	52.6
			65~69	568	36.6	7.44	22.7	27.1	32.0	36.4	41.7	45.5	50.5
			70~74	553	34.8	6.70	22.7	26.2	30.6	34.7	39.1	43.2	47.7
			75~79	541	32.2	6.39	21.0	24.2	28.0	32.3	36.4	39.8	43.7
	女	乡村	60~64	573	23.7	5.38	13.7	17.4	20.5	23.4	26.7	30.7	35.3
			65~69	583	23.2	5.54	11.7	16.8	19.9	23.2	26.5	30.3	34.6
			70~74	589	21.9	5.33	10.9	15.6	18.8	21.9	24.8	28.3	32.4
			75~79	544	21.7	5.46	11.5	15.5	18.4	21.5	24.6	29.2	33.2
		城镇	60~64	597	25.0	4.65	16.8	19.5	21.7	24.7	27.9	31.2	34.6
			65~69	585	24.2	4.87	15.7	18.2	21.1	23.8	27.6	30.6	34.1
			70~74	585	23.4	4.81	15.1	17.6	20.4	23.1	26.4	29.6	33.4
			75~79	547	23.0	5.25	13.6	16.7	19.9	22.8	25.9	29.4	34.4
坐位体前屈（厘米）	男	乡村	60~64	547	4.0	8.25	-12.0	-8.8	-0.9	4.8	9.8	14.4	18.2
			65~69	576	2.5	7.55	-11.0	-8.1	-2.6	3.0	7.6	12.0	16.6
			70~74	566	1.0	7.87	-13.0	-10.0	-4.7	1.5	6.3	10.4	15.3
			75~79	552	0.4	7.16	-14.0	-10.0	-4.6	1.4	4.8	9.3	13.4

续表

指标	性别	类别	年龄组 （岁）	n	Mean	SD	P_3	P_{10}	P_{25}	P_{50}	P_{75}	P_{90}	P_{97}
坐位体前屈 （厘米）	男	城镇	60~64	559	3.1	7.94	−11.0	−8.1	−2.3	3.5	8.6	13.4	17.2
			65~69	568	2.2	8.05	−13.0	−8.9	−3.6	2.6	7.7	12.5	18.1
			70~74	553	1.3	7.94	−13.0	−9.6	−4.5	1.4	6.9	11.6	15.8
			75~79	541	−0.8	7.62	−14.0	−11.0	−6.8	−0.5	4.8	8.7	13.7
	女	乡村	60~64	573	7.6	8.06	−9.7	−2.7	2.3	7.5	13.7	18.1	21.9
			65~69	583	6.9	8.24	−8.6	−4.5	1.4	6.8	12.5	17.2	22.5
			70~74	589	5.2	7.95	−11.0	−5.8	0.3	6.0	10.8	15.0	19.2
			75~79	544	3.0	7.81	−12.0	−7.9	−1.7	3.1	7.8	12.0	18.0
		城镇	60~64	597	9.4	8.22	−8.1	−0.9	4.2	9.5	15.4	20.3	24.5
			65~69	585	8.4	8.14	−7.1	−2.5	2.8	8.5	13.7	19.2	24.5
			70~74	585	6.8	8.36	−8.9	−5.0	1.4	6.4	12.8	17.4	23.3
			75~79	547	3.1	7.82	−11.0	−7.7	−1.9	3.1	8.1	13.7	18.3
30秒坐站（个）	男	乡村	60~64	547	13.2	3.98	7	8	10	13	16	18	22
			65~69	576	13.0	4.27	7	8	10	12	16	18	22
			70~74	566	12.4	4.00	6	8	10	12	14	17	22
			75~79	552	11.6	4.11	5	7	9	11	14	17	21
		城镇	60~64	559	13.8	4.23	7	9	11	13	16	19	23
			65~69	568	13.4	4.13	7	8	10	13	16	19	22
			70~74	553	12.8	3.81	7	8	10	12	15	18	21
			75~79	541	11.9	3.80	6	7	9	12	14	17	20
	女	乡村	60~64	573	12.8	4.15	6.0	8.0	10.0	12.0	15.0	18.0	21.0
			65~69	583	12.3	3.81	6.0	8.0	10.0	12.0	15.0	17.0	20.0
			70~74	589	11.6	3.86	6.0	7.0	9.0	11.0	14.0	17.0	19.0
			75~79	544	11.3	3.69	5.0	7.0	9.0	11.0	14.0	16.0	19.0
		城镇	60~64	597	13.9	3.85	7.0	9.0	11.0	14.0	16.0	19.0	22.0
			65~69	585	13.3	3.88	7.0	9.0	10.0	13.0	16.0	18.0	21.0
			70~74	585	12.5	3.89	6.0	8.0	10.0	12.0	15.0	17.0	21.0
			75~79	547	11.3	3.57	5.0	7.0	9.0	11.0	13.0	16.0	19.0
闭眼单脚站立 （秒）	男	乡村	60~64	547	17.0	10.31	4.0	6.0	10.0	15.0	22.0	32.0	40.0
			65~69	576	16.3	10.65	4.0	6.0	9.0	13.0	21.0	31.0	44.0
			70~74	566	15.4	9.85	4.0	6.0	8.0	13.0	20.0	27.0	37.0
			75~79	552	15.5	10.48	4.0	5.0	8.0	13.0	21.0	28.0	37.0
		城镇	60~64	559	15.6	9.06	4.0	6.0	9.0	14.0	19.0	27.0	39.0
			65~69	568	14.9	9.09	4.0	5.0	8.0	13.0	19.0	26.0	36.0
			70~74	553	13.8	8.78	4.0	5.0	8.0	12.0	18.0	23.0	33.0
			75~79	541	12.9	7.33	4.0	5.0	8.0	12.0	16.0	22.0	30.0
	女	乡村	60~64	573	17.0	9.97	4.0	6.0	10.0	15.0	22.0	31.0	38.0
			65~69	583	16.2	10.41	5.0	6.0	9.0	14.0	20.0	28.0	44.0
			70~74	589	14.8	9.30	4.0	6.0	8.0	13.0	18.0	25.0	36.0
			75~79	544	13.8	8.86	4.0	5.0	8.0	12.0	18.0	25.0	32.0
		城镇	60~64	597	15.9	9.47	4.0	6.0	9.0	14.0	20.0	27.5	39.0
			65~69	585	15.2	9.54	4.0	6.0	9.0	13.0	19.0	26.0	39.0
			70~74	585	13.5	9.35	4.0	5.0	8.0	11.0	17.0	24.0	33.0
			75~79	547	12.3	7.15	4.0	5.0	7.0	11.0	15.0	21.0	30.0

续表

指标	性别	类别	年龄组（岁）	n	Mean	SD	P₃	P₁₀	P₂₅	P₅₀	P₇₅	P₉₀	P₉₇
选择反应时（秒）	男	乡村	60~64	547	0.68	0.149	0.49	0.53	0.58	0.65	0.75	0.84	1.02
			65~69	576	0.71	0.161	0.50	0.55	0.60	0.68	0.77	0.88	1.15
			70~74	566	0.74	0.179	0.49	0.57	0.65	0.71	0.81	0.90	1.23
			75~79	552	0.76	0.192	0.50	0.58	0.65	0.73	0.83	0.95	1.32
		城镇	60~64	559	0.67	0.147	0.47	0.52	0.58	0.65	0.74	0.85	0.98
			65~69	568	0.71	0.149	0.50	0.55	0.60	0.68	0.78	0.89	1.05
			70~74	553	0.75	0.193	0.52	0.56	0.63	0.70	0.81	0.97	1.24
			75~79	541	0.75	0.184	0.53	0.59	0.64	0.72	0.81	0.97	1.25
	女	乡村	60~64	573	0.72	0.174	0.48	0.57	0.62	0.70	0.78	0.89	1.20
			65~69	583	0.75	0.203	0.51	0.57	0.63	0.72	0.81	0.93	1.32
			70~74	589	0.76	0.176	0.51	0.59	0.65	0.73	0.82	0.96	1.23
			75~79	544	0.79	0.179	0.55	0.62	0.68	0.76	0.85	0.98	1.18
		城镇	60~64	597	0.69	0.162	0.49	0.54	0.59	0.66	0.75	0.88	1.12
			65~69	585	0.73	0.180	0.50	0.57	0.62	0.70	0.79	0.93	1.28
			70~74	585	0.78	0.209	0.53	0.58	0.64	0.73	0.86	1.01	1.31
			75~79	547	0.79	0.207	0.54	0.60	0.65	0.75	0.85	1.03	1.35

第四部分

附　录

2020年浙江省国民体质监测工作通知

浙江省体育局文件

浙体群〔2020〕218号

浙江省体育局关于开展
浙江省第五次国民体质监测的通知

各市体育主管部门：

　　根据《全民健身计划（2016-2020年）》和《"健康中国2030"规划纲要》，按照《体育总局关于开展第五次国民体质监测的通知》（体群字〔2019〕21号）要求，结合我省实际，经研究，决定开展浙江省第五次国民体质监测工作，请各单位按照《浙江省第五次国民体质监测工作方案（幼儿、成年人、老年人部分）》要求，做好各项筹备工作。

　　附件：1.浙江省第五次国民体质监测工作方案
　　　　　2.浙江省第五次国民体质监测各市样本量分配表
　　　　　3.浙江省第五次国民体质监测抽样单位列表

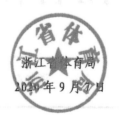

浙江省体育局
2020年9月7日

附件1

浙江省第五次国民体质监测工作方案

（幼儿、成年人、老年人部分）

根据《全民健身计划（2016—2020年）》和《"健康中国2030"规划纲要》，按照《体育总局关于开展第五次国民体质监测的通知》（体群字〔2019〕21号）要求，决定在全省范围内开展浙江省第五次国民体质监测工作。为确保本次监测工作顺利实施，制定本方案。

一、监测目的

全面了解掌握我省国民体质现状和变化规律，充实完善国民体质监测系统和数据库，开发应用国民体质与健康监测大数据，配合完成《全民健身计划（2016—2020年）》实施效果评估，推进建设健康浙江，为提高科学健身指导水平和全民健身公共服务能力、提高全省国民身体素质和健康水平服务。

二、组织领导

（一）浙江省体育局群体处指导第五次国民体质监测工作，浙江体育科学研究所负责具体组织实施。

（二）教育部门负责组织实施儿童青少年（学生）体质监测工作（方案另定）。

（三）各设区市体育主管部门负责组织实施本地区国民体质监测工作。

三、监测网络与任务

沿用2000年（第一次）国民体质监测工作中建立的监测网络开展本次国民体质监测工作。原则上不改变各地原有的监测网点（见附件3），若个别原乡村抽样点现变为城镇，仍视为乡村抽样点，如需改变须上报省体育局批准方可执行。

（一）浙江体育科学研究所工作职责

1. 拟制全省国民体质监测工作方案；

2. 培训全省国民体质监测工作人员；

3. 印发监测问卷、工作手册和相关软件；

4. 指导、监督、检查全省国民体质监测工作，向各设区市派驻技术代表，完善质量控制体系；

5. 编印监测工作简报，宣传、指导开展监测工作；

6. 收集、整理、保存监测工作音像资料；

7. 验收、汇总全省国民体质监测数据，并按照规定报送国家国民体质监测中心；

8. 统计运算和研究分析全省国民体质监测数据，向省体育局报送监测结果；

9. 完善和管理全省国民体质监测数据库及相关资料档案。

（二）各市国民体质监测技术部门工作职责

1. 制定本市国民体质监测工作方案；

2. 培训本市国民体质监测工作人员，组建测试队，开展监测工作；

3. 宣传监测工作，收集、整理、保存监测工作音像资料；

4. 配合派驻技术代表，启动质量控制系统，按照规定对本市测试队进行指导和管理；

5. 对承担样本采集的地区布置工作任务；

6. 检查、验收、汇总测试队上传的数据和送交的监测问卷，按规定上传数据，并将监测问卷报送浙江体育科学研究所。

（三）测试队必备条件

1. 每队不少于20名培训合格的检测员（其中女性不少于3人）；

2. 配备国家体育总局统一的体质监测器材；

3. 必须配备医务保障，确保发生意外伤害事故时能够及时进行处理；

4. 根据监测任务，在技术代表的业务指导和督查下按照要求完成测试工作。

四、监测对象与抽样

（一）监测对象

监测对象为3~79周岁的浙江省公民（不含7~19周岁人群），按年龄分为幼儿（3~6岁）、成年人（20~59岁）和老年人（60~79岁）3个人群。

监测对象要求身体健康，发育健全，无先天、遗传性疾病（如先天性心脏病、瘫痪、聋哑、痴呆、精神异常、发育迟缓等），无运动禁忌证，具有生活自理能力和基本的运动能力，语言表达能力、思维能力和接受能力正常。

（二）类别与样本量

1. 根据居住地属性，幼儿划分为城乡两类，即城镇幼儿和乡村幼儿。在此基础上，依据年龄（1岁组）、性别（男女）进行划分，共计16个类别。每个市每类别抽取50人，总样本量为800人。

城镇幼儿是指居住和生活在城镇一年及以上的幼儿，农村幼儿是指居住和生活在农村一年及以上的幼儿。

2. 根据居住地属性和工作类型，成年人分为农民、城镇体力劳动者和城镇非体力劳动者三种人群，依据年龄（5岁组）、性别（男女）进行划分，共计48个类别。每个市每类别抽取50人，总样本量为2400人。

农民是指居住和生活在农村一年及以上、在农村从事农业生产或其他工作的人员；城镇体力劳动者是指居住和生活在城镇一年及以上、在城镇从事体力工作的人员；城镇非体力劳动者是指居住和生活在城镇一年及以上、在城镇从事脑力工作的人员。

3. 根据居住地属性，老年人分为城镇老年人、农村老年人两类人群。依据年龄（5岁组）、性别（男女）进行划分，共计16个类别。每个市每一类别抽取50人，总样本量为800人。

城镇老年人是指居住和生活在城镇一年及以上的老年人，农村老年人是指居住和生活在农村一年及以上的老年人。

抽取样本时，应按照实足年龄进行。每个设区市幼儿、成年人和老年人总样本量合计为4000人，全省共计44 000人（附件2）。

（三）抽样原则

浙江省第五次国民体质监测采用分层随机整群抽样原则抽取监测对象。本次监测的抽样点应以2014年第四次国民体质监测时的抽样点为基础抽取样本，特殊情况可微调或增补。

五、监测内容

统一采用全国第五次国民体质监测工作方案确定的监测内容。具体包括体质检测和问卷调查两部分。

（一）检测指标

	检测指标	幼儿（3~6岁）	成年人（20~59岁）	老年人（60~79岁）
身体形态	身高	●	●	●
	坐高	●		
	体重	●	●	●
	胸围	●		
	腰围		●	●
	臀围		●	●
	体脂率	●	●	●
身体机能	安静脉搏	●	●	●
	血压		●	●
	肺活量		●	●
	功率车二级负荷试验		●	
	2分钟原地高抬腿			●
身体素质	握力	●	●	●
	背力		●	
	立定跳远	●		

	检测指标	幼儿（3~6岁）	成年人（20~59岁）	老年人（60~79岁）
	纵跳		●	
	俯卧撑（男）/跪卧撑（女）		●	
	1分钟仰卧起坐		●	
	坐位体前屈	●	●	●
身体素质	双脚连续跳	●		
	15米绕障碍跑	●		
	30秒坐站			●
	走平衡木	●		
	闭眼单脚站立		●	●
	选择反应时		●	●

注：●表示该年龄组检测此指标。

（二）问卷调查内容

1. 幼儿问卷内容

（1）出生时体重、身长、胎龄

（2）出生后四个月内喂养方式

（3）父、母亲出生日期

（4）父、母亲身高

（5）父、母亲体重

（6）父、母亲受教育程度

（7）父、母亲的职业类型

（8）家庭形态

（9）主要抚养人

（10）家长参加体育锻炼的频次

（11）家长与幼儿一起进行体育活动的频次

（12）家长对幼儿进行运动游戏的看法

（13）是否上幼儿园

（14）睡眠时长

（15）活动场地与运动游乐设施情况

（16）日常身体活动情况

2. 成年人、老年人问卷内容

（1）受教育程度

（2）职业类型

（3）工作单位的性质

（4）婚姻与居住情况

（5）工作场所或居住场所是否有公共体育活动场地、设施

（6）交通出行方式和时间

（7）工作时的状态

（8）家务劳动情况

（9）闲暇时间的静态活动情况

（10）闲暇时间的体育锻炼情况

（11）经常参加体育锻炼的项目

（12）参加体育锻炼的主要原因

（13）影响参加体育锻炼的障碍

（14）吸烟情况

（15）饮酒情况

（16）是否患有下述疾病（经医院确诊）

（17）与同龄人相比，体质自评状况

（18）睡眠时长及睡眠质量

（19）社会心理健康状况：压力、抑郁、焦虑（成年人）、孤独（老年人）

（20）过去一年，跌倒情况（老年人）

（21）过去30天，身体健康或心理状态欠佳的天数

（22）生活满意度

六、监测经费

（一）国家体育总局和浙江省体育局划拨专款用于实施本次国民体质监测工作；

（二）各设区市应配套相关工作经费，保证监测工作顺利完成。

七、监测器材

本次监测器材统一使用国家体育总局体育科学研究所第五次国民体质监测器材采购项目（项目编号：ZB2019/24）中标器材，各设区市体育行政部门应使用下拨的国民体质监测经费购买相同器材。

八、工作进度

在国家体育总局的统一部署下，结合我省实际情况，开展浙江省第五次国民体质监测工作。

（一）准备阶段（2019年12月—2020年9月）

1.2019年12月—2020年7月，根据国家体育总局的安排，开展第五次国民体质国家点监测准备工作。

2.2020年8月下旬，省体育局下发《浙江省第五次国民体质监测工作方案》。

3.2020年9月上旬，各设区市制定并向省体育局报送本市国民体质监测工作方案（包括组织领导、监测网络、测试队数量及人数、培训时间、监测时间、器材情况、工作流程、经费落实情况等详细内容）。

4.2020年9月上旬，省体育局将监测问卷、工作手册发放到各设区市。

5.2020年9月上旬，各设区市落实并安装监测器材。

6.2020年9月上旬，各设区市完成本市测试队伍人员的组建工作，省体育局开展全省监测工作人员培训工作。

（二）数据采集阶段（2020年9月—12月）

1.各市可根据本地区的气候等情况，在此期间内自行确定测试时间完成本市所承担的监测任务，浙江体育科学研究所将通过质量控制网络平台全程监控。

2.各市按照统一要求，进行检测数据实时上传。

3.省体育局根据各市的测试时间，组织人员到测试现场进行检查、督导。

4.2020年10月31日前，杭州、温州、嘉兴市完成各市监测任务；12月10日前，宁波、湖州、绍兴、金华、衢州、舟山、台州、丽水市完成各市监测任务；体质检测数据上传至第五次国民体质监测"数据平台"，汇总的监测问卷寄送浙江体育科学研究所。

（三）数据处理阶段（2020年12月—2021年2月）

1.2021年2月底前，浙江体育科学研究所完成全省监测数据的检查验收、问卷录入、数据清理和统计分析，并将结果报送省体育局。

2.2021年1月底前，各设市体育主管部门向省体育局报送第五次国民体质监测工作总结。

（四）总结阶段（2021年3月—2022年12月）

1.2021年3月—8月，浙江体育科学研究所组织撰写《浙江省第五次国民体质监测公报》。

2.2021年8月，召开浙江省第五次国民体质监测结果发布会。

3.2021年10月，召开浙江省第五次国民体质监测总结会。

4. 2021年11月—2022年5月，浙江体育科学研究所组织撰写、出版《浙江省第五次国民体质监测报告》。

5. 2022年6月—12月，浙江体育科学研究所组织撰写、出版《浙江省第五次国民体质研究报告》。

九、有关要求

（一）加强领导，认真制定本级工作方案，周密组织实施，按时保质保量完成监测任务。

（二）加强宣传，扩大监测工作影响，争取社会各界的支持。

（三）按照规定组建测试队伍，提供必备的工作条件。落实工作经费，为监测工作提供保障。

（四）采取切实有效措施，严防意外伤害事故的发生，加强监控，规范操作，确保数据质量。

附件2

浙江省第五次国民体质监测各市样本量分配表

	幼儿			成年人			老年人			合计
	组数	每组人数	合计人数	组数	每组人数	合计人数	组数	每组人数	合计人数	
杭州	16	50	800	48	50	2400	16	50	800	4000
宁波	16	50	800	48	50	2400	16	50	800	4000
温州	16	50	800	48	50	2400	16	50	800	4000
嘉兴	16	50	800	48	50	2400	16	50	800	4000
湖州	16	50	800	48	50	2400	16	50	800	4000
绍兴	16	50	800	48	50	2400	16	50	800	4000
金华	16	50	800	48	50	2400	16	50	800	4000
衢州	16	50	800	48	50	2400	16	50	800	4000
舟山	16	50	800	48	50	2400	16	50	800	4000
台州	16	50	800	48	50	2400	16	50	800	4000
丽水	16	50	800	48	50	2400	16	50	800	4000
合计			8800			26 400			8800	44 000

附件3

浙江省第五次国民体质监测抽样单位列表

杭州市

抽样区/县	抽样点名称	抽样人群类别
上城区	杭州市上城区清荷幼儿园	城幼
上城区	杭州市上城区湖滨街道、清波街道、南星街道、望江街道、紫阳街道、小营街道	城非
上城区	杭州市上城区小营街道	城老
下城区	杭州市人民政府机关幼儿园	城幼
下城区	杭州市下城区天水街道、武林街道	城非
下城区	杭州市下城区长庆街道	城老
西湖区	杭州市西湖区三墩中心幼儿园	乡幼
西湖区	杭州市西湖区留下街道、莲花社区	农民
西湖区	杭州市西湖区小和山社区	乡老
萧山区	杭州市萧山区自来水厂、萧山宾馆	城体
余杭区	杭州市余杭区运河第一幼儿园	乡幼
余杭区	杭州市余杭区闲林街道方家山社区、万景村	乡老、农民
余杭区	杭州市余杭街道溪塔村	乡老、农民
余杭区	杭州市余杭街道义桥村	乡老、农民

宁波市

抽样区/县	抽样点名称	抽样人群类别
海曙区	海曙区第一幼儿园	城幼
海曙区	海曙区文卫工会、白云街道	城体、城非
海曙区	海曙区区政府	城非
江东区	江东区永泰塑料	城体、城非
江东区	江东区中兴社区	城老
江北区	江北区实验中学	城非
北仑区	北仑区小港街道	城体、城非、农民、城老、乡老
北仑区	北仑区大碶街道	城体、农民
镇海区	镇海区艺术实验幼儿园	城幼
鄞州区	鄞州区高桥镇	乡老
鄞州区	鄞州区古林镇中心幼儿园	乡幼
余姚市	余姚市凤山街道	城体、城非、农民
余姚市	余姚市兰江街道	城体、城非、农民、城老、乡老
慈溪市	慈溪市观海卫镇	农民
奉化市	奉化市岳林街道	城体、农民
象山县	象山县爵溪街道	农民、乡老
宁海县	宁海县强蛟镇	城体、城非、农民

温州市

抽样区/县	抽样点名称	抽样人群类别
鹿城区	温州市第六幼儿园紫薇园区	城幼
鹿城区	鹿城区政府	城非
鹿城区	温州市鹿城区松台街道	城非、城老
瓯海区	瓯海区郭溪镇塘下幼儿园	乡幼
瓯海区	瓯海区郭溪镇塘下村	农民
瓯海区	瓯海区郭溪镇郭溪街道	农民、乡老
龙湾区	龙湾区第二幼儿园	乡幼
龙湾区	龙湾区瑶溪街道	城非、乡老
龙湾区	龙湾区海螺集团	城体
龙湾区	龙湾区状元街道	城非、乡老
龙湾区	浙江正泰智能电气有限公司	城体
瑞安市	瑞安市滨江幼儿园	城幼
乐清市	乐清市政府机关	城非
乐清市	乐清市乐成街道	城非
乐清市	乐清市城东街道	城非
乐清市	乐清市北白象镇琯头村	农民
乐清市	乐清市北白象镇高岙村	农民
平阳县	平阳县鳌江镇	城体
苍南县	苍南县灵溪镇	城体
永嘉县	永嘉县浙江报喜鸟服饰股份有限公司	城体
永嘉县	永嘉温州方圆金属钮扣有限公司	城体
泰顺县	泰顺县雅阳镇和平村、新联村、中村村、埠下村	农民、乡老

嘉兴市

抽样区/县	抽样点名称	抽样人群类别
南湖区	嘉兴市第一幼儿园	城幼
秀洲区	秀洲区庆安幼儿园	城幼
秀洲区	秀洲区王江泾幼儿园	乡幼
南湖区	南湖区东栅中心幼儿园	乡幼
南湖区	南湖区建设、新兴、解放、新嘉、南湖、城南、塘汇街道	城体、城非、城老
南湖区	华梦毛纺织有限责任公司	城体、城非
南湖区	中国电子集团36研究所	城体、城非
南湖区	秀城区禾欣实业	城体、城非
南湖区	民丰特纸股份有限公司	城体、城非
秀洲区	嘉北街道社区卫生服务中心	城体
秀洲区	秀洲区教文体局	城非
秀洲区	秀洲区老年体育协会	城老
秀洲区	秀洲区王江泾镇	农民
南湖区	南湖区东栅街道	农民、乡老
秀洲区	秀洲区王店镇	农民、乡老
秀洲区	秀洲区新塍镇	农民、乡老
经开区	经开区城南街道、嘉北街道	城老
经开区	经开区长水街道、塘汇街道	乡老

湖州市

抽样区/县	抽样点名称	抽样人群类别
吴兴区	吴兴区埭溪镇老虎潭社区	农民
吴兴区	吴兴八里店镇八里店社区	农民、城体、城非、乡老
吴兴区	吴兴龙泉街道	城非、农民
南浔区	南浔中心幼儿园	城幼、乡幼
南浔区	南浔新区幼儿园	乡幼
德清县	德清环卫所	城体、城非
德清县	德清泰普森有限公司	城体、城非
德清县	德清欧诗漫化妆品公司	城体、城非
长兴县	长兴白莲桥村	农民、城老、乡老
长兴县	长兴曹家桥村	农民、城体、乡老、城老
安吉县	安吉公安局	城体、城非、乡老、城老
安吉县	安吉城管局	城非、城体
安吉县	安吉妇保院	城体、城非

绍兴市

抽样区/县	抽样点名称	抽样人群类别
越城区	越城区柯灵幼儿园	乡幼
越城区	越城区柯灵小学	乡幼
越城区	越城区东风幼儿园	城幼
越城区	越城区培新小学	城幼
柯桥区	柯桥华舍社区卫生服务中心	城体、城非
柯桥区	柯桥街道	城体、城非
柯桥区	柯岩区柯岩中学	农民、城体、城非

续表

抽样区/县	抽样点名称	抽样人群类别
上虞区	上虞道墟中学	农民
上虞区	上虞百官街道	城体
上虞区	上虞老年体协	城体
上虞区	上虞驿亭镇镇中	农民
上虞区	绍兴文理学院上虞分院	城非
诸暨市	诸暨街亭镇街亭村	农民、城体、城非
诸暨市	诸暨市体育馆	农民、城体、城非、乡老、城老
诸暨市	诸暨泄浦镇	农民、城非、城体、城老
嵊州市	嵊州三江街道	农民、城非、城体
嵊州市	嵊州城南社区	乡老、城老
新昌市	新昌城东小学	农民、城体、城非
新昌市	新昌城南社区	农民、城体

金华市

抽样区/县	抽样点名称	抽样人群类别
婺城区	白龙桥镇华电新村	城体、城非
婺城区	罗店镇中心幼儿园	农幼
婺城区	莱恩农业装备有限公司	城体
婺城区	浙江八达运动服饰有限公司	城体
金东区	澧浦镇世纪星幼儿园	农幼
金东区	东孝街道	城体、城非
金东区	多湖街道	城体、城非
开发区	汤溪镇老年大学	农民、乡老
开发区	婺江新村幼儿园	城幼
兰溪市	横溪镇国庆村	农民
兰溪市	星辉铝轮有限公司	城体
兰溪市	兰溪剧院	城非
兰溪市	七星纺织有限公司	城体
兰溪市	兰花社区	城老
兰溪市	凯迪恩集团有限公司	城体
义乌市	楼下村	农民
义乌市	锦都社区	城非
义乌市	赤岸中心医院	城非
义乌市	国防教育基地	城体
义乌市	真爱集团	农民
义乌市	昌德社区	农民
义乌市	复元医院	城体、城非
义乌市	体育中心	城非
东阳市	外国语小学	城非
东阳市	白云街道	农民
东阳市	金星小区	城体
东阳市	吴宁街道	农民
东阳市	卢宅社区	城体
东阳市	江北中心小学	农民
永康市	富新集团	农民、乡老

续表

抽样区/县	抽样点名称	抽样人群类别
永康市	信普公司	农民
永康市	西城街道	城体
永康市	江南街道	城非
永康市	开发区经济合作社	城体、城老
浦江县	郑家坞	农民
浦江县	浦江经济开发区	城体
浦江县	浦江职业技术学校	城非
武义县	熟溪街道（江山、栖霞）	城非
武义县	熟溪街道（熟溪）	城体
武义县	白洋街道（展览中心）	城非
武义县	白洋街道（鸣阳社区）	城体
武义县	桐琴镇	农民
磐安县	实验幼儿园	城幼

衢州市

抽样区/县	抽样点名称	抽样人群类别
柯城区	柯城区航埠镇	城体、城非、城老
柯城区	柯城区手牵手幼儿园	城幼
柯城区	柯城区实验幼儿园	城幼、乡幼
柯城区	柯城区双港街道	城体、城非、城老
柯城区	柯城区府山街道	城体、城非、城老
柯城区	柯城区荷花街道	城体、城非、城老
柯城区	柯城区地税局	城体、城非、城老
柯城区	柯城区巨化集团	城体、城非、城老
衢江区	衢江下张第一幼儿园	乡幼
衢江区	衢江下张幼儿园	乡幼
衢江区	衢江高家镇幼儿园	乡幼
衢江区	衢江区云溪中心幼儿园	乡幼
衢江区	衢江高家镇镇政府	城非
衢江区	衢江后溪镇镇政府	城体、城非、城老
江山市	江山市碗窑乡	农民、乡老
江山市	江山市张村乡	农民、乡老
龙游县	龙游县湖镇	农民、乡老
常山县	常山县金川街道	农民、乡老
常山县	常山县白石镇白石村	农民、乡老
常山县	常山县天马街道	农民、乡老
开化县	开化县华埠镇	农民、乡老

舟山市

抽样区/县	抽样点名称	抽样人群类别
定海区	沥港幼儿园	乡幼
定海区	环南街道	城非、城体、城老
定海区	金塘街道	农民、乡老
定海区	定海区政府机关单位	城非
定海区	海娃幼儿园	城幼

续表

抽样区/县	抽样点名称	抽样人群类别
定海区	盐仓街道	农民、城体、城非、乡老
定海区	岑港街道	农民、乡老
定海区	小沙镇政府、光华社区	农民、城非、乡老
定海区	双桥街道	农民
定海区	昌国街道	城体、城非、城老
定海区	城东街道	城体、城非
定海区	体育中心	农民、城体、城非、城老、乡老
普陀区	勾山中心幼儿园	乡幼
普陀区	普陀中心幼儿园	城幼
普陀区	东港街道	城非、城体、农民、城老
普陀区	沈家门街道	城非、城体、农民、城老
普陀区	南岙小区	农民
普陀区	船体二队、良远公司、杭州红牛有限公司、舟山万邦永跃船舶修造有限公司	城体
普陀区	沈家门幼儿园	城幼
普陀区	东港街道	农民、城非
普陀区	勾山街道	农民、城体、乡老
岱山县	岱山县电力公司	城体、城非
岱山县	虎斗社区、岱东北峰社区	农民、城非
岱山县	国税局、亚太物业、人保寿险公司	农民、城体、城非
岱山县	岱美公司	农民、城体、城非
岱山县	岱山高亭经贸办、沈家门街道	农民、城体、城非
岱山县	岱山冷库、竹屿社区、岱山高亭信用联社	城体、乡老、城老
六横县	六横	农民

台州市

抽样区/县	抽样点名称	抽样人群类别
台州市	台州湾集聚区	城非
椒江区	三甲街道	乡老
椒江区	章安街道	乡老
椒江区	葭芷街道	乡老
椒江区	海门街道	城老
椒江区	白云街道	城老
黄岩区	永高股份有限公司	城体
黄岩区	汇宝科技集团公司	城体
路桥区	路桥区机关幼儿园	城幼
路桥区	路南街道	城体
路桥区	人峰社区	城体
临海市	大洋中心幼儿园	乡幼
临海市	白水洋中心幼儿园	乡幼
临海市	人民政府	城非
临海市	古城街道	城非
温岭市	温岭市机关幼儿园	城幼
温岭市	大溪镇	城体
三门县	沙柳镇中心幼儿园	乡幼
三门县	人民镇政府	城非

抽样区/县	抽样点名称	抽样人群类别
天台县	白鹤镇幼儿园	乡幼
天台县	泳溪乡政府	农民
天台县	白鹤镇	农民
仙居县	田市镇	农民
仙居县	埠头镇	农民
玉环县	玉环县人民政府	城非

丽水市

抽样区/县	抽样点名称	抽样人群类别
莲都区	莲都区碧湖镇沙岸村老年协会	农民、乡老
莲都区	碧湖阳光灿烂幼儿园	乡幼
莲都区	莲都区碧湖镇小红星幼儿园	乡幼
莲都区	莲都区碧湖镇上赵村妇女活动室	农民、乡老
莲都区	丽水正好汽车修理公司	城体、城非
莲都区	建设银行	城体、城非
莲都区	邮电局	城体、农民、乡老
莲都区	纳爱斯集团	城体、农民
莲都区	丽阳社区	城体、城非、城老
莲都区	岩泉街道	城体、城非、城老、乡老
莲都区	万象街道	城体
莲都区	莲都区老年体协	城老
莲都区	老年大学	城老
莲都区	丽水电信局	城非
莲都区	碧湖镇魏镇	农民、乡老
莲都区	碧湖镇花园幼儿园	乡幼
莲都区	丽水市国税局	城非
莲都区	丽水市客运西站	城非、城体、农民
莲都区	丽水市机关第一幼儿园	城幼
莲都区	丽水市机关第二幼儿园	城幼
青田县	青田县水南社区上午	城非
青田县	青田县腊口镇石帆移民村	农民、乡老
青田县	青田县东源镇东源村	农民、乡老
青田县	青田县体育中心	城非
缙云县	缙云县壶镇前路村	农民、乡老
缙云县	缙云广电大楼	城非、城老
遂昌县	遂昌体育中心	城体
遂昌县	遂昌妙镇西街	城体、乡老
遂昌县	遂昌北罗村	农民
遂昌县	遂昌特警大队	城体
松阳县	松阳浙江科马有限公司	城体
松阳县	松阳锐奇鞋业有限公司	城体
松阳县	松阳东方铜业有限公司	城体
松阳县	松阳县新兴乡上安村	农民、乡老
景宁县	景宁梧桐乡梧桐村	农民、乡老
景宁县	景宁体育中心	城非、城老

第五次国民体质监测

问　　卷

幼儿（3-6岁）使用

知情同意书

尊敬的家长:

您好!

感谢您的孩子参加第五次国民体质监测。国民体质监测是国家为推动全民健身活动的开展、健康中国建设、促进国民体质与健康而进行的调查。全国将有 4 万以上幼儿参加本次监测。通过参加监测,您可以获得孩子体质和发育水平的评估结果以及科学锻炼指导。

幼儿监测主要包含问卷调查和体质检测两部分。问卷主要对幼儿的生活方式和体育活动情况等进行调查,请您认真、如实填写。幼儿体质检测包含身高、坐高、体重、体脂率、胸围、安静脉搏、握力、坐位体前屈、立定跳远、走平衡木、双脚连续跳和 15 米绕障碍跑共 12 个项目,由幼儿园老师协助专业人员引导幼儿完成。

体质检测有一定运动强度,为避免在运动中出现风险,如您的孩子因健康原因或其他问题需要特别注意,请及时告知班级负责老师,以便根据您的意愿和孩子的具体情况,确认孩子是否参加。

所有检测项目均免费。我们保证对幼儿的个人信息保密,其个人信息不会单独出现或使用,它将是整体信息的组成部分。您有任何问题均可向幼儿园老师或测试人员提出。如您已经阅读完《知情同意书》,并且了解了测试相关信息,同意您的孩子参加本测试,请签署本《知情同意书》。

感谢您和孩子的真诚参与!

家长签字:＿＿＿＿＿＿＿＿

＿＿＿＿年＿＿＿月＿＿＿日

一、个人基本信息

幼儿姓名　　_____

幼儿性别　　_____

幼儿年龄　　_____（周岁）

幼 儿 园　　_____

联系电话　　_____（幼儿园负责人）

二、分类编码

1. 省（区、市）代码　　□□

2. 地（市）分类代码　　□

3. 地（市）代码　　□□

4. 抽样点代码　　□□□

5. 测试序号　　□□□

6. 民族代码　　□□

7. 城乡　　□　（乡村=1，城镇=2）

8. 是否乡变城　　□　（是=1，否=0）

9. 幼儿性别　　□　（男=1，女=2）

10. 幼儿出生日期　　□□□□ 年 □□ 月 □□ 日

11. 测试日期　　□□□□ 年 □□ 月 □□ 日

12. 幼儿身份证号

□□□□□□□□□□□□□□□□□□

三、问卷调查
请您根据幼儿的实际情况，填写以下问卷（这一部分请幼儿主要抚养人填写）；

1. 问卷填写者是幼儿的 ☐
　　① 爸爸　　② 妈妈　　③ 祖父母　　④ 外祖父母　　⑤ 其他

2. 平时幼儿的主要抚养人是 ☐
　　① 父亲或母亲　　　　② 父母一起　　　　③ 祖父母或外祖父母
　　④ 父母与（外）祖父母一起　　　　　　　⑤ 其他

3. 幼儿所住家的家庭结构是 ☐
　　① 单亲家庭　　　　　　　　　　　② 小家庭（与父母同住）
　　③ 隔代教养家庭（与祖父母同住）
　　④ 三代同堂家庭（与父母亲及祖父母同住）⑤ 其他

4. 与幼儿一起生活的兄弟姐妹数（不包括幼儿本人） ☐
　　①0个　　　　②1个　　　　③2个　　　　④3个及以上

5. 在一起生活的兄弟姐妹中，幼儿本人排行第几 ☐

6. 幼儿出生时体重（千克）（如无法准确回答，请填99.9） ☐☐.☐

7. 幼儿出生时身长（厘米）（如无法准确回答，请填99.9） ☐☐.☐

8. 幼儿出生时胎龄 ☐
　　① 小于正常胎龄（早产，未满37周）
　　② 正常胎龄（足月，满37周但未满42周）
　　③ 大于正常胎龄（过期产，满42周及以上）

9. 出生后四个月内喂养方式 ☐
　　① 母乳喂养　　　② 人工喂养　　　③ 混合喂养

10. 父亲出生日期 ☐☐☐☐ 年 ☐☐ 月 ☐☐ 日

11. 母亲出生日期 ☐☐☐☐ 年 ☐☐ 月 ☐☐ 日

12. 父亲身高（厘米） ☐☐☐.☐

13. 母亲身高（厘米） ☐☐☐.☐

14. 父亲目前体重（千克） ☐☐☐.☐

15. 母亲目前体重（千克） ☐☐☐.☐

16. 请选择幼儿家长的受教育程度

    幼儿**父亲**受教育程度

    幼儿**母亲**受教育程度

    除父母外，<u>幼儿其他主要抚养人</u>受教育程度

    （若无其他抚养人，请填写99）

    ① 未上过学　　　　② 扫盲班　③ 小学　　④ 初中

    ⑤ 高中/中专/技校　⑥ 大专　⑦ 大学本科　⑧ 研究生及以上

17. 请选择幼儿家长的职业类型

    幼儿**父亲**的职业类型

    幼儿**母亲**的职业类型

    除父母外，<u>幼儿其他主要抚养人</u>的职业**类型**

    （若无其他抚养人，请填写99）

    ① 国家机关、党群组织、企业（含私营企业）、事业单位负责人

    ② 专业技术人员　　　③ 办事人员和有关人员

    ④ 商业、服务业人员（含个体工商户、自由职业者）

    ⑤ 农、林、牧、渔、水利生产人员

    ⑥ 生产、运输设备操作人员及有关人员

    ⑦ 军人　　⑧ 其他从业人员　　⑨ 无职业　　⑩ 已退休

18. 从以下①到⑧的选项内，选出过去一个月中，幼儿家长进行体育锻炼
    （如跑步、游泳、球类等）的频次

    幼儿**父亲**进行体育锻炼的频次

    幼儿**母亲**进行体育锻炼的频次

    除父母外，<u>幼儿其他主要抚养人</u>进行体育锻炼的频次

    （若无其他抚养人，请填写99）

    ① 平均每月不足1次　　② 平均每月1次以上，但不足每周1次

    ③ 平均每周1次　　　　④ 平均每周2次

    ⑤ 平均每周3次　　　　⑥ 平均每周4次

    ⑦ 平均每周5次及以上　⑧ 不清楚

19. 通常情况下，幼儿的睡眠时长为：

    上学日 ☐☐ 小时 ☐☐ 分钟（包括午睡时间）

    休息日 ☐☐ 小时 ☐☐ 分钟（包括午睡时间）

20. 通常情况下，幼儿**休息日**的身体活动情况

活动	每周平均几天	平均每天累计多少分钟
1）屏幕静态活动时间（如看电视、录像、电脑、手机、平板（pad）等）		
2）中等强度到大强度的身体活动（活动时心跳加快、呼吸急促、出汗）		
3）室内有身体活动的玩耍（包括捉迷藏、跳舞、走、跑、爬、堆积木、玩玩具等）		
4）户外玩耍		
5）参加**运动类**的兴趣班（如舞蹈、足球、冰雪、轮滑、游泳、跆拳道等）		
6）参加**文化艺术类**的兴趣班（如英语、绘画、演讲、乐器、棋类等）		

21. 您认为孩子的运动量是否充足　　　　□

① 充足　　② 比较充足　　③ 一般　　④ 比较不充足　　⑤ 不充足

22. 请从①到⑤的选项中，为下面的每一条描述选出最符合您的实际想法和情况的选项（在相应的选项画"√"）

	非常不赞同	比较不赞同	中立	比较赞同	非常赞同
1）您认为您的孩子进行运动游戏可以增强其疾病抵抗力吗	①	②	③	④	⑤
2）您认为您的孩子进行运动游戏可以增强其体质吗	①	②	③	④	⑤
3）您认为您的孩子进行运动游戏可以增加其自信心吗	①	②	③	④	⑤
4）您认为您的孩子进行运动游戏会影响其他课程学习时间吗	①	②	③	④	⑤
5）您经常称赞您孩子在运动游戏技能上的表现吗	①	②	③	④	⑤
6）您鼓励您的孩子在闲暇时间外出运动游戏吗	①	②	③	④	⑤
7）您愿意安排和您的孩子一起有固定运动游戏的时间吗	①	②	③	④	⑤
8）您愿意花钱让您的孩子去学习运动类课程吗	①	②	③	④	⑤
9）您愿意为参加孩子的运动游戏而改变您的既定行程吗	①	②	③	④	⑤

23. 在过去的一个月中，幼儿家长与幼儿一起进行运动或运动类游戏
（跑、跳、攀爬、球类、水中活动等）的次数 ☐
① 平均每天 2 次及以上   ② 平均每天 1 次
③ 平均每周 3-6 次   ④ 平均每周 1-2 次
⑤ 偶尔，每周不足 1 次   ⑥ 没有

24. 幼儿居住地的附近（小区、大院）是否有供幼儿跑、跳、攀爬等的
户外活动场地 ☐
① 是   ② 否

25. 幼儿居住地的附近（小区、大院）是否有专门供幼儿使用的
户外运动游乐设施 ☐
① 是   ② 否

26. 幼儿居住的社区（村）是否有为幼儿组织的运动或游戏类的
比赛或活动 ☐
① 平均每年 1 次   ② 平均每季度 1 次   ③ 平均每月 1 次
④ 每月 2-3 次   ⑤ 每周 1 次及以上   ⑥ 无

------下面第 **27** 题，请幼儿园老师填写--------

27. 通常情况下，幼儿**上幼儿园日**的身体活动情况（请幼儿园老师填写）

活动	每周平均几天	平均每天累计多少分钟
1）屏幕静态活动时间（如看电视、录像、电脑、手机、平板（pad）等）		
2）中等强度到大强度的身体活动（活动时心跳加快、呼吸急促、出汗）		
3）室内有身体活动的玩耍（包括捉迷藏、跳舞、走、跑、爬、堆积木、玩玩具等）		
4）户外玩耍		
5）其他，请注明_____。		

第五次国民体质监测

问　卷

成年人（20-59岁）使用

知情同意书

尊敬的受试者:

您好!

感谢您参加第五次国民体质监测。国民体质监测是国家为推动全民健身活动的开展、健康中国建设、促进国民体质与健康而进行的调查。全国将有超过22万人参加本次监测。通过参加监测,您可以获得本人的体质测定报告以及科学健身指导。

成年人监测主要包含问卷调查和体质检测两部分。问卷主要对您的生活方式、体育锻炼情况等进行调查。体质检测包含身高、体重、体脂率、腰围、臀围、脉搏、血压、肺活量、握力、坐位体前屈、1分钟仰卧起坐、背力、纵跳、俯卧撑(男)/跪卧撑(女)、选择反应时、闭眼单脚站立、功率车二级负荷试验共17个项目。

您参与的所有检测项目均有专业人员指导,且为无创伤测试。肌肉耐力测试时您可能会有气喘、疲劳、延迟性肌肉酸痛等症状,但均为正常生理现象。功率车二级负荷试验需要持续蹬车6分钟,可能会有疲劳、气喘、腿部酸痛等身体感觉,您可随时告诉工作人员身体感觉,亦可随时决定停止相关测试。

为避免在运动中出现风险,如您有相关健康问题(如心脏病、哮喘、关节肌肉损伤或者不适于做激烈运动的情况),请于测试前告知测试人员,以便准确评估您是否适宜参加测试。请勿隐瞒,否则后果将由您本人承担。

所有检测项目均免费。我们保证对您的个人信息保密,您的个人信息不会单独出现或使用,它将是整体信息的组成部分。如您已经阅读完《知情同意书》,并了解了测试相关信息,同意参加本测试,并承诺不隐瞒个人身体情况,请签署本《知情同意书》。

感谢您的真诚参与!

受试者签字:_____

____年___月___日

运动风险筛查问卷

运动风险筛查目的是了解受试者的基本情况，以确保测试的安全性。请如实回答，选择"是"或"否"，并在相对应的方格内如实记录（画"√"），请勿出现空项。

是	否	问　题
		您是否有医院确诊的心脏病？
		您的安静时血压是否收缩压超过 160mmHg 或者舒张压超过 100mmHg？
		您平时生活或者运动中是否出现过胸闷或缺血性胸痛（心绞痛）？
		一年内您是否曾因头晕跌倒或曾失去知觉过？
		医生是否告诉过您只能参加强度较轻的身体活动？
		您是否会因为运动使关节疼痛加重？
		您是否有其他不能参加运动的原因？
判断标准：以上 7 个问题，均需测试人员当面向受试者本人问询和确认，受试者有任何一个问题回答为"是"，则该受试者不能参与运动项目的测试。			

受试者签字：＿＿＿＿＿＿＿＿

＿＿＿＿年＿＿＿月＿＿＿日

是否可参加： ① 参加

　　　　　　② 不参加

审核员签字：＿＿＿＿＿＿＿＿

一、个人基本信息

姓　　名　_____

性　　别　_____

年　　龄　_____（周岁）

单　　位　_____

联系电话　_____

二、分类编码

1. 省（区、市）代码　☐☐

2. 地（市）分类代码　☐

3. 地（市）代码　☐☐

4. 抽样点代码　☐☐☐

5. 测试序号　☐☐☐

6. 民族代码　☐☐

7. 性别　☐　（男=1，女=2）

8. 城乡　☐　（乡村=1，城镇体力劳动者=2，城镇非体力劳动者=3）

9. 是否乡变城　☐　（是=1，否=0）

10. 出生日期　☐☐☐☐ 年 ☐☐ 月 ☐☐ 日

11. 测试日期　☐☐☐☐ 年 ☐☐ 月 ☐☐ 日

12. 身份证号

☐☐☐☐☐☐☐☐☐☐☐☐☐☐☐☐☐☐

三、问卷调查（请将选择答案的序号填入相应的方格中）

1. 您的受教育程度 ☐

    ① 未上过学　　② 扫盲班　　③ 小学　　④ 初中

    ⑤ 高中/中专/技校　⑥ 大专　　⑦ 大学本科　⑧ 研究生及以上

2. 您的职业类型 ☐

    ① 国家机关、党群组织、企业（含私营企业）、事业单位负责人

    ② 专业技术人员　　　　　　　③ 办事人员和有关人员

    ④ 商业、服务业人员（含个体工商户、自由职业者）

    ⑤ 农、林、牧、渔、水利生产人员

    ⑥ 生产、运输设备操作人员及有关人员

    ⑦ 军人　　⑧ 其他从业人员　　⑨ 无职业　　⑩ 已退休

3. 您工作单位的性质（已退休者根据退休前工作单位性质填写）☐

    ① 国家机关　　② 国营企业　③ 私营企业（含私立学校、医院）

    ④ 外企（含合资）　⑤ 事业单位（含学校、医院）

    ⑥ 社会组织和自治组织　　　⑦ 行政村　　⑧ 其他

4. 您目前的婚姻状况为 ☐

    ① 未婚　　② 已婚　　③ 离异　　④ 丧偶

5. 您主要的居住情况为（填写近一年来，实际居住 6 个月以上的情况）☐

    ① 独居　　　　② 仅与伴侣同住　　③ 仅与子女同住

    ④ 仅与老人同住　⑤ 小家庭（与伴侣及子女同住）

    ⑥ 三代家庭　　　⑦ 其他

6. 您所在的工作场所是否有公共体育活动场地、设施（包括健身
   路径设施等）（无职业和已退休者不填写）☐

    ① 是　　　② 否

7. 您所居住的小区（村）步行或骑行 15 分钟范围内是否有
   公共体育活动场地、设施（包括健身路径设施等）☐

    ① 是　　　② 否

8. 通常情况下，您采用的交通方式及其时间（无职业和已退休者按照周一至周五工作日和周六周日休息日分段填写）

交通工具	工作日		休息日	
	每周平均几天	平均每天累计多少分钟	每周平均几天	平均每天累计多少分钟
乘车（船）				
自驾车				
骑摩托车、电动车、助动车				
骑自行车/共享单车				
步行				
其他，请注明＿＿＿＿＿				

注：以锻炼为目的的快走属于体育锻炼，本表中的步行只包括出行交通。

9. 通常情况下，您工作时的状态（无职业和已退休者不填写）

活动内容	每周平均几天	平均每天累计多少分钟
以静坐伏案为主（用电脑、书写等）		
工作中静坐并伴有上肢活动，或者以站为主（如司机、售货员、流水线组装工等）		
以走为主（如护士、卖场销售等）		
体力付出大（如健身教练、搬运工人、农民等）		
其他工作，请注明＿＿＿＿＿		

10. 通常情况下，您的家务劳动情况（无职业和已退休者按照周一至周五工作日和周六周日休息日分段填写）

活动内容	工作日		休息日	
	每周平均几天	平均每天累计多少分钟	每周平均几天	平均每天累计多少分钟
小强度家务劳动（劳动时，与平时相比，吃力或者疲惫感不明显，如擦桌、做饭等）				
中等强度家务劳动（劳动时，与平时相比，能感觉到吃力或出汗，如拖地、遛狗、园艺等）				
大强度家务劳动（劳动时，明显感觉到比平时吃力和疲惫，如搬（举）重物）				
其他家务工作，请注明＿＿＿＿＿				

11. 通常情况下，您闲暇时间的静态活动情况（无职业和已退休者按照周一至周五工作日和周六周日休息日分段填写）

活动内容	工作日		休息日	
	每周平均几天	平均每天累计多少分钟	每周平均几天	平均每天累计多少分钟
看电视、电脑、手机、平板（pad）等活动				
下棋、打牌、打麻将、练习书法、弹琴等活动				
读书、看报、听广播等活动				
其他活动，请注明_____				

12-1. 您是否进行体育锻炼？ □
　　　① 是　　　② 否（**请跳至第16题**）

12-2. 通常情况下，您进行体育锻炼的情况（请在符合情况的锻炼频次选项标号处画"√"，再填写相应的锻炼时间）（无职业和已退休者按照周一至周五工作日和周六周日休息日分段填写）

活动内容	工作日		休息日	
	有锻炼的天数	平均每天累计锻炼多少分钟	有锻炼的天数	平均每天累计锻炼多少分钟
小强度体育锻炼（锻炼时呼吸和心跳平稳，和平常差不多，没有特别感觉，如散步等）	①达不到每周1天 ②每周1天及以上，请注明____天		①达不到每周1天 ②每周1天 ③每周2天	
中等强度体育锻炼（锻炼时呼吸与心跳加快但不急促，微微出汗，如快走、健步走、骑车等）	①达不到每周1天 ②每周1天及以上，请注明____天		①达不到每周1天 ②每周1天 ③每周2天	
大强度体育锻炼（锻炼时呼吸急促，心跳明显加快，出汗较多，如快跑、打球）	①达不到每周1天 ②每周1天及以上，请注明____天		①达不到每周1天 ②每周1天 ③每周2天	
其他锻炼，请注明_____	①达不到每周1天 ②每周1天及以上，请注明____天		①达不到每周1天 ②每周1天 ③每周2天	

13. 您每周进行力量练习（包括俯卧撑、平板支撑、深蹲等徒手练习或使用哑铃、弹力带等健身器械的练习）的次数 ☐
　　① 0次　　② 1次　　③ 2次　　④ 3次　　⑤ 4次　　⑥ 5次及以上

14. 您经常参加体育锻炼的项目（**限选 1-3 项，并按照参与频率排序**）

经常：☐　　次之：☐　　再次：☐

　　① 走（散步、健步等各种走）　　　　② 跑步
　　③ 游泳　　　　　　　　　　　　　　④ 骑车
　　⑤ 乒、羽、网球、柔力球等球类活动
　　⑥ 足球、篮球、排球等球类活动　　　⑦ 保龄球、地掷球、门球
　　⑧ 健身路径
　　⑨ 体操（广播操、艺术体操、健美操等）
　　⑩ 舞蹈（交际舞、体育舞蹈、民间舞蹈等）
　　⑪ 武术（武术套路、太极拳、太极剑、木兰扇等）
　　⑫ 格斗类（跆拳道、空手道、拳击、击剑等）
　　⑬ 气功（易筋经、八段锦等）、瑜伽
　　⑭ 力量练习（徒手、器械等）　　　　⑮ 登山、攀岩等
　　⑯ 跳绳、踢毽子　　　⑰ 冰雪活动　　⑱ 其他＿＿＿＿＿＿

15. 您参加体育锻炼的主要原因（**限选 1-3 项，并按照重要程度排序**）

首要：☐　　次之：☐　　再次：☐

　　① 消遣娱乐　　　　　　　　② 增加身体活动量
　　③ 减轻压力、调节情绪　　　④ 减肥，保持健康体重
　　⑤ 健美，保持身材　　　　　⑥ 社交的方式
　　⑦ 提高运动技能、技巧　　　⑧ 防病治病
　　⑨ 说不清楚　　　　　　　　⑩ 其他＿＿＿＿＿＿＿＿

16. 影响您参加体育锻炼的障碍（**限选 1-3 项，并按照重要程度排序**）

首要：☐　　次之：☐　　再次：☐

　　① 没兴趣　　　　　　　　　② 惰性
　　③ 身体弱、不宜参加　　　　④ 身体很好，不用参加

⑤ 体力工作多，不必参加　　　　⑥ 家务忙，缺少时间

⑦ 工作忙，缺少时间　　　　　　⑧ 缺乏场地设施

⑨ 缺乏锻炼知识或指导　　　　　⑩ 缺乏组织

⑪ 经济条件限制　　　　　　　　⑫ 怕被嘲笑

⑬ 认为没必要　　　　　　　　　⑭ 怕受伤

⑮ 雨雪、雾霾等天气影响　　　　⑯ 没有障碍

⑰ 其他_____

17. 您现在吸烟吗　　　　　　　　　　　　　　　　　　　　　□

① 每天吸烟

② 吸烟，但不是每天吸

③ 以前吸，但现在不吸，已戒 □□ 年 □□ 月

④ 从不吸烟

18. 您现在喝酒吗　　　　　　　　　　　　　　　　　　　　　□

① 从来不喝　　　　　　　　② 喝，平均每月少于 1 次

③ 喝，平均每月 1 次以上，但不足每周 1 次

④ 喝，平均每周 1 次

⑤ 喝，平均每周 1 次以上，但不足每天 1 次

⑥ 喝，平均每天 1 次　　　　⑦ 喝，每天 1 次以上

19. 是否患有以下疾病（经医院确诊）（在相应的方框内画"√"）（**多选题**）

	否	是		否	是
1）高血压			7）呼吸系统疾病		
2）血脂异常（高血脂、高胆固醇等）			8）职业病		
3）糖尿病			9）骨质疏松症		
4）心脏病			10）不知道		
5）消化系统疾病			11）无		
6）颈肩、腰、膝关节类疾病					

20. 通常来讲，与同龄人相比，您认为您的体质状况为 □
    ① 非常好　　　　② 好　　　　　③ 一般
    ④ 差　　　　　　⑤ 非常差

21. 您通常每天睡眠（包括午睡）的时长为 □□ 小时 □□ 分钟

22. 过去一个月，您的总体睡眠质量如何 □
    ① 非常好　　　　② 好　　　　　③ 一般
    ④ 差　　　　　　⑤ 非常差

23. 日常生活中，您是否感觉到有压力 □
    ① 总是　　　　　② 经常　　　　③ 偶尔
    ④ 很少　　　　　⑤ 从未

24. 请根据下面所描述的心理状态，从后面的选项中选出最符合您实际状态的选项（在相应的选项处画"√"）

在过去2周，您有没有受到以下问题困扰	完全没有	少数几天	超过一半或以上的天数	几乎每天
1）感到紧张、不安或烦躁	①	②	③	④
2）无法停止或控制地担忧	①	②	③	④
3）对各种各样的事情担忧过多	①	②	③	④
4）很紧张，很难放松下来	①	②	③	④
5）由于不安而无法静坐下来	①	②	③	④
6）容易心烦或易怒	①	②	③	④
7）感到似乎将有可怕的事情发生而害怕	①	②	③	④

25. 请根据下面所描述的心理状态，从后面的选项中选出最符合
    您实际状态的选项（在相应的选项处画"√"）

在过去 2 周，您有没有受到以下问题困扰	完全没有	少数几天	一半以上的天数	几乎每天
1）做事时提不起劲或没有兴趣	①	②	③	④
2）感到心情低落、沮丧或绝望	①	②	③	④
3）入睡困难、睡不安稳或者睡眠过多	①	②	③	④
4）感觉疲倦或没有活力	①	②	③	④
5）胃口差或吃的过多	①	②	③	④
6）觉得自己很差，或觉得自己很失败，或让自己和家人很失望	①	②	③	④
7）很难集中精神做事，例如看报纸或看电视时不能集中注意力	①	②	③	④
8）行动或说话缓慢到引起人们的注意；或刚好相反，坐卧不安，烦躁易怒，到处走动	①	②	③	④
9）有过"活着不如死了好"，或"以某种方式伤害自己"的想法	①	②	③	④

26. 在过去的 30 天内，您有多少天因为身体健康或心理状态欠佳，
    而导致您没办法进行正常的活动，如正常生活、工作，休闲娱乐
    ① 有 □□ 天   ② 没有

27. 总体而言，您对自己生活的满意程度为
    ① 非常不满意   ② 比较不满意   ③ 没感觉
    ④ 比较满意   ⑤ 非常满意

第五次国民体质监测

问　卷

老年人（60-79岁）使用

知情同意书

尊敬的受试者：

您好！

感谢您参加第五次国民体质监测。国民体质监测是国家为推动全民健身活动的开展、健康中国建设、促进国民体质与健康而进行的调查。全国将有超过 22 万人参加本次监测。通过参加监测，您可以获得本人的体质测定报告以及科学健身指导。

老年人监测主要包含问卷调查和体质检测两部分。问卷主要对您的生活方式、体育锻炼情况等进行调查。体质检测包含身高、体重、体脂率、腰围、臀围、脉搏、血压、肺活量、握力、坐位体前屈、选择反应时、闭眼单脚站立、30 秒坐站、2 分钟原地高抬腿共 14 个项目。

您参与的所有检测项目均有专业人员指导，且为无创伤测试。肌肉耐力测试时您可能会有气喘、疲劳、延迟性肌肉酸痛等症状，但均为正常生理现象。2 分钟原地高抬腿测试可能会有疲劳、气喘、腿部酸痛等身体感觉。您可以依据自我感觉掌握速度，也可告诉工作人员身体感觉，亦可随时决定停止相关测试。

为避免在运动中出现风险，如您有相关健康问题（如心脏病、哮喘、关节肌肉损伤或者不适于做激烈运动的情况），请于测试前告知测试人员，以便准确评估您是否适宜参加本测试。请勿隐瞒，否则后果将由您本人承担。

所有检测项目均免费。我们保证对您的个人信息保密，您的个人信息不会单独出现或使用，它将是整体信息的组成部分。如您已经阅读完《知情同意书》，并了解了测试相关信息，同意参加本测试，并承诺不隐瞒个人身体情况，请签署本《知情同意书》。

感谢您的真诚参与！

受试者签字：＿＿＿＿＿＿

＿＿＿年＿＿月＿＿日

运动风险筛查问卷

运动风险筛查目的是了解受试者的基本情况，以确保测试的安全性。请如实回答，选择"是"或"否"，并在相对应的方格内如实记录（画"√"），请勿出现空项。

是	否	问 题
		您是否有医院确诊的心脏病？
		您的安静时血压是否收缩压超过 160mmHg 或者舒张压超过 100mmHg？
		您平时生活或者运动中是否出现过胸闷或缺血性胸痛（心绞痛）？
		一年内您是否曾因头晕跌倒或曾失去知觉过？
		医生是否告诉过您只能参加强度较轻的身体活动？
		您是否会因为运动使关节疼痛加重？
		您是否有其他不能参加运动的原因？
判断标准：以上 7 个问题，均需测试人员当面向受试者本人问询和确认，受试者有任何一个问题回答为"是"，则该受试者不能参与运动项目的测试。		

受试者签字：_____

_____年___月___日

是否可参加： ① 参加
② 不参加
审核员签字：_____

一、个人基本信息

姓　　名　＿＿＿＿＿＿＿＿＿＿＿＿＿＿＿＿＿＿

性　　别　＿＿＿＿＿＿＿＿＿＿＿＿＿＿＿＿＿＿

年　　龄　＿＿＿＿＿＿＿＿＿＿＿＿＿＿　（周岁）

社区/村居/单位　＿＿＿＿＿＿＿＿＿＿＿＿＿＿＿＿

联系电话　＿＿＿＿＿＿＿＿＿＿＿＿＿＿＿＿＿＿

二、分类编码

1. 省（区、市）代码　　□□

2. 地（市）分类代码　　□

3. 地（市）代码　　□□

4. 抽样点代码　　□□□

5. 测试序号　　□□□

6. 民族代码　　□□

7. 性别　　□　（男=1，女=2）

8. 城乡　　□　（乡村=1，城镇=2）

9. 是否乡变城　　□　（是=1，否=0）

10. 出生日期　　□□□□ 年 □□ 月 □□ 日

11. 测试日期　　□□□□ 年 □□ 月 □□ 日

12. 身份证号

□□□□□□□□□□□□□□□□□□

三、问卷调查（请将选择答案的序号填入相应的方格中）

1. 您的受教育程度 ☐
   ① 未上过学　　② 扫盲班　　③ 小学　　④ 初中
   ⑤ 高中/中专/技校　⑥ 大专　　⑦ 大学本科　⑧ 研究生及以上

2. 您退休前的职业 ☐
   ① 国家机关、党群组织、企业、事业单位负责人
   ② 专业技术人员　　　　　　　③ 办事人员和有关人员
   ④ 商业、服务业人员（含个体工商户、自由职业者）
   ⑤ 农、林、牧、渔、水利业生产人员
   ⑥ 生产、运输设备操作人员及有关人员
   ⑦ 军人　　　⑧ 其他从业人员　　　⑨ 无职业

3. 您目前的婚姻状况为 ☐
   ① 未婚　　　② 已婚　　　③ 离异　　　④ 丧偶

4. 您主要的居住情况为（填写实际居住6个月以上的情况） ☐
   ① 独居　　　② 仅与伴侣同住　　③ 仅与子女同住
   ④ 仅与父母同住　　　　　⑤ 仅与兄弟姐妹同住
   ⑥ 与伴侣、父母及子女同住　　⑦ 住养老机构　　⑧ 其他

5. 您所居住的小区（村）步行或骑行15分钟范围内是否有
   公共体育活动场地、设施（包括健身路径设施等） ☐
   ① 是　　　　　　② 否

6. 通常情况下，您采用的交通方式及其时间

交通工具	每周平均几天	平均每天累计多少分钟
乘车（船）		
自驾车		
骑摩托车、电动车、助动车		
骑自行车/共享单车		
老年代步车		
步行		
其他，请注明＿＿＿＿		

注：以锻炼为目的的快走属于体育锻炼，本表中的步行只包括出行交通。

7. 通常情况下，您的家务劳动情况

活动内容	每周平均几天	平均每天累计多少分钟
小强度家务劳动（劳动时，与平时相比，吃力或疲惫感觉不明显，如擦桌、做饭等）		
中等强度家务劳动（劳动时，与平时相比，能感觉到吃力或出汗，如拖地、遛狗、园艺等）		
大强度家务劳动（劳动时，明显感觉到比平时吃力和疲惫，如搬（举）重物）		
其他家务工作，请注明＿＿＿＿＿＿		

8. 您目前是否还工作（是指您的职业活动，含农活、义工或志愿者工作，但不包括平时的家务劳动）

① 是　　　　　　　　②否（请跳至第10题）

9. 通常情况下，您工作时的状态

活动内容	每周平均几天	平均每天累计多少分钟
以静坐伏案为主（用电脑、书写等）		
工作中静坐并伴有上肢活动，或者以站为主（如司机、售货员、流水线组装工等）		
以走为主（如护士、卖场销售等）		
体力付出大（如人工搬运、举重物或挖掘、干农活等）		
其他工作，请注明＿＿＿＿＿＿		

10. 通常情况下，您闲暇时间的静态活动情况

活动内容	每周平均几天	平均每天累计多少分钟
看电视、电脑、手机、平板（pad）等活动		
下棋、打牌、打麻将、练习书法、弹琴等活动		
读书、看报、听广播等活动		
其他活动，请注明＿＿＿＿＿＿		

11-1. 您是否进行体育锻炼？ ☐

　　　① 是　　　　② 否**（请跳至第15题）**

11-2. 通常情况下，您进行体育锻炼的情况（请在符合情况的锻炼频次选项标号

　　　处画"√"，再填写相应的锻炼时间）

活动内容	有锻炼的天数	平均每天累计锻炼多少分钟
小强度体育锻炼（锻炼时呼吸和心跳平稳，和平常差不多，没有特别感觉，如散步等）	①达不到每周1天 ②每周1天及以上， 　请注明＿＿＿＿天	
中等强度体育锻炼（锻炼时呼吸与心跳加快但不急促，微微出汗，如快走、健步走、骑车等）	①达不到每周1天 ②每周1天及以上， 　请注明＿＿＿＿天	
大强度体育锻炼（锻炼时呼吸急促，心跳明显加快，出汗较多，如快跑、打球）	①达不到每周1天 ②每周1天及以上， 　请注明＿＿＿＿天	
其他锻炼，请注明＿＿＿＿＿＿	①达不到每周1天 ②每周1天及以上， 　请注明＿＿＿＿天	

12. 您每周进行力量练习（包括俯卧撑、蹲马步等徒手练习或

　　使用哑铃、弹力带等健身器械的练习等）的次数为 ☐

　　① 0次　　② 1次　　③ 2次　　④ 3次　　⑤ 4次　　⑥ 5次及以上

13. 您经常参加体育锻炼的项目（**限选 1-3 项，并按照参与频率排序**）

经常：☐ 次之：☐ 再次：☐

① 走（散步、健步等各种走） ② 跑步

③ 游泳 ④ 骑车

⑤ 乒、羽、网球、柔力球等球类活动

⑥ 足球、篮球、排球等球类活动

⑦ 保龄球、地掷球、门球 ⑧ 健身路径

⑨ 体操（广播操、艺术体操、健美操等）

⑩ 舞蹈（交际舞、体育舞蹈、民间舞蹈等）

⑪ 武术（武术套路、太极拳、太极剑、木兰扇等）

⑫ 格斗类（跆拳道、空手道、拳击、击剑等）

⑬ 气功（易筋经、八段锦等）、瑜伽

⑭ 力量练习（徒手、器械等） ⑮ 登山、攀岩等

⑯ 跳绳、踢毽子 ⑰ 冰雪活动

⑱ 其他＿＿＿＿＿＿＿

14. 您参加体育锻炼的主要原因（**限选 1-3 项，并按照重要程度排序**）

首要：☐ 次之：☐ 再次：☐

① 消遣娱乐 ② 增加身体活动

③ 减轻压力、调节情绪 ④ 减肥，保持健康体重

⑤ 健美，保持身材 ⑥ 社交的方式

⑦ 提高运动技能、技巧 ⑧ 防病治病

⑨ 说不清楚 ⑩ 其他＿＿＿＿＿＿＿

15. 影响您参加体育锻炼的障碍（**限选 1-3 项，并按照重要程度排序**）

首要：☐ 次之：☐ 再次：☐

① 没兴趣 ② 惰性

③ 身体弱、不宜参加 ④ 身体很好，不用参加

⑤ 体力工作多，不必参加 ⑥ 家务忙，缺少时间

⑦ 工作忙，缺少时间　　　　　⑧ 缺乏场地设施

⑨ 缺乏锻炼知识或指导　　　　⑩ 缺乏组织

⑪ 经济条件限制　　　　　　　⑫ 怕被嘲笑

⑬ 认为没必要　　　　　　　　⑭ 怕受伤

⑮ 雨雪、雾霾等天气影响　　　⑯ 没有障碍

⑰ 其他＿＿＿＿＿＿＿

16. 您现在吸烟吗　　　　　　　　　　　　　　　　□

　　① 每天吸烟

　　② 吸烟，但不是每天吸

　　③ 以前吸，但现在不吸，已戒烟 □□ 年 □□ 月

　　④ 从不吸烟

17. 您现在喝酒吗　　　　　　　　　　　　　　　　□

　　① 从来不喝　　　　　　　　　② 喝，平均每月少于 1 次

　　③ 喝，平均每月 1 次以上，但不足每周 1 次

　　④ 喝，平均每周 1 次

　　⑤ 喝，平均每周 1 次以上，但不足每天 1 次

　　⑥ 喝，平均每天 1 次　　　　　⑦ 喝，每天 1 次以上

18. 是否患有以下疾病（经医院确诊）（在相应的方框内画"√"）（**多选题**）

	否	是		否	是
1）高血压			7）呼吸系统疾病		
2）血脂异常（高血脂、高胆固醇等）			8）职业病		
3）糖尿病			9）骨质疏松症		
4）心脏病			10）不知道		
5）消化系统疾病			11）无		
6）颈肩、腰、膝关节类疾病					

19. 在过去的一年内，您是否跌倒或摔倒过 ☐
　　①有， ☐☐ 次 　　 ② 没有

20. 通常来讲，与同龄人相比，您认为您的体质状况为 ☐
　　① 非常好 　　 ② 好 　　 ③ 一般 　　 ④ 差 　　 ⑤ 非常差

21. 您通常每天睡眠（包括午睡）的时长为 ☐☐ 小时 ☐☐ 分钟

22. 过去一个月，您的总体睡眠质量如何 ☐
　　① 非常好 　　 ② 好 　　 ③ 一般 　　 ④ 差 　　 ⑤ 非常差

23. 日常生活中，您是否感觉到有压力 ☐
　　①总是 　　 ②经常 　　 ③偶尔 　　 ④很少 　　 ⑤从未

24. 请根据下面所描述的心理状态，从后面的选项中选出最符合
　　您实际状态的选项（在相应的选项处画 "√"）

在过去2周，您有没有受到以下问题困扰	完全没有	少数几天	一半以上的天数	几乎每天
1）做事时提不起劲或没有兴趣	①	②	③	④
2）感到心情低落、沮丧或绝望	①	②	③	④
3）入睡困难、睡不安稳或者睡眠过多	①	②	③	④
4）感觉疲倦或没有活力	①	②	③	④
5）胃口差或吃的过多	①	②	③	④
6）觉得自己很差，或觉得自己很失败，或让自己和家人很失望	①	②	③	④
7）很难集中精神做事，例如看报纸或看电视时不能集中注意力	①	②	③	④
8）行动或说话缓慢到引起人们的注意；或刚好相反，坐卧不安，烦躁易怒，到处走动	①	②	③	④
9）有过"活着不如死了好"，或"以某种方式伤害自己"的想法	①	②	③	④

25. 请根据下面所描述的心理状态，从后面的选项中选出最符合
您实际状态的选项（在相应的选项处画"√"）

在过去1年，您出现以下每种情况的频率	没有	偶尔	有时	经常	很经常
1）我周围的每个人似乎都像陌生人	①	②	③	④	⑤
2）我不能从我所在的集体中获得相当的满足	①	②	③	④	⑤
3）我周围有许多人理解我的看法与信仰	①	②	③	④	⑤
4）没有什么人能让我在很长一段时期里都感到亲密无间	①	②	③	④	⑤
5）我的家人能给我支持与鼓励	①	②	③	④	⑤
6）我属于朋友当中的一员	①	②	③	④	⑤
7）有人可以与我相伴	①	②	③	④	⑤
8）没有人与我保持使我感到相互理解的关系	①	②	③	④	⑤
9）我对于另一个人的感情能产生重大影响	①	②	③	④	⑤
10）我的婚姻关系不美满	①	②	③	④	⑤

26. 在过去的30天内，您有多少天因为身体健康或心理状态欠佳，
而导致您没办法进行正常的活动，如自我护理，工作，休闲娱乐
① 有 □□ 天　　② 没有

27. 总体而言，您对自己生活的满意程度为
① 非常不满意　　② 比较不满意　　③ 没感觉
④ 比较满意　　⑤ 非常满意

［附录三］　　　　　2020年浙江省国民体质监测公报

国民体质是国家和社会发展的重要基础，国民体质监测是国家为系统掌握国民体质状况，以抽样调查的方式，在全国范围内对监测对象进行统一测试和对监测数据进行分析研究的工作。自2000年以来，每五年一次，浙江省按照国家体育总局的统一部署，已完成四次国民体质监测工作，在此基础上，我省于2017年率先在全国实现常态化国民体质监测工作，旨在掌握我省国民体质基本情况和变化规律，为政府科学制定发展群众体育事业、增强国民体质的相关政策提供重要依据。国民体质监测结果已成为制定和评估全民健身计划及其实施效果、健康浙江建设成效、共同富裕示范区建设成效的重要指标和数据来源。

根据《中华人民共和国体育法》《全民健身条例》《国民体质监测工作规定》，为落实《健康浙江2030行动纲要》和《浙江省人民政府办公厅关于高水平建设现代化体育强省的实施意见》相关目标和任务，对标全国第五次国民体质监测技术标准与规范，2020年在全省开展了第五次国民体质监测工作。本次国民体质监测工作为适应新时代社会发展与国民体质的特点，与国家国民体质监测同步：监测人群年龄覆盖范围由69岁上延至79岁；强化了心肺耐力、体脂率、力量等重要指标；全面升级了测试仪器的自动化水平，实现数据实时上传和实时质量控制。监测内容主要包含身体形态、身体机能、身体素质的检测指标和相关因素的问卷调查；监测对象为3~6岁幼儿、20~59岁成年人和60~79岁老年人。监测覆盖全省11个地市，采用多阶段分层随机整群抽样的方法，于2020年9月至12月从全省246个机关单位、企事业单位、学校、幼儿园及行政村中抽取监测对象，获得有效样本45 366人，其中，幼儿9017人、成年人27 284人、老年人9065人。现将主要监测结果公布如下。

一、国民体质基本状况

（一）国民体质单项指标

1. 幼儿

浙江省第五次国民体质监测幼儿各项体质指标平均数见表1。

表1　浙江省第五次国民体质监测幼儿各项体质指标平均数

性别	年龄组（岁）	身体形态				
		身高（厘米）	体重（千克）	坐高（厘米）	胸围（厘米）	体脂率（%）
男	3	101.7	16.5	58.4	52.7	19.6
	4	107.6	18.4	61.1	53.6	18.9
	5	115.0	21.2	64.7	55.3	19.6
	6	119.0	23.0	66.4	56.7	18.9
女	3	100.6	15.9	57.8	51.3	23.4
	4	106.9	17.8	60.9	52.2	22.3
	5	114.0	20.2	64.4	53.6	22.2
	6	117.7	21.7	65.8	55.0	21.1

性别	年龄组（岁）	身体素质					
		握力（千克）	立定跳远（厘米）	坐位体前屈（厘米）	15米绕障碍跑（秒）	双脚连续跳（秒）	走平衡木（秒）
男	3	4.5	64.2	10.7	9.0	9.1	11.2
	4	5.6	82.0	10.1	8.0	6.9	8.9
	5	6.9	96.8	9.3	7.1	5.7	6.7
	6	7.9	104.0	8.5	7.0	5.4	6.5
女	3	4.1	63.0	11.3	9.3	9.1	10.7
	4	4.9	78.4	11.8	8.2	6.9	8.8
	5	6.0	92.0	12.3	7.4	5.7	6.9
	6	6.8	97.8	11.9	7.2	5.5	6.6

2. 成年人

浙江省第五次国民体质监测成年人各项体质指标平均数见表2。

表2　浙江省第五次国民体质监测成年人各项体质指标平均数

性别	年龄组（岁）	身体形态					身体机能	
		身高（厘米）	体重（千克）	腰围（厘米）	臀围（厘米）	体脂率（%）	肺活量（毫升）	心肺耐力（毫升/千克·分钟）
男	20~24	172.5	69.9	81.1	95.7	20.7	4057	43.4
	25~29	172.2	72.1	83.7	95.9	22.7	3946	42.6
	30~34	171.6	72.4	85.0	96.0	23.2	3855	42.5
	35~39	170.5	71.9	86.0	95.7	23.4	3703	42.3
	40~44	169.6	71.6	86.6	95.6	23.4	3580	40.8
	45~49	169.2	71.6	87.3	95.4	23.9	3485	40.3
	50~54	168.3	70.6	87.7	95.2	23.6	3261	34.7
	55~59	167.8	69.9	88.1	94.9	23.6	3109	34.6
女	20~24	160.4	54.7	71.5	90.6	24.8	2750	39.1
	25~29	160.0	55.6	72.6	90.6	25.9	2755	38.3
	30~34	159.1	56.0	74.3	91.2	27.3	2689	38.0
	35~39	158.6	57.1	75.5	91.6	28.2	2601	37.6
	40~44	157.9	58.1	76.8	92.0	29.5	2499	35.3
	45~49	157.5	58.5	78.2	92.4	30.4	2389	34.3
	50~54	157.5	58.9	79.6	92.6	31.0	2263	30.6
	55~59	157.1	58.8	81.3	92.4	31.4	2175	30.3

性别	年龄组（岁）	身体素质							
		握力（千克）	背力（千克）	纵跳（厘米）	俯卧撑（男）/跪卧撑（女）（次）	1分钟仰卧起坐（次）	坐位体前屈（厘米）	闭眼单脚站立（秒）	选择反应时（秒）
男	20~24	42.4	113.8	39.6	26.9	30.6	7.6	40.2	0.53
	25~29	43.6	115.8	37.6	25.9	29.3	6.2	37.1	0.53
	30~34	43.9	115.7	36.8	24.5	28.0	5.5	34.7	0.54
	35~39	44.3	117.2	35.2	24.8	26.9	5.5	34.3	0.54
	40~44	44.0	116.4	32.7	23.8	24.9	6.6	29.7	0.56
	45~49	44.3	117.4	31.0	22.0	22.9	6.4	27.9	0.58
	50~54	43.0	116.5	28.5	20.4	20.9	5.4	25.9	0.60
	55~59	41.8	113.0	26.7	18.3	18.5	4.9	22.7	0.62
女	20~24	26.1	63.9	26.1	21.0	27.0	11.6	42.2	0.56
	25~29	26.8	65.0	25.3	21.0	24.6	10.4	39.1	0.56
	30~34	26.7	65.3	24.5	21.6	23.6	9.6	39.7	0.57
	35~39	27.5	66.9	23.8	22.6	23.1	9.3	38.2	0.58
	40~44	27.8	68.1	22.3	21.1	21.0	9.5	36.1	0.61
	45~49	27.5	68.9	20.8	20.9	19.1	9.4	30.5	0.62
	50~54	26.6	67.1	19.8	20.2	16.8	9.3	28.0	0.64
	55~59	26.0	65.8	18.9	18.7	14.9	9.7	23.7	0.66

3. 老年人

浙江省第五次国民体质监测老年人各项体质指标平均数见表3。

表3 浙江省第五次国民体质监测老年人各项体质指标平均数

性别	年龄组（岁）	身体形态					身体机能	
		身高（厘米）	体重（千克）	腰围（厘米）	臀围（厘米）	体脂率（%）	肺活量（毫升）	2分钟原地高抬腿（次）
男	60~64	166.3	67.7	87.7	94.3	23.2	2671	105.9
	65~69	165.5	66.7	86.9	93.7	23.0	2530	103.4
	70~74	164.5	66.1	87.7	94.2	23.5	2324	100.7
	75~79	164.0	65.0	87.5	94.0	23.4	2116	92.1
女	60~64	155.5	58.7	83.7	93.0	32.3	1923	116.8
	65~69	154.7	58.1	84.4	92.8	32.5	1792	106.9
	70~74	153.3	57.3	85.4	93.1	32.7	1665	99.8
	75~79	153.6	56.7	85.1	92.7	32.2	1608	95.6

性别	年龄组（岁）	身体素质				
		握力（千克）	30秒坐站（次）	坐位体前屈（厘米）	闭眼单脚站立（秒）	选择反应时（秒）
男	60~64	37.5	13.5	3.5	16.3	0.68
	65~69	35.7	13.2	2.4	15.6	0.71
	70~74	33.9	12.6	1.1	14.6	0.74
	75~79	31.2	11.7	−0.2	14.2	0.76
女	60~64	24.4	13.3	8.5	16.5	0.71
	65~69	23.7	12.8	7.7	15.7	0.74
	70~74	22.7	12.1	6.0	14.2	0.77
	75~79	22.4	11.3	3.0	13.0	0.79

（二）国民体质基本特征

1. 幼儿

除体脂率和坐位体前屈外，幼儿各项体质指标平均水平均随年龄增长而提升，呈现生长发育的主要特征。

关于身体形态，与3岁组相比，6岁组男、女幼儿身高平均数分别高17.3厘米和17.1厘米。除体脂率外，男幼儿各指标平均数均大于女幼儿。

关于身体素质，幼儿灵敏素质和平衡能力在5岁前快速发育趋势比较明显。男幼儿的力量、下肢爆发力、速度、灵敏素质优于女幼儿，女幼儿的柔韧和平衡能力优于男幼儿。

2. 成年人

关于身体形态，男性、女性身高平均数均在20~24岁年龄组最高，分别为172.5厘米、160.4厘米，与20~24岁组相比，55~59岁组男性、女性身高平均数分别低4.7厘米、3.3厘米。成年人的腰围、体脂率平均数随年龄增长呈持续增长趋势。男性体重和臀围平均数在35岁前表现为随年龄增长而增长，35岁以后随年龄增长而减少；20~54岁女性体重和臀围平均数随年龄增长而增长。男性身高、体重、腰围、臀围平均数高于女性，女性体脂率平均数高于男性，且体脂率平均数的性别差异随年龄增长而增大。

关于身体机能，成年人各身体机能指标平均数随年龄增长呈下降趋势。男性身体机能指标平均数大于女性。

关于身体素质，以握力、背力为代表的最大肌肉力量平均数随年龄增长表现为先升后降，其他各项身体素质指标平均数均随年龄增长呈下降趋势。女性平衡能力和柔韧素质好于男性，其他身体素质总体来看为男性优于女性。

3. 老年人

随年龄增长，老年人各体质指标平均数均呈下降趋势。

关于身体形态，与60~64岁组相比，75~79岁组男性、女性身高平均值分别减小2.3厘米、1.9厘米。除体脂率，男性老年人的身体形态指标平均数均高于女性老年人。

关于身体机能，男性肺活量平均数高于女性，女性2分钟原地高抬腿平均数高于男性。

关于身体素质，男性老年人力量素质、平衡和反应能力优于女性，女性柔韧素质优于男性，下肢肌肉力量的性别差异均不明显。

（三）达到《国民体质测定标准》"合格"等级的情况

2020年我省达到《国民体质测定标准》"合格"等级以上的人数比例为93.8%，比2014年国民体质监测提高3.4个百分点。3~6岁幼儿为94.3%，20~59岁成年人为93.4%，60~69岁老年人为93.5%，比2014年分别提高1.3、3.2、6.4个百分点。男性为93.3%，女性为94.1%，比2014年分别提高3.3和3.2个百分点。

二、国民体质变化情况

（一）幼儿

与2014年监测结果相比，2020年男幼儿的体重、坐位体前屈、双脚连续跳和走平衡木的平均数有所提升，变化范围为0.8%~24.8%；身高、坐高、胸围和立定跳远平均数有所下降，变化范围为0.0%~4.5%（图1）。

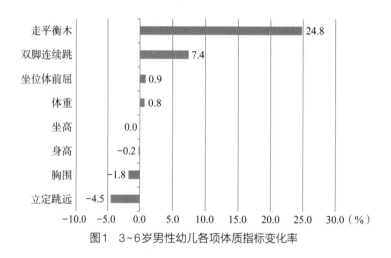

图1　3~6岁男性幼儿各项体质指标变化率

与2014年监测结果相比，2020年女幼儿平均数呈上升趋势的指标主要有坐高、体重、胸围、坐位体前屈、双脚连续跳和走平衡木，变化范围为0.3%~28.6%；身高和立定跳远平均数有所下降，变化范围为0.1%~2.5%（图2）。

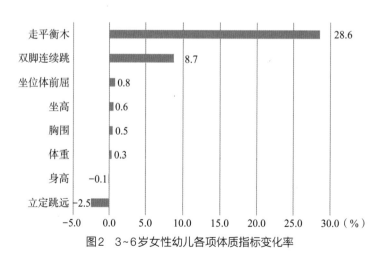

图2　3~6岁女性幼儿各项体质指标变化率

（二）成年人

与2014年监测结果相比，2020年男性成年人的身高、体重、腰围、臀围、肺活量、俯卧撑、纵跳、坐位体前屈和闭眼单脚站立平均数有所提升，变化范围为0.2%~14.6%；握力、背力和选择反应时平均数有所下降，变化范围为0.03%~7.6%（图3）。

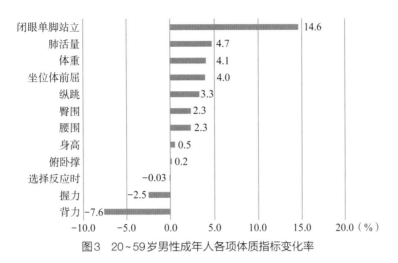

图3 20~59岁男性成年人各项体质指标变化率

与2014年监测结果相比，2020年女性成年人的身高、体重、臀围、肺活量、握力、纵跳、1分钟仰卧起坐、坐位体前屈、闭眼单脚站立和选择反应时平均数有所提升，变化范围为0.4%~25.0%；腰围和背力平均数有所下降，变化范围为0.9%~2.0%（图4）。

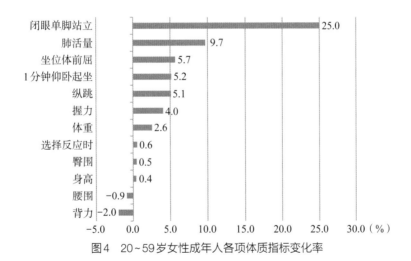

图4 20~59岁女性成年人各项体质指标变化率

（三）老年人

与2014年监测结果相比，2020年男性老年人的身高、体重、腰围、臀围、坐位体前屈、闭眼单脚站立和选择反应时的平均数有所提升，变化范围为0.4%~66.2%；肺活量和握力的平均数有所降低，变化范围为0.6%~1.2%（图5）。

与2014年监测结果相比，2020年女性老年人的身高、体重、腰围、臀围、肺活量、握力、坐位体前屈、闭眼单脚站立和选择反应时平均数均有所提升，变化范围为0.4%~88.7%（图6）。

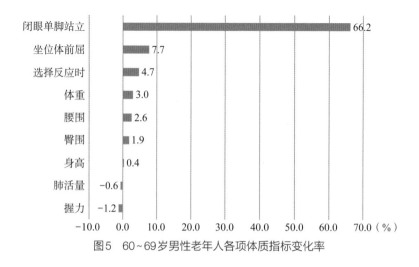

图5 60~69岁男性老年人各项体质指标变化率

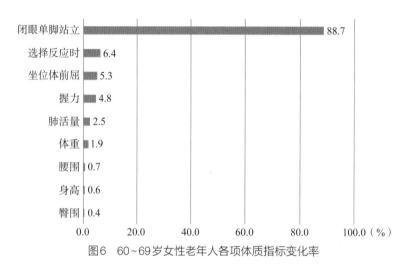

图6 60~69岁女性老年人各项体质指标变化率

三、主要趋势与特点

（一）国民体质总体水平显著提升

2020年我省第五次国民体质总体合格率较2014年有较大提高，说明我省国民体质总体水平显著提升。其中，成年人、老年人的体质水平提升尤为突出。纵观近10年，我省国民体质总体水平持续提升。与全国平均水平相比，我省国民身体机能和身体素质更好，体重和围度指标低于全国水平，国民体质总体水平居于全国前列。

（二）女性体质状况持续向好

与2014年监测结果相比，成年女性和老年女性的身体机能和身体素质均有所提高，表明继2014年国民体质监测成年女性和老年女性体质总体水平呈提高趋势后，我省成年女性和老年女性的体质状况有持续向好的态势。

（三）力量素质有所改善，男性仍需赶上

2020年监测结果显示，成年男性和成年女性的下肢弹跳力和力量耐力指标的平均数有所提高，成年女性的握力有所改善。但是，成年男性的最大肌肉力量持续下降的趋势依然明显，表现为握力和背力继续下降。

（四）运动增强体质作用明显

监测数据表明，参加体育锻炼的成年人和老年人的身体机能、身体素质好于同性别同年龄组的不参加体育锻炼者，且呈现锻炼频率越高、运动强度越大，体质越好的趋势。在反映心理健康维度的指标中，参加体育锻炼的成年人和老年人抑郁、焦虑得分均比不参加体育锻炼者更低，表现出更加积极、健康的心理、情绪状态。

（五）公共体育活动场地设施有助于增强人群体质

公共体育活动场地设施对人群体育锻炼有积极促进作用，工作场所有公共体育活动场地设施的成年人参加体育锻炼的比例比没有的成年人高8.2个百分点，居住小区（村）附近有公共体育活动场地设施的成年人、老年人参加体育锻炼的比例比没有的成年人、老年人高，而且其身体机能和素质也更好。乡村幼儿居住地附近有户外活动场地和运动游乐设施的身体素质优于没有场地设施的幼儿。

注：

1. 全书图中或表格中的数据，由于采用四舍五入法，因此部分数据总和可能不等于100%，这是由于统计方式造成的合理偏差。

2. 部分表中的"合计"是指所有人不分性别不分类型一起统计的结果。

3. 由于2014年只有69岁以下老年人的数据，为了对比两年的数据，本报告在涉及对比时，2020年老年人的数据只取到69岁。